Dr. med. Heinz-Hartmut Vogel
Das Leben – ein Weg

Widmung

Luitgard, die dieses Leben unverdrossen
begleitet hat, zum Dank!

Den Enkeln
zur Erbauung –
ihnen gilt:

Beim Läuten der Glocken

«Das Schöne bewundern,
Das Wahre behüten,
Das Edle verehren,
Das Gute beschließen:
Es führet den Menschen
Im Leben zu Zielen,
Im Handeln zum Rechten,
Im Fühlen zum Frieden,
Im Denken zum Lichte;
Und lehrt ihn vertrauen
Auf göttliches Walten
In allem, was ist:
Im Weltenall,
Im Seelengrund.»

Rudolf Steiner

Dr. med. Heinz-Hartmut Vogel

Das Leben – ein Weg

Im Dienste der Ganzheitsmedizin

Novalis

Druck: Freiburger Graphische Betriebe
Umschlag: Ulrika Hampl, Typografik Schaffhausen
ISBN 3-7214-0663-X

Inhaltsverzeichnis

Einführung

Die Schicksalsfrage

Ist der Lebensplan des Menschen vorgezeichnet, so daß er den Umständen, die er mit der Geburt vorfindet, lediglich zu folgen braucht, um als Glied der menschlichen Gesellschaft ein sinnvolles, allseitig befriedigendes Leben zu führen? Volkstum, Eltern, Verwandte, Nachbarn, Geschwister und die gesellschaftlichen Verhältnisse: Schule, Lehre, Beruf, Arbeitsmöglichkeiten würden dann über das Wohl und Wehe entscheiden. Sie wären lebens- und schicksalsbestimmend.

Die Frage lautet dann: Ist der Gang des Lebens von außen bestimmt? Dann wäre die rechtlich-politische Forderung nach «Selbstbestimmung», wie es das Bonner Grundgesetz von 1948 in den 19 Grundrechten festgelegt hat, eine leere Formel.* Und weiter: Welches sind dann die geschichts- und gesellschaftsbildenden Kräfte, welche die in das Leben eintretenden nachgeborenen Enkel und Urenkel vorfinden? Sind nicht wiederum die geschichtlichen Menschen selbst, ihre Biographien, Taten und Leiden, die Verursacher der gesellschaftlichen Verhältnisse mit ihren in gleicher Weise für alle geltenden Rechtsnormen einerseits und dem jedem Einzelnen zugestandenen freien Handlungs- und Entfaltungsspielraum andererseits?

Dann sind es also doch die Menschen, die ihre Lebensumstände und Regeln selbst setzen?

Der geneigte Leser dieser Zeilen wird das Grundsätzliche der aufgeworfenen Frage nachvollziehen können, wenn er seine eigene Biographie in ihrer Wechselbeziehung zu den gesellschaftlichen Zuständen, Geboten, Verboten, Rechten und Pflichten bedenkt. Ist er dann nicht doch zugleich der Selbstgestalter seines Schicksals, der «Schmied seines Glückes»?

Goethe stellt diese Frage bei der Niederschrift seiner Biographie *«Dichtung und Wahrheit»*.

---

* «Die Würde des Menschen ist unantastbar» (Art. 1 GG) und «Jeder hat das Recht auf die freie Entfaltung seiner Persönlichkeit» (Art. 2 GG)

«Denn dieses scheint die Hauptaufgabe der Biographie zu sein, den Menschen in seinen Zeitverhältnissen darzustellen, um zu zeigen, inwiefern ihm das Ganze widerstrebt, inwiefern es ihn begünstigt, wie er sich eine Welt- und Menschenansicht daraus gebildet, und wie er sie, wenn er Künstler, Dichter, Schriftsteller ist, wieder nach außen abgespiegelt. Hierzu wird aber ein kaum Erreichbares gefordert, daß nämlich das Individuum sich und sein Jahrhundert kenne, inwiefern es unter allen Umständen dasselbe geblieben, das Jahrhundert als welches sowohl den Willigen als Unwilligen mit sich fortreißt, bestimmt und bildet, dergestalt, daß man wohl sagen kann, ein jeder, nur zehn Jahre früher oder später geboren, dürfte, was seine eigene Bildung und die Wirkung nach außen betrifft, ein ganz anderer geworden sein.» *

Die Zeitverhältnisse, in die das Individuum hineingeboren ist, «das Jahrhundert», mögen dem Individuum «widerstreben», oder es «begünstigen». In jedem Falle wird ein Zweifaches deutlich: hier das Individuum, das *«unter allen Umständen dasselbe geblieben»*, dort das Jahrhundert, *die Zeitverhältnisse, die den Einzelnen «bestimmen»*.

Die Geschichte und die Biographien bedeutender Persönlichkeiten sprechen von dieser Spannung und dem vielfach tragischen Konflikt zwischen dem Geist der Individualität, der sich treu bleibt, und dem Jahrhundert, insofern «ihm das Ganze widerstrebt». Der Konflikt mit den Zeitverhältnissen kann dadurch ausgelöst werden, daß der Geist der Persönlichkeit sich gleichsam außerhalb des Jahrhunderts stellt, indem er entweder seiner Zeit vorauseilt oder dem längst Vergangenen verhaftet bleibt. Die Gegenwart geht dann über beide hinweg.

Es stehen sich gegenüber oder sind ineinander verwoben der Einzelmensch als beständiges, durchgehendes, sich selbst treu bleibendes Wesen – insofern es ist ewig «dasselbe geblieben» – und die sich wandelnden Zeitverhältnisse – «das Jahrhundert, das ihn bestimmt und bildet». An anderer Stelle spricht *Goethe* in den *«Orphischen Urworten»* die dunklen Worte aus:

«Wie an dem Tag, der dich der Welt verliehen
die Sonne stand zum Gruße der Planeten,
bist allsobald und fort und fort gediehen
nach dem Gesetz, wonach du angetreten.
So mußt du sein, dir kannst du nicht entfliehen,

* Goethe: «Dichtung und Wahrheit», Vorwort.

so sagten schon Sibyllen, so Propheten,
und keine Zeit und keine Macht zerstückelt
geprägte Form, die lebend sich entwickelt.»

Was steht hinter diesen beiden Goethe-Worten? Wie sieht er den Menschen in seiner Biographie? Er sieht ihn als einen Wanderer durch die Jahrhunderte. Der Mensch hinterläßt seine Spuren, was die Nachgeborenen dann Geschichte nennen. Allerdings kann der Einzelne den Zeitverhältnissen erliegen. Auch die Tragik oder das Wagnis liegt auf dem Weg des Menschen durch die Zeiten:

«Wer keinen Namen sich erwarb, noch Edles will, gehört den Elementen an.»
und *«Nicht nur Verdienst, auch Treue wahrt uns die Person.»* *

Das Verhältnis des Einzelnen zur Zeitgenossenschaft, zu Staat und Gesellschaft schildert Jakob Burckhardt. **

«Hier möge überhaupt der Bedeutung gedacht sein, die ein anerkannter geistiger Tauschplatz, und zwar ein freier, hatte...»

«Im Altertum konnte sich, wenn unter der segensreichen Einwirkung eines freien Tauschplatzes der möglichst wahre, einfache und schöne Ausdruck für irgendetwas gefunden war, ein Konsens bilden.»

«Um aber auf die freien geistigen Tauschplätze zurückzukommen, so müssen wir sagen, daß lange nicht jedes Volk diesen hohen Vorteil erreicht. Staat und Gesellschaft und Religion können harte, unbeugsame Formen angenommen haben, bevor der individuell entbundene Geist sich ein solches Terrain hat bilden können.»

Goethes Äußerungen zur Biographie heben die Eigenständigkeit und Beständigkeit des Individuums gegenüber den jeweiligen gewordenen historischen Zuständen des Jahrhunderts hervor.

Burckhardt spricht vom «individuell entbundenen Geist», der auf dem freien «geistigen Tauschplatz» um die für alle gelten könnende, gemeinsame Wahrheit ringt. Hier findet er das «Terrain» zu seiner vollen Entfaltung. Was er hinterläßt, sind die gesellschaftlichen Lebensregeln. Für die nachfolgenden Generationen ist dies gewordene Geschichte.

Das Problem, das jeder «individuell entbundene Geist» früher oder später empfindet, mündet in die Frage: Aus welchen Quellen schöpft er die Gedanken

---

* Goethe: Faust, Teil 2, Panthalis
** Jakob Burckhardt: Weltgeschichtliche Betrachtungen, Band 7, Seiten 94 u. 95, Deutsche Verlagsanstalt, Stuttgart 1929

und Empfindungen, die ihn unter Umständen in Konflikt bringen zu den Anschauungen und Lebensgewohnheiten seiner Zeit? Was veranlaßt ihn, aus den üblichen Regeln gesellschaftlicher Normalität auszubrechen und sich auf labyrinthisch ungewissen, ziellos erscheinenden Wegen durch das Leben zu bewegen?

Wir pflegen den eigentümlichen, vielfach verworrenen Lebensgang eines Menschen schicksalhaft zu nennen. Der allgemein übliche, bürgerliche Lebenslauf wird dagegen nicht schicksalhaft erlebt. Man wird in eine Familie hineingeboren, die – so sagt es das Bonner Grundgesetz – unter dem besonderen Schutz der staatlichen Gemeinschaft steht. Der Schulbesuch ist Pflicht und wird jeder nachfolgenden Generation in gleicher Weise von der Gesellschaft nach allgemeinen Vorstellungen von Bildung angeboten. Die öffentlich-rechtlich (staatlich) verliehenen Berufsberechtigungen verfestigen die gesellschaftlichen Normen, nach denen sich das spätere Berufsleben abzuspielen hat. Die Frage ist folglich berechtigt: Wie finden eigene, individuelle Lebensziele in einer Gesellschaft regulierter Lebensläufe den erforderlichen Freiraum zu ihrer «Selbstverwirklichung»?

Die Frage zu stellen ist heute, am Ende des 20. Jahrhunderts, umso berechtigter, als die traditionellen Lebensregeln ihre normative Kraft und Durchsetzbarkeit zunehmend verlieren. An ihre Stelle tritt in den Beziehungen der Menschen zueinander auf den ersten Blick Regellosigkeit und Beliebigkeit. Der Anspruch, über sich selbst in allen Lebensentscheidungen zu verfügen, sprengt die überlieferten Verhaltensnormen. Kann man dann die praktizierte Libertinage als Schicksal bezeichnen? Mit äußerster Anwendung öffentlicher Gewalt wird versucht, der in Gang befindlichen Auflösung sittlicher Regeln entgegenzuwirken.

Wo finden die nachwachsenden Generationen ihre moralischen Überzeugungen für eine selbstbestimmte, konstruktive Lebensführung?

Fragen über Fragen lasten auf den Menschen unseres Jahrhunderts, die mit Sorge den Zerfall überlieferter Lebensformen unmittelbar erleben. Die Frage aller Fragen, deren Beantwortung über den Fortgang der Geschichte und der Menschheit entscheiden wird, ist damit gestellt: Ist der Mensch ein in sich über alle Zeiten hinweg beständiges Wesen gegenüber der Gattung Mensch? Anders gefragt: Ist der Mensch Verursacher und Gestalter eines individuellen Schicksals und gibt es Hinweise für die Einmaligkeit und Beständigkeit im Schicksalsgang seines Lebens?

Mit den folgenden biographischen Notizen sucht der Verfasser nach dem Ariadnefaden in seinem Lebensgang in der Hoffnung, dadurch Licht in das Dunkel der «Zufälle» der äußeren Lebensumstände zu bringen.

Frühe Kindheit

Erstes Jahrsiebt (1.-7. Lebensjahr)

*Die Lebensalter: «Sieben Stufen oder Ordnungen des menschlichen Lebens sind zu erkennen. Die erste ist vorzüglich dem Monde und der Mondschöpfung untertänig; denn in diesem Alter (der frühen Kindheit) leben wir zufolge der ernährenden und physischen Kraft. Es ist die pflanzenartige Periode des Menschen, wo die Ernährungstätigkeit das Hauptsächlichste ist; der Mond aber enthält den Grund aller ernährenden Keime; durch sein feuchtes, sanft erwärmendes Licht kommt Nahrung und Gedeihen in alle Natur. Hier ist das Ganze zuerst physisch genommen, aber eben dasselbe auch ethisch auf eine unzweideutige Weise; denn in diesem Alter ist die Seele noch reiner und unschuldiger, und noch nicht völlig abgesondert von der großen Weltseele, sie ist noch nicht ganz von der Materie umdüstert und umschlungen.» (Proklos) **

Das Hereingeborenwerden in einen Erbstrom, in eine Familie, ein Volk, eine Landschaft hat insofern prägende Bedeutung, als die Seele, die Individualität angeregt, angelockt, gefördert, gehemmt oder behindert wird. Sie wird zunächst zum getreuen Spiegel alles dessen, was sie von der Leiblichkeit, dem Erbstrom, der Sprache, dem Volkstum, den Eltern, Geschwistern, Vettern, Cousinen, Nachbarn, dem Dorf oder der Stadt und der Landschaft erfährt. So wurde das *fünfte* von sechs Kindern, das vom eigenen *Vater* auf den Namen *Heinz-Hartmut* in der evangelischen Kirche in *Fürfeld* (Kreis Alzey) getauft wurde, in eine Pfarrersfamilie in die linksrheinische, rheinhessische Landschaft und in das geschichtlich und politisch bewegte Grenzland hineingeboren. Dies war der väterliche Erbstrom. Die *Mutter* dagegen stammte aus einem oberhessischen Pfarrhaus in *Lich bei Giessen* und durchlebte eine glückliche Kindheit

---

**Proklos Diadochus*, griechischer Philosoph. 410-485 nach Chr., Haupt der athenischen Schule des Neoplatonismus, Kommentare zu *Platon* und *Euklid*, beeinflußt *Dionysius Areopagita*. Werke, herausgegeben von *Cousin*, 6 Bände, Paris, 1820-1837

mit zahlreichen Geschwistern in einem Elternhaus, in dem der Geistesstrom der Romantik des 18. und 19. Jahrhunderts und durch den musizierenden und komponierenden Vater die klassische Musik lebten. Als Erzieher der Kinder aus der Adelsfamilie, die im Wasserschloß Lich-Hohensolms aufwuchsen, trug der *Großvater Weber* zum Licher Kulturleben bei. Die «privilegierte Hofapotheke» in Lich ist heute noch in den Händen der Weberschen Linie. Dort hat der Verfasser dieser biographischen Notizen später als Medizinstudent in den Semesterferien ein pharmazeutisches Praktikum absolviert.

Der Zeitpunkt der Geburt am *22. August 1914* morgens um sechs Uhr mag ebenfalls eine biographisch-schicksalhafte Signatur sein: Die Katastrophe des Ersten Weltkrieges brach über die europäischen Völker herein, ein letztes Aufbäumen ältester, im Nationalismus der europäischen Völker unzeitgemäß aufbrechender Nibelungenkräfte.

Nomen est Omen: Die Namensgebung sollte, wie man dem Kind später sagte, die Seele mit Lebensmut begaben (Hartmut), um den kommenden, von den Eltern vorausgeahnten Lebensproben gewachsen zu sein.

Das Dorf *Wonsheim* liegt in der Landschaft um die Nibelungenstadt *Alzey*, dem Stammsitz des Sängers und Fiedlers «Volker von Alzeye» der Nibelungensage, zwischen Worms am Rhein, dem Sitz der Burgunder Könige, und Münster am Stein an der Nahe mit der Ebernburg, der Stammburg des Reichsgrafen Franz von Sickingen, der im großen deutschen Bauernkrieg auf seiten der Bauern stand.

In diese hügelige Landschaft mit fruchtbarem Lößboden, in dem der Zuckerrüben- und Getreideanbau gediehen, war das Dorf *Wonsheim*, in das die Eltern mit den Geschwistern und dem zweijährigen Knaben übersiedelten, eingebettet. Das geräumige Pfarrhaus lag unmittelbar neben der auf einer Erhebung mitten im Dorf gebauten Kirche mit einem aus dem frühen Mittelalter stammenden Wehrturm. Die ganze Anlage wirkte wie eine Fliehburg und hat möglicherweise im Bauernkrieg der dörflichen Bevölkerung als Zuflucht gedient. Das besondere jedoch der Dorfanlage war die Anordnung der Häuser, Stallungen und Scheunen um eine Ringstraße, die um den Kern des Dorfes führte. Mitten im Dorf war früher ein freier Platz, den, mit der Wende des letzten Jahrhunderts, der Pfarrgarten mit hoher Umgebungsmauer einnahm. An dieser Stelle lag bis hin zum letzten Drittel des 19. Jahrhunderts eine Gerichtsstätte des sogenannten «Ingelheimer Reiches», eine unabhängige Bauerngerichtsbarkeit. Damit war das Dorf Wonsheim gegenüber den weit umliegenden Dörfern herausgehoben. Die im Zentrum des Dorfes und um die Ringstraße angeordneten Höfe mit hohen, geschlossenen Hoftoren zur Straßenseite hin zeug-

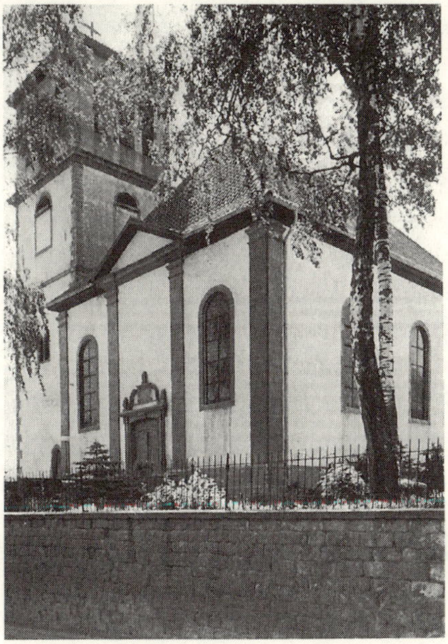

1. Evangelische Kirche Fürfeld

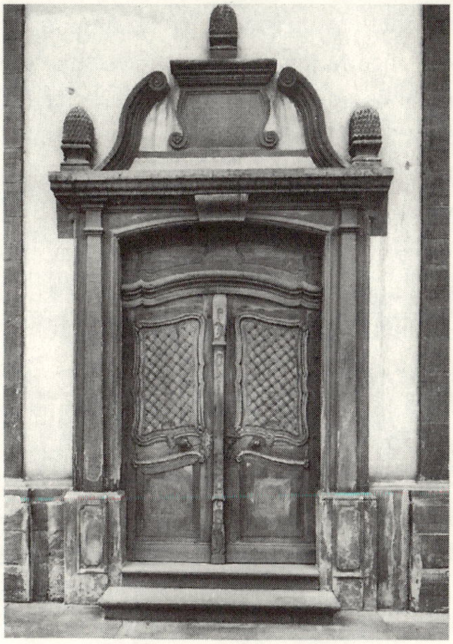

2. Portal der evangelischen Kirche Fürfeld

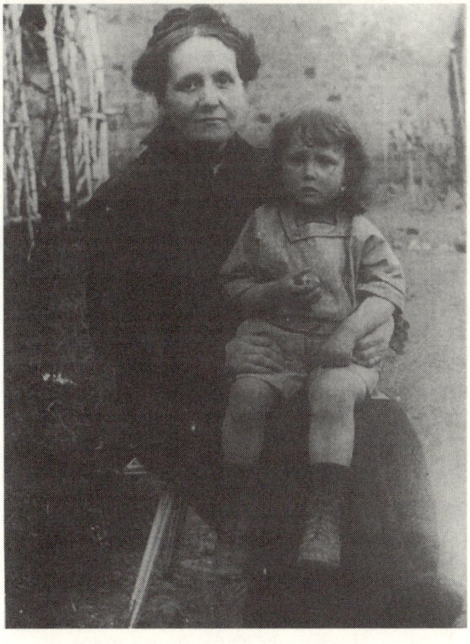

3. Mutter Luise Vogel, geb. Weber, mit Heinz-Hartmut

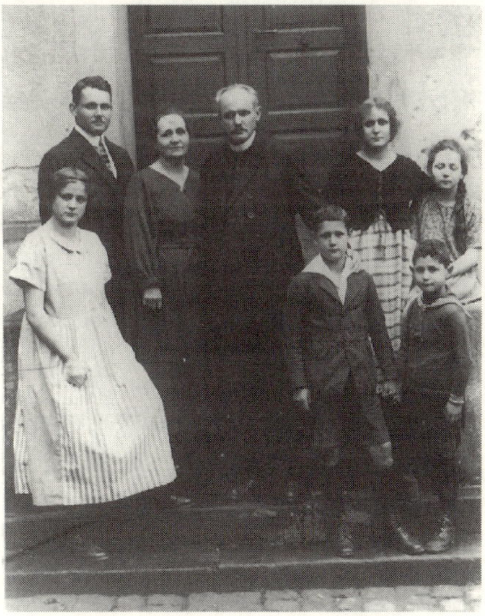

4. Von links: Familie Vogel in Wonsheim: Hedwig, Diether, Frau Luise Vogel, Pfarrer Wilhelm Vogel, Heinz-Hartmut, Irmela, Gertrud, Lothar

ten noch in meiner Jugendzeit von einem eigenständigen und selbstbewußten Bauerntum, das, wenn die Söhne und Töchter nicht das Hoferbe antraten, diese auf höhere Schulen und Universitäten schickte. Den Wohlstand erkannte man daran, daß ein reicher Bauer mit einem oder zwei Pferdedoppelgespannen fuhr. Die kleinen Bauern hatten Ochsengespanne. Das Dorf galt als wohlhabend. Die Bewohner trugen eine selbstbewußt-aristokratische Haltung zur Schau.

Trotz der geschilderten Tradition und des Wohlstandes gab es in den Häusern, auch im Pfarrhaus, keine Wasserleitung. Bei jedem Haus war im Hof ein Brunnen mit Pumpe, so daß auch wir Kinder in Eimern das Wasser zum Beispiel zum samstäglichen Bad ins Haus schleppten. Zwar gab es schon elektrisches Licht, aber so gut wie keine Technik. Das Pfarrhaus hatte kein Telefon, es gab im ganzen Dorf kein Motorfahrzeug, wenn man von der einzigen Dampflokomotive absieht, die im Herbst die Dreschmaschine antrieb und das ganze Interesse von uns Kindern auf sich zog. So hat noch meine Mutter bis ins hohe Alter hinein über ihr ganzes Leben hinweg kein Telefongespräch geführt. Der Vater mußte zum Telefonieren entweder zum Bürgermeister oder auf die Post gehen.

Wie spielte sich das Leben in diesem Dorf ab? Was trieb die Jugend? Was waren ihre Spiele?

Ist es Zufall, daß in der Rückerinnerung zwei Erlebnisse in den Vordergrund drängen: der tagelange Durchmarsch deutscher Truppen, die aus Frankreich zurückkehrten und sich aufgrund der Waffenstillstandsbedingungen aus dem linksrheinischen Rheinhessen über den Rhein zurückzuziehen hatten? Zur gleichen Zeit landete auf einem abgemähten Getreidefeld ein deutsches Flugzeug. So etwas hatten wir Kinder noch nie gesehen.

Im Abstand von einigen Wochen wieder Soldaten, Kolonnen, nie gesehene Autos, Einquartierung im Pfarrhof. Ich sehe mich auf dem Schoß eines blau uniformierten französischen Soldaten sitzen, der mich hin und her schaukelt und das Kinderlied singt: «Sur le pont d'Avignon, l'on y danse, l'on y danse ...». Die Soldaten gaben uns von ihrem Proviant; meine Mutter, die sehr gut Französisch sprach, dolmetschte. So hat sie mir später schmunzelnd erzählt, daß der Bürgermeister in französischer Sprache Ortshinweisschilder anbrachte, zum Beispiel «Après Mayence» – nach Mainz.

Der Waffenstillstand, den die deutsche Delegation unter Führung von *Erzberger* im Wald von Compiègne im November 1918 unterzeichnete, sah die Besetzung der linksrheinischen Gebiete durch französische Truppen vor. Der Krieg und das Kriegsende haben im Gemüt des Kindes Spuren hinterlassen.

Dorfschule in Wonsheim

In der Erinnerung leben die Spiele, die die gesamte Dorfjugend auf dem freien Platz der Dorfmitte Tag für Tag zusammenführte: das «Baarlaufen», bei dem zwei gegnerische Gruppen sich im «Niemandsland» zwischen zwei Linien, hinter denen man sicher war, gegenseitig abschlagen mußten. Der Abgeschlagene kam in Gefangenschaft, konnte aber auch wieder befreit werden. Ein anderes Spiel, das die ganze Dorfjugend und auch das ganze Dorfareal umfaßte, war «Räuber und Gendarm». Im Rückblick stelle ich mit Überraschung fest, daß bestimmte Spiele an Jahreszeiten gebunden waren und «wie von selbst» Jahr für Jahr zur selben Zeit aufgegriffen wurden. Beim Spielen wurde kein Unterschied zwischen Mädchen und Jungen gemacht. Schon bereits vor der Einschulung mit sechs Jahren wurde ich in die Kindergruppe des im Dorf sehr wichtigen Turnvereines aufgenommen. Auch hier spielt im Erinnern die militärisch anmutende Disziplin eine Rolle. Man stand in Reih' und Glied und war während der Turnstunde an ein strenges Reglement gebunden. Man konnte nicht einfach aus dem Glied heraustreten, herumlaufen oder Späße machen. Ich erwähne dies, weil mir im nachhinein bewußt wurde, daß diese Erlebnisse offenbar einen besonders tiefen Eindruck hinterließen. Es kam die Schulzeit. Der Schulraum für das erste bis zum vierten Schuljahr befand sich über einem kleinen Kultraum. Alle vier Jahrgänge wurden gleichzeitig von einem Lehrer unterrichtet. Fortgeschrittenere Schüler halfen den jüngeren beim Schreiben und Rechnen. Dabei durfte nur geflüstert werden. Die Klassen 5-8 wurden in einem anderen Schulgebäude wieder von einem einzigen Lehrer gemeinsam unterrichtet.

Zusammen mit meinen älteren Geschwistern wechselte ich nach Abschluß der ersten vier Volksschuljahre in die sogenannte höhere Bürgerschule nach Wöllstein. Der Schulweg betrug etwa sieben Kilometer. Dieser Weg wurde zu Fuß zweimal am Tage zurückgelegt. Wir brauchten dafür meist zwei Stunden hin und zwei Stunden zurück. Auch heute stelle ich mit Erstaunen fest, wie selbstverständlich wir diesen Fußmarsch ohne je zu murren zurücklegten. Es gab keine Fahrzeuge, keinen Schülerbus, keine Eisenbahn zwischen Wonsheim und Wöllstein. Zwischen beiden Ortschaften lag das Bauerndorf Siefersheim. Der «Durchmarsch» durch Siefersheim war nicht ungefährlich, da die dortigen Kinder uns als Fremden feindlich begegneten.

An den Festen war die ganze Dorfjugend beteiligt. Das Erntedankfest in der Kirche, die Adventssonntage und die Weihnachtsfeier ebenfalls in der Kirche, Hochzeiten und Kindstaufen waren wichtige Ereignisse, an denen die Pfarrerskinder selbstverständlich immer teilhatten. Auch an den Schlachtfesten waren wir zumindest mit Essen der Metzelsuppe beteiligt.

Gymnasium Heidelberg – Waldorfschule Stuttgart

Zweites Jahrsiebt (8.-14. Lebensjahr)

> *«Die zweite Periode unterwirft uns dem Hermes, dann gehören wir der Bildetätigkeit des Hermes an, als Knaben, indem sich in uns die erste Wißbegier regt und wir uns mit der Kithara, mit der Gymnastik und den Elementen der Wissenschaft beschäftigen, dies alles ist des Hermes Werk, daher er auch der Vorsteher der Gymnasien ist.» (Proklos)*

Die frühe erste Kindheit und die Idylle des weltabgeschlossenen Dorflebens gingen zu Ende, als ich nach *Heidelberg ins Gymnasium* überwechselte. Es war ein schwerer Abschied. Das Gepäck auf einem Leiterwägelchen ziehend, anderthalb Stunden Weg von Wonsheim nach Wendelsheim zur Endstation der Bahn. Man gab mich in das *Melanchthon-Stift* in Heidelberg in der Bergstraße, das unter der Leitung eines Verwandten meiner Mutter, *Friedrich Kaiser*, stand. Er war evangelischer Pfarrer und führte ein strenges, frommes Regiment über seine Zöglinge. Die Insassen des Stiftes waren vor allem Pfarrerskinder vom Lande, von der ersten Gymnasialklasse, der Sexta, bis zur Oberprima.

Die weitläufig angelegte, große Villa war zur Hälfte von dem damals schon berühmten Arzt Professor *Ludolf Krehl* gestiftet worden. Ich sehe diese große Persönlichkeit noch lebhaft vor mir. Zu seinen Füßen saßen wir bei seinem Geburtstag, und er erzählte uns Geschichten. Zum Glück war meine älteste *Schwester Irmela* zur gleichen Zeit im Haus als Haustochter und konnte so ihrem kleinen Bruder über das erste Heimweh hinweghelfen. Täglich wanderten wir Stiftler über die Neckarbrücke in das alte Sandsteingebäude zu unserem geliebten Klassenlehrer, dem Direktor des Gymnasiums, den wir selbstverständlich «Rex» nannten. Wir waren 25 Schüler und nach Stand unserer Schulleistungen eingeteilt in Primus, Secundus usw .

Meinen eigenen Kindern habe ich gerne aus dieser Zeit erzählt, wie uns der Unterschied von «gratis» und «frustra» beigebracht wurde. Damals mußte man noch Schulgeld bezahlen, so daß unser guter Lateinlehrer einem Schüler, der ein Stipendium hatte und kein Schulgeld zu bezahlen brauchte, erklärte, «gratis» (umsonst) gehe er zur Schule, und ein anderer, der in der Leistung etwas schwach war, ebenfalls umsonst (nämlich «frustra») in die Schule ginge.

Das herrliche Renaissance-Schloß, die alte Steinbrücke über den Neckar, die Altstadt, die Heilig-Geist-Kirche und der Neckar waren für ein Jahr das tägliche Bild, das sich tief in das Gemüt einprägte. Einmal in der Woche wanderte ich mit meinem Dreiviertel-Cello zur Cello-Lehrerin, die ich sehr verehrte. Und doch lag etwas wie ein Schleier über dem Gemüt des Kindes: Die unbeschwerte, glückliche erste Jugendzeit in Wonsheim, das «verlorene Paradies» und die unbewußte Trauer um den Verlust kann der Leser nachempfinden, wenn er bedenkt, wie vertraut und in ungetrübter Einmütigkeit das Kind ungestört das bäuerliche Leben in den Jahreszeiten mitvollziehen konnte. Jedes der sechs Geschwister hatte gleichsam seine Heimstatt bei einem Bauern. Ich selbst war mit dem gleichaltrigen Sohn eines angesehenen Bauern in jeder freien Stunde zusammen. Ich aß dort zu Mittag, ging mit in den Stall, war bei der Fütterung der beiden Rappen dabei, fuhr mit aufs Feld. Ich gehörte zur Familie. Nach den im Heimatdorf verbrachten Ferien war jedesmal der Abschied und der Weg – oft noch vor Tagesanbruch – zum Bahnhof auch für meine Mutter ein schmerzlicher Gang.

Ein beeindruckendes Erlebnis in der Wonsheimer Zeit hat mich und meine Geschwister lange beschäftigt. Ein Bekannter meiner Eltern besuchte uns mit seinem Töchterchen, das in meinem Alter war. Wir spielten lebhaft und rannten durch den Garten. Der Vater kam dazu und sah, wie sein Kind mit hochrotem Kopf völlig außer Atem war. Da legte er die rechte Hand auf dessen Kopf und in wenigen Sekunden ging die Röte im Gesicht zurück und das Kind atmete frei. Im Anschluß daran war ich anwesend, als meine Mutter den Besucher bat, ihr seit der Geburt des jüngsten Kindes in Folge eines Lymphgefäßverschlusses völlig verdicktes und unförmig gewordenes Bein zu begutachten. Auf die Frage, ob er ihr helfen könnte, gab er zur Antwort: «Ich kann das Bein zum Abschwellen bringen. Es wird aber nach einiger Zeit wieder anschwellen.» In der darauffolgenden Nacht – so erzählte es unsere Mutter – fühlte sie ein Ziehen im Bein und am nächsten Morgen war der Beinumfang völlig normal; die Haut allerdings war von der mehrere Jahre anhaltenden Überdehnung erschlafft. In der Tat hielt – wie vorausgesagt – die Besserung nur etwa sechs Wochen an, dann war der Zustand wie zuvor. Von diesem Mann wurde gesagt, daß er Menschen auf die Entfernung heilen könne.

Das *Heidelberger Jahr ging zu Ende*, und es trat eine für mich völlig überraschende Wende ein. Dazu muß ich etwas weiter ausholen, um daran deutlich zu machen, wie und in welchem Umfang der Eine zum Schicksal des Anderen werden kann.

Meine *Schwester Hedwig*, das drittgeborene der sechs Geschwister – ich war der fünfte – ging zu dieser Zeit in Darmstadt ins Lyzeum. Eines Tages las sie an einer Litfaßsäule die Ankündigung eines Vortrages über *Waldorf-Pädagogik*. Sie war mit ihren fünfzehn Jahren sehr selbständig und entschied sofort, diesen Vortrag zu besuchen. (Für sie war typisch, daß sie als Kleinkind, das noch kaum sprechen konnte, beim Anziehen bei jeder Gelegenheit der Mutter erklärte: «Dans allein!»). Der Vortrag, so erzählte sie später, hat sie so tief beeindruckt, daß sie, ohne ihre Eltern zu fragen, an die Waldorfschule nach Stuttgart schrieb und um Aufnahme bat. Sie wurde angenommen, suchte sich in Stuttgart ein Zimmer und teilte ihren überraschten Eltern eines Tages mit: «Ich gehe nunmehr in Stuttgart in die Waldorfschule». Sie bedrängte die Eltern, auch mich in der Waldorfschule anzumelden. Obwohl mein Schuljahrgang überfüllt war— die sechste Klasse, in die ich aufgenommen wurde, umfaßte drei Parallelklassen mit je fünfzig Schülern – wurde ich angenommen. Ich kam in Degerloch in der Nähe meiner Schwester Hedwig in Pension und fuhr jeden Morgen mit der Straßenbahn zur Waldorfschule. Bald danach folgte auch unsere *Schwester Gertrud* und mein jüngerer *Bruder Lothar.* Auch unseren ältesten *Bruder Diether* und die ältere *Schwester Irmela* zog es nach *Stuttgart* in den geistigen Umkreis der dort wirkenden, von *Rudolf Steiner* noch berufenen Persönlichkeiten wie *Dr. Walter Johannes Stein*, *Dr. Eugen Kolisko*, *Ernst Üehli*, *Alexander Strakosch, Hermann von Baravalle, Ernst Bindel, Erich Schwebsch, Blümel, Karoline von Heidebrandt, Frau von Baditz-Stein, Frau Dr. Häbler, Dr. Erich Gabert, Dr. Herbert Hahn, Dr. Konrad Sandkühler, Max Wolfhügel, Ernst Lehrs* – um nur einige der etwa sechzig Waldorflehrer zu nennen, die damals an der Schule wirkten. Schließlich siedelten auch meine Eltern nach Stuttgart über. Meine Mutter eröffnete eine kleine Pension im eigenen Haus in der damaligen Maienstraße in der Nähe der Waldorfschule.

Die *Freie Waldorfschule* wurde als «Einheitliche Volks- und Höhere Schule» mit eigenem Lehrplan von Rudolf Steiner und Kommerzienrat *Emil Molt*, dem Inhaber der Waldorf-Astoria-Zigarettenfabrik, 1919 gegründet. Schon während des Ersten Weltkrieges hat Emil Molt jeder Zigaretten-Packung, die ins Feld ging (und auch noch während meiner ersten Waldofschulzeit), ein kleines Heftchen mit lesenswertem Inhalt aus der deutschen Literatur beigefügt. Wir haben noch als Schüler diese Heftchen in kleinen Kassetten gesammelt.

Erst später erfuhr ich, daß mein Vater noch in seiner Wonsheimer Zeit die Anthroposophie kennengelernt hatte. Wir Kinder wußten nicht, daß er seine Ferien in der Nähe von *Michael Bauer* verbrachte, mit dem er befreundet war. Seiner Kirchengemeinde und uns Kindern gegenüber blieben diese Beziehungen verborgen. Unser Vater galt ohnehin als «Freigeist». Neben seinem Pfarramt widmete sich unser Vater intensiv dem Studium der Antike. Er beherrschte die griechische und lateinische Sprache wie die deutsche, machte Übersetzungen, vor allem auch aus dem Hebräischen.

Etwa zur gleichen Zeit, als meine Eltern 1927 die eine Hälfte eines Doppelhauses erwarben, zog in die zweite Hälfte eine *Familie Wassermann* ein, mit deren beiden Töchtern Gisela und Elena wir einen gemeinsamen Schulweg hatten. Ist es einer der «Zufälle», daß ich in meiner Berliner Studienzeit den künftigen Ehemann von Gisela Wassermann kennenlernte: *Helmut von Kügelgen,* und in dessen Elternhaus verkehrte und viele Jahre später nach dem Zweiten Weltkrieg in München-Höllriegelskreuth über die damalige Geschäftsführerin des homöopathisch-biologischen Krankenhauses Frau *Wilma Leimann,* deren Schwester Frau Glöckler in Stuttgart-Bad Cannstatt kennenlernte und deren kleinen Sohn Georg, den heutigen Ehemann Michaela Glöcklers, einer Tochter von Helmut von Kügelgen und seiner Ehefrau Gisela, geborene Wassermann. Man pflegt zu sagen: «Wie klein ist die Welt!», bedenkt jedoch nicht, welche innere Konsequenz und Ontologie im Schicksalsgeflecht menschlicher Beziehungen wirkt. Frau *Dr. Michaela Glöckler* ist heute die Leiterin der Medizinischen Sektion am *Goetheanum*, und ihr Mann *Georg Glöckler* Leiter der Astronomisch-Mathematischen Sektion am Goetheanum. Mit beiden Persönlichkeiten bin ich über die geschilderten Begegnungen hinaus durch gemeinsame geistige Zielsetzungen verbunden.

Ich kam mit zwölf Jahren, Ostern 1926, ein Jahr nach dem Tode Rudolf Steiners, im Anschluß an die Osterferien zur Waldorfschule. Die damalige sechste Klasse hatte noch einen Brief an Rudolf Steiner, ihren verehrten Lehrer, geschickt.

Es begann nach den Ferien eine Epoche über Sternenkunde. Auf dem Pult der Lehrerin lag, als wir uns morgens in der Klasse versammelten, eine Sternkarte mit einem Zeiger, den man bewegen konnte. Die halbe Klasse stand um das Pult herum und jeder drehte einmal an dem Zeiger. Als die Lehrerin eintrat und nach dem Morgenspruch mit dem Unterricht beginnen wollte, stellte sie fest, daß der Zeiger der Sternenkarte verstellt war. «Wer hat an dem Zeiger gedreht?» Tiefes Schweigen der Klasse. Ich meldete mich und wurde zur Strafe aus der Klasse gewiesen. Im Flur kam *Dr. Karl Schubert* vorbei und nahm mich, ohne nach Gründen zu fragen, in seine Hilfsklasse mit, gab mir Dietrich von Bern zu lesen und ließ mich auf diese Weise meinen Kummer vergessen.

Es begann für mich nun eine zweite glückliche Zeit. Das Ferienende konnte ich kaum erwarten, um wieder zur Schule gehen zu können. Die Klasse nahm mich bedingungslos in ihre Gemeinschaft auf. Einer meiner Klassenkameraden,

Ludwig Kresse, der von der ersten Klasse an die Schule besuchte und noch mit dem Hämmerchen auf den Grundstein klopfen durfte, wurde mein treuer Freund während der folgenden acht Schuljahre bis zum Abitur. Wir waren so unzertrennlich, daß man in der Schule nur von *Castor* und *Pollux* sprach. Eine zweite Jugendfreundschaft bahnte sich an, *Heiner Neumeister,* ebenfalls Schüler von der ersten Klasse an, warb mich (keilte mich) für die *Deutsche Jungenschaft*, die von dem damals schon legendären Tusk gegründet und geführt wurde. *Tusk*, mit bürgerlichem Namen *Eberhardt Köbel*, war bekannt als Naturforscher und Schriftsteller für nordische Länder. Bekannt ist sein Bericht über *Nowaja-Semlja und Lappland*. Er war Mitarbeiter am Atlantis-Verlag. Die wöchentlichen «Nestabende» fanden in der Wohnung von Tusk in einer Villa am Urachplatz, Stuttgart, statt. Wenn wir nicht am Wochenende auf Fahrt gingen (meist in die Schwäbische Alb), brachten wir den Samstag und die Nacht zum Sonntag im «Stammesgrund» zu, einem verwunschenen Ort in der Nähe der Solitude, den man nur durch dichtes Gestrüpp erreichen konnte. Am Lagerfeuer wurden die Wanderlieder der Jugendbewegung gesungen, begleitet von einer Klampfe, es wurde Bumerangwerfen und Bogenschießen geübt. Auch das Messerwerfen beherrschten wir, wobei es darauf ankam, daß das geworfene Messer auf zehn bis zwanzig Meter Entfernung sich in der Luft drehte und in einen Baumstamm hineinfuhr und steckenblieb. Mit der Jungenschaft gingen wir auf Großfahrt in den Sommerferien. Ich war gerade zwölf Jahre alt, als mich die erste Großfahrt mit dem Schiff nach Danzig und die Wanderung durch Masuren und die Frische Nehrung führte. Über das Frische Haff fuhren wir bei Sturm mit einem nur mit Segel bestückten Fischerkahn. *Danzig*, *Westpreußen* und *Ostpreußen* sollten noch einmal in meinem Leben schicksalhafte Bedeutung haben. An der Küste suchten und fanden wir Bernsteine, schliefen drei Meter von den anströmenden Wellen entfernt in Schlafsäcken, vom Rauschen der Wellen eingeschläfert. In Ostpreußen wurden wir auf der Wanderung in großen Gütern auf das herzlichste aufgenommen und bewirtet.

Die nächste große Fahrt ging nach *Norwegen* und *Schweden*. Die dritte Großfahrt führte uns über die *österreichischen Alpen*, den *Tauerngletscher*, nach *Oberitalien und nach Venedig*, wo wir auf den stillen Plätzen am Abend deutsche Lieder sangen. Der Rückweg führte uns über Istrien, die Karawanken, nach Österreich, nach Klagenfurt zurück. In den Karawanken verfehlten wir einen Paßweg, gerieten in immer steiler werdendes Gelände. Beim Erkunden eines Abstieges stürzte unser Führer, ein Stuttgarter Architekturstudent *(Romin)*, tödlich ab. Mehrere Tage wußten unsere Eltern nicht, wen das Unglück getroffen hatte. Unsere Gruppe hieß von nun an «Romins Horde».

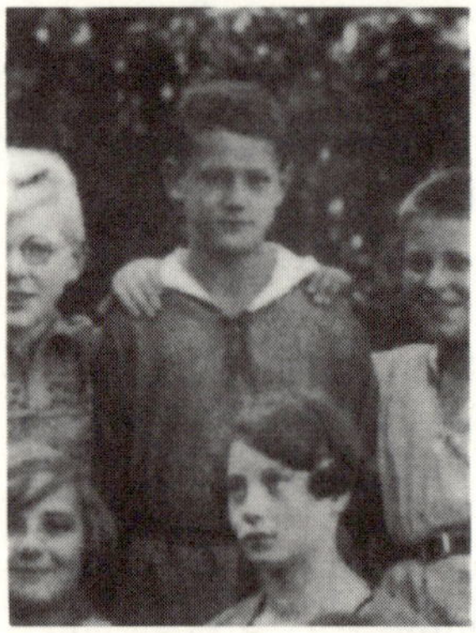

5. Ausschnitt aus dem Klassenphoto: Mitte: H.-H. Vogel, rechts: Heiner Neumeister

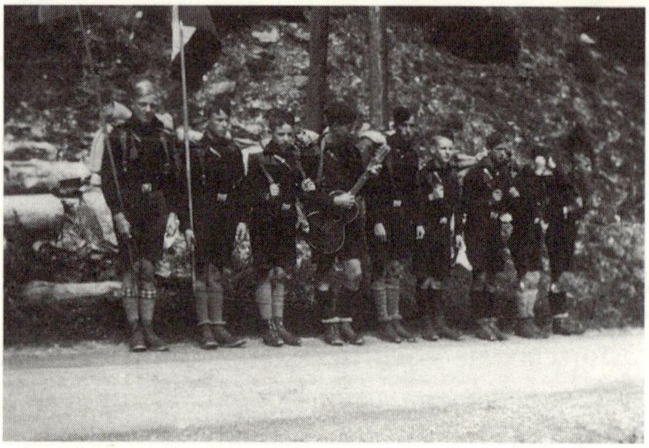

6. Dritter von rechts: Heinz-Hartmut Vogel mit Speer und Wimpel: Heiner Neumeister

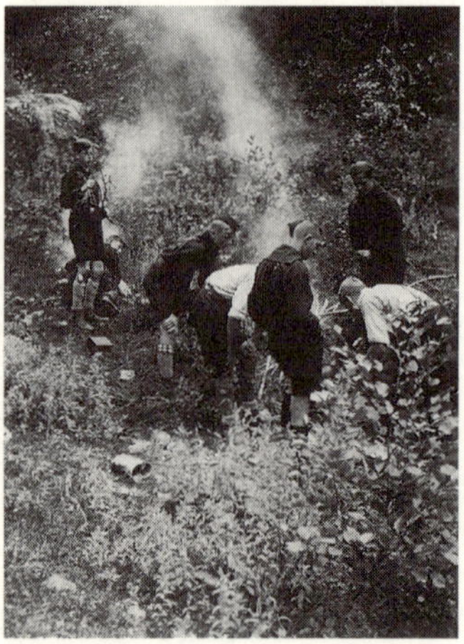

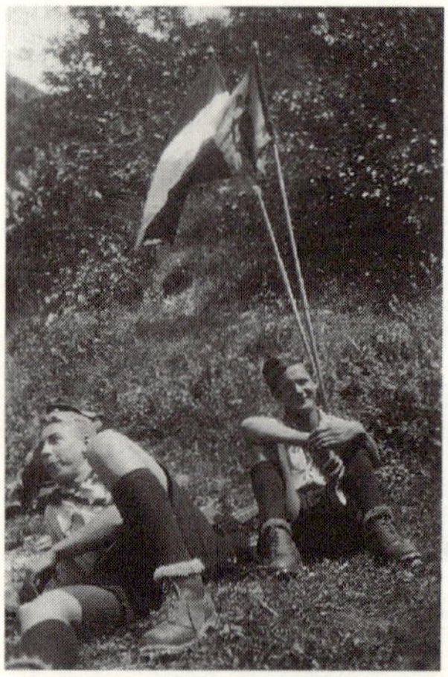

7. Links: Jungenschaft, um das Feuer stehend, ganz rechts: H.-H. Vogel

8. Rechts: H.-H. Vogel, unter dem Wimpel sitzend

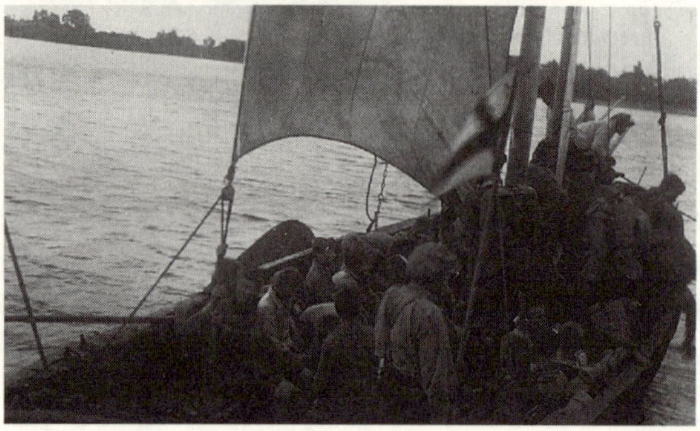

9. Großfahrt nach Ost- und Westpreußen über das Frische Haff

Ein Jugendführer lud mich zu einer Ferienwanderung nach *Südfrankreich* ein. Ich war damals vierzehn Jahre. Wir durchwanderten *Korsika* von Bastia nach Ajaccio und standen vor dem Geburtshaus Napoleons. War Korsika eine vorzeitliche Kultstätte des Mars? *Adalbert Graf von Keyserlingk* spricht davon in seinem Werk über Korsika. Ich hatte damals mit meiner Mutter von Alphonse Daudet über die Blutrache in Korsika gelesen. Es war mir manchmal unheimlich, wenn wir in einem einsamen Gebirgsdörfchen nächtigten.

Wieder zog es mich nach Südfrankreich, in die Provence. Einmal verbrachte ich auf Veranlassung meiner Eltern die Sommerferien in der Provence in *Crèst sur Drôme*, den Ausläufern der Seealpen. Der Fluß Drome mündet in Valence in die Rhone. Dort besuchte der junge Napoleon die Kriegsschule. Die Familie *Perdrizet* hatte in der Nähe von Crèst, in einem Park gelegen, ein großes Landhaus, Chateau de la Baumette. Dazu gehörten sieben Fermen. Als Fünfzehn- und Sechzehnjähriger in zwei Sommerferien hintereinander war ich in der Familie und gab den Kindern Deutsch-Unterricht. Der älteste Sohn bereitete sich auf die Kriegsschule St. Cyr vor, ich übersetzte mit ihm die «*Campagne in Frankreich*» aus dem Deutschen ins Französische. In dieser hell durchlichteten Landschaft fühlte ich mich wie zuhause. Mir schien alles vertraut. Die abgeschlossenen Gärten mit schattenspendenden Bäumen, die im Sommer geschlossenen Fensterläden, die Weingärten an den Hängen mit teilweise steinernen niedrigen Mauern umgeben, verwunschene Brunnen und eine Natur, die nicht, wie bei uns, von der Zivilisation zurückgedrängt wurde. Auch der singende südfranzösische Dialekt klang mir angenehm im Ohr. So kam es, daß ich dreimal in den Süden Frankreichs eintauchte. Eine Einmaligkeit in meiner Familie. Für junge Menschen unserer heutigen Wohlstandsgesellschaft wird es erstaunlich sein, daß meine Eltern die Bahnreise nicht voll finanzieren konnten. Ich mußte mit dem Fahrrad bis Kehl fahren, das Rad dort in einem Schuppen abstellen und nach Ende der Ferien von Kehl wieder über den Schwarzwald, die Hornisgrinde nach Stuttgart zurückfahren. In den sechs Wochen verfügte ich über kein Taschengeld. Bei der zweiten Rückfahrt kam ich gegen Abend bis Offenburg. Mein Versuch, bei Bauern zu nächtigen, scheiterte. Ich ging zur Polizei und wurde mit Landfahrern in einer «Herberge zur Heimat» untergebracht. Um sechs Uhr morgens wurden wir von der Polizei wieder aus dem Quartier entlassen, nach einem Frühstück mit Trockenbrot und Malzkaffee. Den fünfstündigen Anstieg bis zur Schwarzwald-Paßhöhe mußte ich das Fahrrad schieben. Ich ernährte mich vom herbstlichen Obst der Bäume am Straßenrand.

Der Freundschaft mit *Ludwig Kresse* verdanke ich über die ganze Schulzeit die Kraft der Zuversicht in die Zukunft und eine gewisse Stetigkeit, wenn nicht gar Hartnäckigkeit im Durchführen von Plänen. Er war ein großer Kletterer und verführte mich auf manchen Pfaden ins Obere Donautal zu waghalsigen Kletterpartien auf die freistehenden Felsen. Das Gehen am Seil und Abseilen wurde geübt. Mir lag das zunächst gar nicht und ich mußte mich jedesmal überwinden, da ich auch nicht schwindelfrei war wie er. Ludwig Kresse wurde ein erfolgreicher Architekt, Professor und Direktor der Staatsbauschule in Stuttgart. Alles, was er anpackte, hatte Hand und Fuß und vieles gelang ihm, was unmöglich schien. Im Zweiten Weltkrieg war er Regimentskommandeur, Oberst der Reserve, mit höchsten Auszeichnungen. Sein Regiment und seine Führung waren dafür bekannt, daß er nur geringe Verluste hatte. Er war bei den Gebirgsjägern und erreichte das Elbrus-Gebiet im Kaukasus.

Zurück zur Waldorfschule. Eine kleine Anekdote: Wir sitzen in der Pause auf dem Schulhof, ein fünfjähriger Junge, *Christoph Schwebsch*, kommt auf uns zu und fragt: «Was lest Ihr da?» In der 12. Klasse nahmen wir den «Faust» durch. Wir sagten ihm, wir läsen den «Faust». Darauf der kleine Christoph: «Den ersten oder den zweiten Teil?»

Eine andere Geschichte: Frau Dr. Schwebsch vertrat Herrn Dr. Schwebsch im Kunstunterricht. Sie saß hinter ihrem Pult, schien übermüdet und ließ von Zeit zu Zeit den Kopf sinken. Da hielten wir den Finger vor den Mund, verständigten uns stumm zu vollständiger Stille und schlichen sachte aus dem Klassenzimmer. Frau Dr. Schwebsch wachte eine Viertelstunde später auf und fand die Klasse leer. Wir waren also auch als Waldorfschüler geneigt, wenn es irgend ging, mit unseren Lehrern Späße zu machen.

Dr. Kolisko überraschten wir in der Zoologie damit, daß wir dem Skelett eine brennende Zigarette zwischen die Zähne steckten.

Dr. Kolisko reagierte gelassen und sagte auf österreichisch: «Mochen's doch kan so'n Unsinn!»

Ein anderes Mal brachten wir kunstvoll einen ausgestopften Adler mit ausgebreiteten Flügeln so an, daß wir ihn an Rollen über seinem Haupt heraufziehen und herablassen konnten. Wir liebten Dr. Kolisko und schätzten ihn. Manche seiner außerschulischen Abendvorträge in der Archivstraße wurden von einigen von uns Schülern aufgesucht.

Zwischen *Dr. Eugen Kolisko* und *Dr. Walter Johannes Stein* bestand eine enge Freundschaft, schon aus ihrer Wiener Zeit. Sie wohnten gemeinsam in einem Lehrerhaus. Manches Mal durften wir Frau Kolisko in ihrem Biologischen Institut Töpfe mit Samen umstellen helfen. Sie war es, die auf Anregung Dr. Steiners die ersten Wachstumsversuche von Pflanzenkeimlingen unter dem Einfluß potenzierter Metalle durchführte. Sie veröffentlichte ihre Forschungen un-

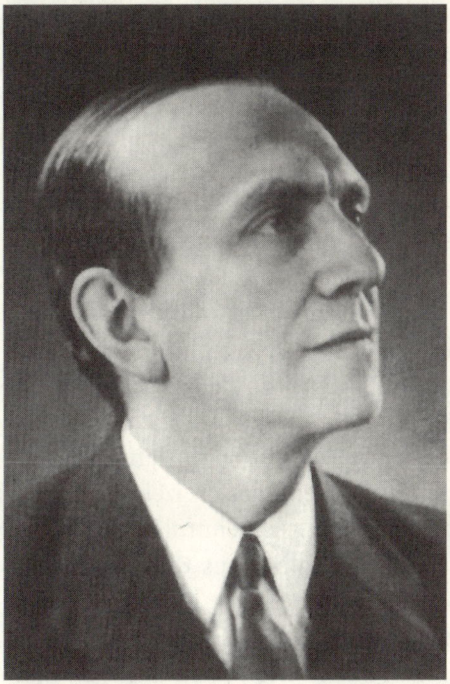

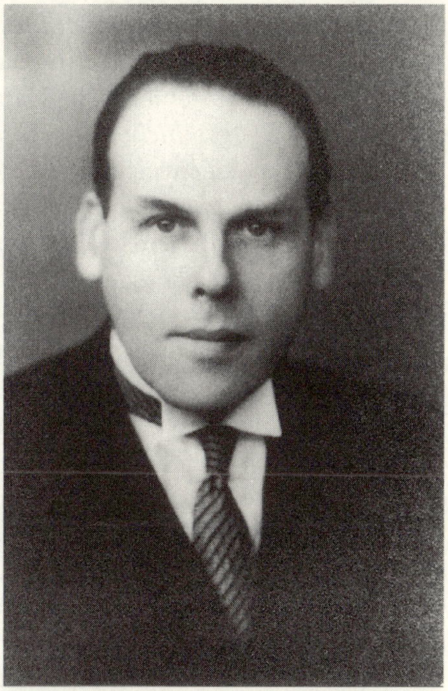

10. Links: Dr. med. Eugen Kolisko, Lehrer und Schularzt an der Freien Waldorfschule Stuttgart

11. Rechts: Dr. phil. Walter Johannes Stein, von Rudolf Steiner an die erste Waldorfschule in Stuttgart berufen

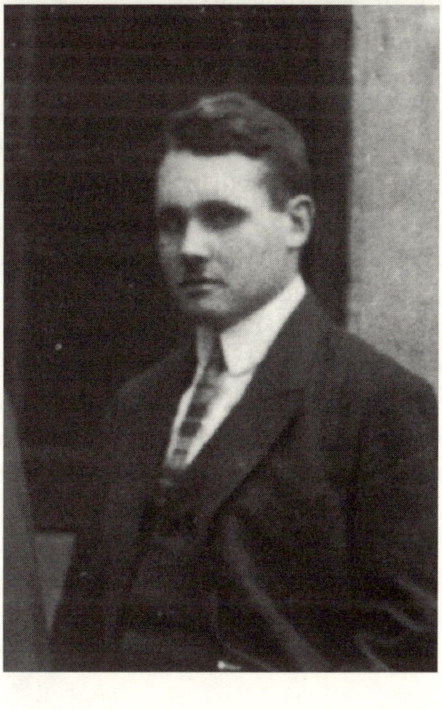

12. Diether Vogel

ter dem Titel: «*Die Wirksamkeit kleinster Entitäten*». Meine Schwester Hedwig, wohl eine Lieblingsschülerin von Dr. Walter Johannes Stein, ging in dessen Haus ein und aus und half im Haushalt mit. Er schenkte ihr sein bedeutendes Werk: «*Weltgeschichte im Lichte des Heiligen Gral – das neunte Jahrhundert*» mit einem eigens ihr gewidmeten Gedicht.

Dr. Walter Johannes Stein war auch für mich ein großes Vorbild. Bereits in den Oberklassen (elfte und zwölfte Klasse) versäumte ich keinen seiner großen *Vorträge über soziale Fragen, über die Dreigliederung, über das Gold* im großen Saal des Gustav-Siegle-Hauses. Mein *Bruder Diether*, der damals an der landwirtschaftlichen Hochschule in Hohenheim studierte, nahm mich zu diesen Vorträgen mit und vermittelte mir das Verständnis für die geschichtlich-politische Bedeutung dieser Vortragsinhalte. Ich möchte deshalb nicht unterlassen, meinen Besuch bei Dr. Walter Johannes Stein in London im Jahre 1933 zu erwähnen. Ich hielt mich in den Sommerferien während der dreizehnten Klasse (Vorbereitungsklasse) in London auf, um meine Englischkenntnisse zu verbessern. Es fällt mir ein, daß ich in England übungshalber aus der Manchester Guardian eine Rede des Prince of Wales an die englische Jugend vom Englischen ins Deutsche übersetzte. Genau dieser Text kam dann im Abitur vor.

Dr. Stein war Kosmopolit im besten Sinne, hatte viele Beziehungen zu Politikern, zu *Churchill*, zum *belgischen König*, zu *Dunlop*. Er wirkte an der «World Power Conference» (Dunlop) mit. Er bestärkte in mir das Interesse für politisch-soziale Fragen. Ich bat als Vertreter meiner Klasse *Dr. Erich Gabert*, er möge uns etwas über die Ideen der *sozialen Dreigliederung* vortragen.

Zurück zum Schulhof. Es war im vorletzten Schuljahr der zwölften Klasse. In der Pause nach dem Hauptunterricht machte ich meinen Freund Ludwig auf ein kleines Mädchen aufmerksam mit langen, dunkelbraunen Zöpfen, blauen Augen und lebhaften Bewegungen. Ich kannte das Kind nicht, meinte aber zu meinem Freund: «Schau Dir dieses Mädchen an, so jemanden könnte ich einmal heiraten!» Dabei blieb es zunächst. Immerhin versuchte ich herauszufinden, wo dieses Mädchen wohnte und wie sie hieß. Meine Aufmerksamkeit war ihr jedoch nicht entgangen, so daß auch das Kind – es war zwölf Jahre alt – sich erkundigte, wer ich sei und wo ich wohnte.

Dr. Schwebsch und Fräulein Lämmert studierten mit der Klasse als Abschluß-Spiel der Schulzeit den «*Coriolan*» von *Shakespeare* ein. Es kam zur Aufführung. Erwartungsvoll saß die ganze Schule vor dem geschlossenen Vorhang. Er öffnete sich und Coriolan stand auf der Bühne: «Ach, der!» flüsterte das Mädchen seiner Freundin zu, wie es mir später gestand. Coriolan, der mit dem Feind Roms, den Volskern, sich verbündet hatte, findet im romtreuen Patrizier *Aufidius* seinen Gegner. Eine schauspielerische Hauptleistung brachte in der Gestalt des *Menenius Agrippa*, dem großen Volksfreund, unser Mitschüler *Reinhardt Schmidt. Frau Wolfhügel*, die hinter der Bühne die Einsätze vorbereitete, gab mir für den großen Monolog des Coriolan, vor dem Auftritt eine rohe Zitrone zu verzehren, das gäbe eine gute Stimme. Ich vertraute ihr und schluckte unmittelbar vor dem Auftritt eine halbe Zitrone. Mein Monolog sollte beginnen. Ich bekam keinen Ton aus der Kehle. Dadurch war ich so aufgeregt, daß mir auch der Text durcheinander kam, und schließlich fing ich mit dem Ende des Monologs an, dann sprang ich auf den Anfang über, rannte in meiner Verzweiflung hin und her und suchte Hilfe bei der Souffleuse. Alles vergebens. Die Verzweiflung wurde immer echter, die Rolle überzeugend, und es gab brausenden Beifall auf offener Szene. Es sei, neben der Rolle des Menenius Agrippa, die beste Leistung gewesen. Mir war der kalte Schweiß ausgebrochen, das alte Rom hatte mich eingeholt. Mein Freund Ludwig würdigte nach dem Tod des Coriolan seinen Gegner. Vier römische Krieger trugen den toten Coriolan ohne Trage wie ein Brett von der Bühne.

Drittes Jahrsiebt (15.-21. Lebensjahr)

> *»Mit der dritten Stufe tritt Aphrodite ihre Herrschaft an; wir kommen unter die schöpferische Gewalt der Aphrodite; dann regen sich im Organismus die Zeugungskräfte, wir nähern uns der Pubertät und kommen in den Zustand des Epheben, wo jener gewaltige Stern Hesperus und Luzifer seine Herrschaft über uns ausübt.» (Proklos)*

Der Einfluß von *Tusk* und *Romin* in der Jungenschaft, das Dringen auf Wahrhaftigkeit, Zuverlässigkeit und das Bestehen von kleinen Mutproben gingen nicht spurlos an uns Jungen vorüber. Ich vergleiche diese Art Disziplinierung mit der Knappenerziehung im Mittelalter als Vorstufe zur Mündigkeitserklärung und Erhebung in den Ritterstand. Das Ideal der Troubadoure und der Minnesänger wurde in uns geweckt. Mädchen waren für uns tabu und auch ein wenig unheimlich. Wir hielten uns von ihnen fern, und doch gab es heimliche Kontakte und stille Verehrungen. Romantische Gefühle hoben die Seele über den Alltag hinaus. Offiziell machten wir uns auf dem Schulhof über die Mädchen lustig, insgeheim bewunderten wir diese oder jene. Als mit Beginn der neunten Klasse (im Alter von fünfzehn Jahren) eine neue Mitschülerin in die

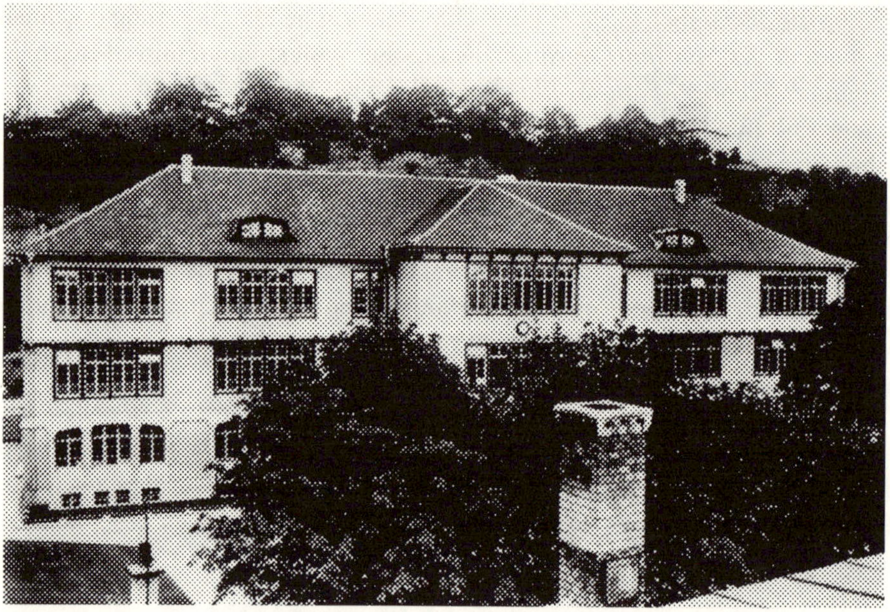

13. Erste Waldorfschule in Stuttgart

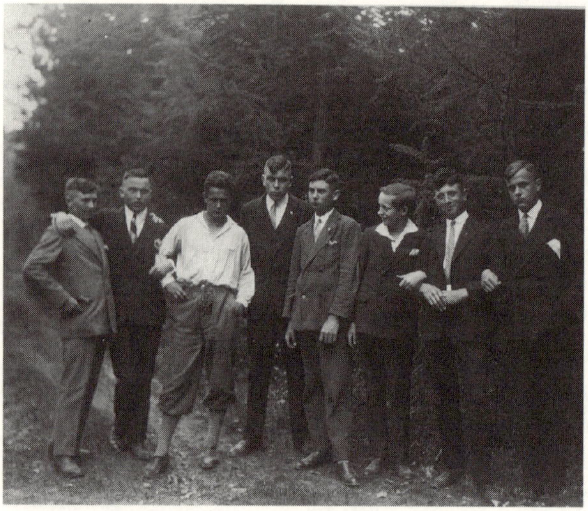

14. Besuch des 15jährigen Heinz-Hartmut in seinem Heimatort Wonsheim mit seinen Freunden aus der Kinderzeit

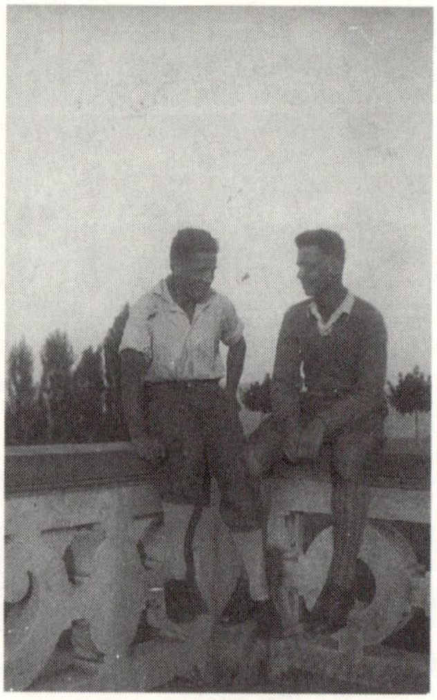

15. Links: Ludwig Kresse; rechts H.-H. Vogel

Klasse aufgenommen wurde – sie kam aus Köln und sprach ein singendes Deutsch – waren wir hingerissen und bemühten uns um ihre Gunst. Sie war von auffallender Schönheit, so daß Schüler der Oberklassen um sie warben. Ein achtzehnjähriger Junge schien Erfolg zu haben. Er wurde von uns fünfzehnjährigen in die Klasse gesperrt und gründlich verhauen. Wir verteidigten unser Idol eifersüchtig. Vorsicht im Umgang mit Mädchen war auch geboten, denn wir waren von der Jungenschaft her der Überzeugung, daß ein einziger Kuß, den man einem Mädchen gab, zur Ehe verpflichtete. Das Risiko war also groß.

Von den mancherlei jugendlich-romantischen Schwärmereien der Schulzeit sei eine erwähnt, die der Komik nicht entbehrte. Ich hatte das Abitur mit der Note «knapp befriedigend» hinter mir und mit dem Studium der Medizin in Berlin begonnen, als mir auf einer Tagung ehemaliger Waldorfschüler eine Tochter von Frau L. M.-S. begegnete. Ich fing sofort Feuer und meldete mich bei ihrer Mutter Sonntag vormittag zu einem Besuch an. Ich wurde in ihrem Haus, in dem auch Rudolf Steiner häufig zu Gast war, in einen altertümlichen Empfangssalon geführt mit Plüschsofa und Plüschsesseln, die zur Schonung mit weißen Leinendeckchen versehen waren. Frau L. M.-S. ließ mich auf dem Sofa Platz nehmen, damit ich auf ihre Tochter warten könne. Wir unterhielten uns, Frau L. M.-S. schaute zum Fenster hinaus und hielt nach ihrer Tochter Ausschau. Da entdeckte ich, als ich einmal zu Boden schaute, daß ein Zipfel meines Hemdes aus meiner nicht völlig zugeknöpften Hose herausschaute. Man trug damals sehr lange Hemden, die nur bis zum Gürtel von oben zu knöpfen waren. Die Vorstellung, mit einem heraushängenden Zipfel meines langen Hemdes vor der Mutter meiner Angebeteten zu sitzen, war mir verständlicherweise sehr peinlich, und ich versuchte, unbemerkt den Hemdzipfel in die Hose zurückzustopfen. Zu meiner Überraschung und meinem leisen Entsetzen wollte das nicht gelingen: Ich saß auf meinem Hemdzipfel. Erneuter Versuch: Es gelang wieder nicht. Kalter Schweiß trat auf meine Stirn: Als Frau L. M.-S. wieder zum Fenster hinausschaute, erhob ich mich ganz leise, um den Hemdzipfel frei zu bekommen, vergebens, das weiße Leinen rührte sich nicht vom Fleck. Die Situation wurde bedrohlich, als ich begriff, daß ich bereits nicht mein Hemd, sondern das weiße Schonleinen zu einem erheblichen Teil in meine Hose hatte verschwinden lassen. Ich stand nun vor der Frage, das ganze wieder zurückzumanipulieren oder den restlichen Schonüberzug auch noch in meiner Hose verschwinden zu lassen. Zum Glück schaute Frau L. M.-S. immer wieder zum Fenster hinaus, so daß mir dies, wie ich meinte, ohne daß es bemerkt wurde, gelang. Ich hatte zwar schließlich eine Art Leistenbruch zwischen meinen Beinen, die Situation schien jedoch gerettet. Heimlich lieferte ich später das

Corpus delicti wieder ab. In solche Situationen kommt man, wenn man mit seinen Gefühlen den Boden verliert. Das war mir eine Lehre für die Zukunft im Umgang mit dem weiblichen Geschlecht.

In meiner Berliner und Münchner Studienzeit blieb es nicht aus, daß der verunglückte Minnesänger mehrere in Frustration endende weibliche Begegnungen hatte, die trotzdem unter einem guten Stern standen, als die Begegnungen im Vorfeld der Gefühle gleichsam wieder im Sande verliefen, wobei ich, wie ich meinte, mindestens ebenso enttäuscht war wie meine jeweilige Partnerin. War mein Minnesängerideal jedesmal ein Hindernis für eine länger dauernde Beziehung?

Eine Anekdote soll das *Zeitalter der Aphrodite* abschließen. Dreißig Jahre später lese ich im Feuilleton der Frankfurter Allgemeinen Zeitung in der Faschingszeit eine Glosse, überschrieben: «Mein Lebensmüll». Der Schreiber dieser Zeilen beginnt mit der Schilderung eines Umzuges und entleert die Schubladen, findet ein geschnürtes Paket mit Briefen von einem jungen Medizinstudenten in Berlin. Es ist die Rede von Verabredungen im Grunewald zu Spaziergängen, von Besuchen im Elternhaus und vom Ende durch die beginnenden Kriegsereignisse. Beim Lesen dieser Zeilen durchfuhr es mich wie ein Blitz: Von dir ist hier die Rede! Ich lese zu Ende und überlege, was die Buchstaben am Schluß – C.R. – bedeuten. Wer hatte von meinen Berliner Freundschaften einen Vor- und Nachnamen mit diesen Anfangsbuchstaben? Da fiel mir heiß ein: *Christa Rotzoll.* Ich schrieb an die Redaktion der «Frankfurter» mit der Bitte um Weiterleitung meines Briefes, in dem ich mich als Gegenstand des «Lebensmülls» bezeichnete und meine Enttäuschung darüber im Scherz zum Ausdruck brachte. Ich bekam prompt nach vierzehn Tagen Antwort und eine reizende Einladung nach Hamburg, der ich nicht nachkommen konnte.

Was bedeuten diese – wie man sagt – passageren Begegnungen? In der Erinnerung leben Alle, die mich, wenn auch oft nur vorübergehend, stark berührt haben, fort, und die Frage, die zunächst unbeantwortet bleiben muß, besteht: Sind es Erinnerungen oder erste Begegnungen? Genau besehen, sind alle Beziehungen, die uns innerlich einmal angerührt haben, von Bedeutung. Es sind auch nicht allzuviele, wenn man über Jahrzehnte seinen Lebensumkreis überblickt.

Medizinstudium Berlin-München

Vierte Lebensepoche (22.-42. Lebensjahr)

> *«Die vierte Ordnung führt uns zur Sonne. Zu dieser Ordnung gehören alle drei Heptaten vom 21. bis 42. Jahre. Alle anderen Lebensabschnitte dauern sieben Jahre. Die Sonne zeitigt und reift den jungen Mann, wie sie alles reift und zeitigt; und wie sie im Planetensystem das Oberste ist, so steht auch in der Periode, wo sie ihren Einfluß ausübt, der Mann auf dem Kulminationspunkt des Lebens. Hier ist der Stillstand, hier die Scheidelinie zwischen Leben und Tod.» (Proklos)*

Der zweite Lebensabschnitt, der wie eine schützende Hülle die Jugendzeit umgab, ging mit dem Abschluß des Abiturs, das ich im Reform-Realgymnasium in der Neckarstraße in Stuttgart absolvierte, zu Ende. Ungestört von der umgebenden Zivilisation lebte ich wie auf einer «Insel der Seligen». Im Stuttgarter Elternhaus gab es kein Telefon, kein Radio und selbstverständlich auch kein Fernsehen. Alle wichtigen Eindrücke vermittelte die Schule mit den Monatsfeiern, den Jahresfesten, den Klassenspielen und Konzerten im Großen Festsaal der Schule. Ich kannte nur einige Opern, zu denen mein Schulfreund Kresse, dessen Vater Orchestermusiker war, hie und da Freikarten bekam. So blieben auch die wenigen *Opernaufführungen* wie Parsifal, Lohengrin, Martha, Undine, Freischütz in bleibender Erinnerung. Meine eigenen Kinder konnten sich nicht vorstellen, daß ich während meiner Schulzeit nur zwei «Kinos» gesehen habe, einmal die Nibelungen, die mich tief enttäuschten, weil meine Phantasie die Siegfried-Sage viel vollkommener gestaltete, und eine filmische Nacherzählung der «Schatzinsel». Auch dazu erhielt ich von meinem Freund, *Heiner Neumeister*, eine Freikarte. Meine Eltern hätten für solche «abwegigen» Dinge kein Geld gehabt.

Es begann ein neuer Lebensabschnitt mit schwerwiegenden Entscheidungen. Schon immer hatte ich die Absicht, Arzt zu werden. Vielleicht auch deshalb, weil mein Vater selbst Medizin studiert hatte, das Studium jedoch abbrach zugunsten der Theologie – und dies wohl später bedauerte. Auch der Eindruck der Persönlichkeit *Dr. Koliskos*, der mich einmal im Arztzimmer wegen Schwin-

Heinz-Hartmut Vogel als Medizinstudent in Berlin 1935

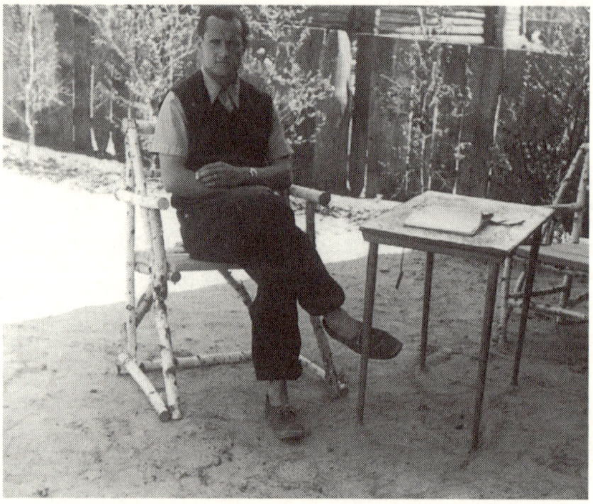

16. H.-H. Vogel als Student

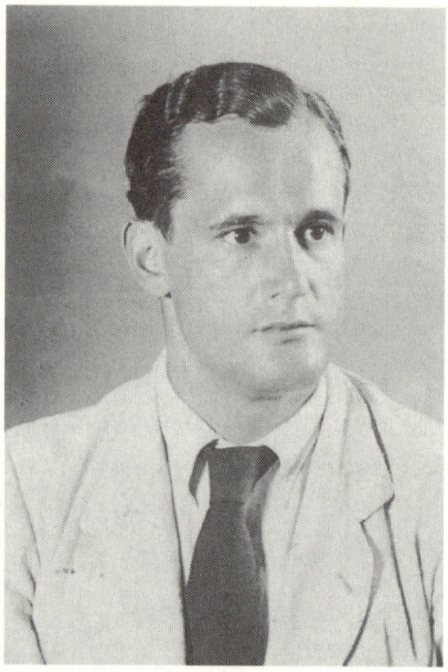

17. H.-H. Vogel

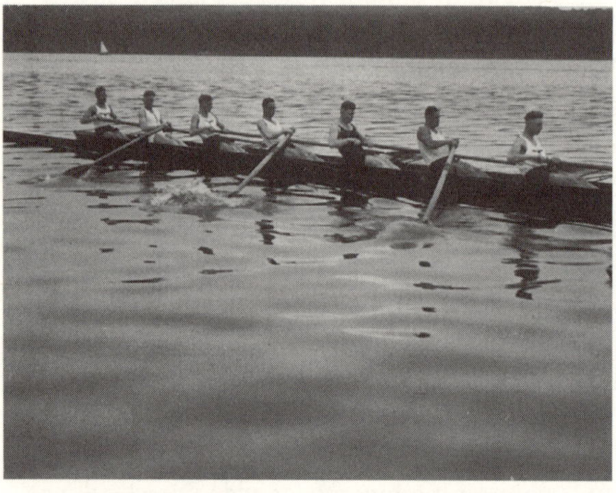

18. Bei einer Ruderregatta in Berlin-Wannsee: 4. nach dem Schlagmann

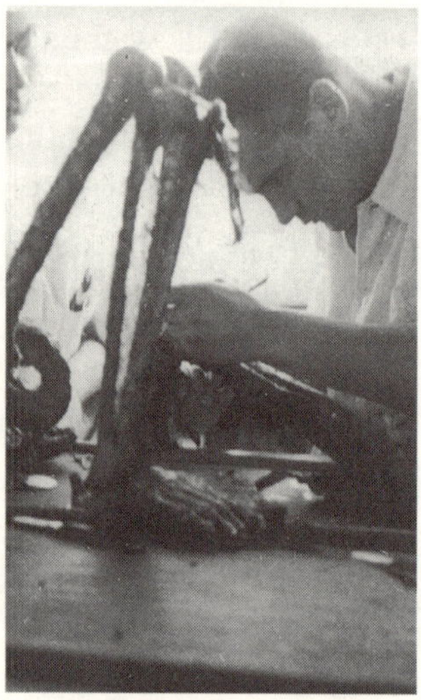

19. Beim Präparieren in der Anatomie unter Prof. Stieve

del und Übelkeit beim Straßenbahnfahren behandelte, mag in mir den Gedanken, selbst einmal Arzt zu sein, befestigt haben. Wie sollte das Studium finanziert werden? Ein Antrag bei der Studienstiftung wurde wegen ungenügender Abitursnote abgelehnt – trotz einer Befürwortung durch meinen Deutsch- und Geschichtslehrer *Dr. Erich Gabert*. Eine zweijährige militärische Dienstpflicht stand vor der Tür. Eine halbjährige Arbeitsdienstpflicht war bereits eingeführt. Da erkundigte ich mich in der Bergkaserne in Stuttgart-Ost in der Nähe unserer Wohnung nach einer verkürzten Dienstzeit. Ich erhielt die Auskunft, daß noch das Jahr 1934 für eine freiwillige Absolvierung des Militärdienstes möglich sei. Ich ergriff die Gelegenheit beim Schopf und wurde in die zweite Kompanie eines Infanteriebataillons eingeteilt. Die Dienstzeit erstreckte sich bis in den Sommer 1935, die körperlichen und psychischen Anforderungen, die an uns gestellt wurden, fielen mir nicht schwer, da ich durch die Erlebnisse in der Jungenschaft an ein gleichsam «soldatisches» Leben gewöhnt war. Meinen Wehrsold sparte ich, um studieren zu können. Kurz vor Abschluß des freiwilligen Dienstes stellte man mir die Frage – ich war der einzige Abiturient der Kompanie – ob ich nicht von der Militärärztlichen Akademie aus Medizin studieren wollte. Ich sollte mich bis zum Abschluß des Studiums und der Approbation verpflichten. Da ich vom Elternhaus keine finanzielle Unterstützung zu erwarten hatte und bis dahin mit meinen militärischen Vorgesetzten Glück hatte und – wie ich schon erwähnte – das soldatische Leben mir keineswegs fremd erschien, kam ich dieser Aufforderung nach und begann das Studium der Medizin im Rahmen der Militärärztlichen Akademie an der Charité in Berlin.

Wir Medizinstudenten hatten Doppel- und Einzelzimmer in der Akademie in der Scharnhorststraße in der Nähe der *Charité*. Damals waren die Vorlesungen noch nicht so überfüllt wie heute, so daß, wenn man sich darum bemühte, Kontakte zu Professoren und Assistenten möglich waren. Nach dem Physikum konnten wir eine beliebige deutsche Universität zum Weiterstudium wählen. Ich ging mit zwei Studienfreunden zusammen nach München. Manche Erlebnisse wären wert, geschildert zu werden. Ein Ereignis jedoch möchte ich festhalten, weil es ungewöhnlich war. Dazu muß ich etwas weiter ausholen: Durch meine *Schwester Hedwig* wurde ich auf die *Familie Stiehler in München* aufmerksam. Frau Stiehler war mit meiner Schwester noch aus ihrer Studienzeit befreundet. *Dr. Stiehler* war Arzt, damals etwa 50 Jahre alt, «von Haus aus» sehr wohlhabend, übte er keine Praxis aus. Ich machte ihm im Villenviertel München-Bogenhausen einen Besuch und kam mit ihm ins Gespräch über die politische Situation in Deutschland. Dabei stellte sich heraus, daß Dr. Stiehler, ähnlich wie mein Bruder Diether, einen klaren Uberblick über die Tragik der neueren deutschen Geschichte hatte und die politische Entwicklung seit 1933 mit größter Sorge beobachtete. Er lud mich öfter zu sich ein in seine große Bibliothek. Wir tranken Tee und sprachen über Zukunftspläne. Einmal nahm mich Dr. Stiehler im Wagen mit ins Voralpengebiet. Er hatte den Plan, ein Sanatorium für Naturheilverfahren einzurichten und suchte nach geeigneten Objekten.

Im November 1937 riet er mir, unbedingt am Abend mich bei der Feldherrenhalle einzufinden, um das schauerlich-düstere Schauspiel des Gedenkens an die sogenannten Toten des Neunten November nicht zu versäumen. Er sagte: «Diese Ereignisse muß man mit wachem Blick beobachten und darf nicht die Augen davor verschließen!» Die Anmarschstraße zur Feldherrenhalle war in Abständen von 50 Metern mit hohen, schwarz behangenen Pylonen flankiert, von denen aus großen Pfannen hohe Flammen schlugen, mit riesigen Fackeln vergleichbar. Zwei schwarz uniformierte Kompanien marschierten in Hufeisenform vor der Feldherrenhalle auf, die Namen der «Gefallenen» vom neunten November wurden aufgerufen. Nach jedem Aufruf klang es aus zweihundert Kehlen in die düstere Nacht: «Hier!» Man konnte sich der schwarzmagischen Wirkung dieser Szene kaum entziehen. Stiehler machte mich stets darauf aufmerksam, wenn Hitler in München anwesend war: «Sie müssen sich, wenn irgend möglich, jede Rede Hitlers anhören!» Manchmal lud mich Dr. Stiehler zum Abendessen in sein Stammlokal, das er seit Jahren besuchte, ein. Wir trafen uns dann im Preising-Palais, dem Münchner Nobelrestaurant hinter der Feldherrenhalle.

War es Zufall, daß wir wieder einmal im eleganten Nebenzimmer des Restaurants in einer Nische saßen? Es war spät geworden, als der Besitzer des Restaurants an unseren Tisch kam und erklärte, daß in einer Stunde *Hitler* im Anschluß an die Einweihung des Gärtner-Platz-Theaters sich in diesem Raum mit seinem Gefolge einfinden würde. Er erklärte: «Herr Doktor, Sie kenne ich, Sie können bleiben. Wer ist dieser junge Mann? Können Sie für ihn bürgen?»

Nachdem meine Harmlosigkeit bekundet war, wurde eine lange Tafel gedeckt, etwa im Abstand von vier Metern von uns. Einige Gäste, die noch im Raum waren, wurden in einen anderen Nebenraum gebeten. Im Durchgang zum Hauptrestaurant wurde ein kleiner Tisch aufgestellt, an dem vier kräftige Männer in Zivil Platz nahmen. Das war die Vorbereitung. Mein Gastgeber flüsterte mir leise zu, daß wir diese einmalige Gelegenheit, Hitler aus der Nähe zu erleben, uns nicht entgehen lassen dürften. Wir warteten also bis gegen 23.00 Uhr, als Hitler an der Spitze einer kleinen Gesellschaft erschien, neben ihm der bayerische *Gauleiter Wagner*, der militärische Adjutant Hitlers, *Oberst Hoss-*

bach, die Hauptdarsteller des Schauspieles, das Hitler besucht hatte, darunter *Alexander Golling*, den ich aus dem Film «Das indische Grabmal» als Student kannte. Schließlich setzte sich an das eine Ende des Tisches *Eva Braun*, eine jugendliche, sympathisch wirkende Erscheinung. Es wurde aufgedeckt, ein Ober reichte Hitler eine Salatplatte und stellte Fruchtsäfte auf den Tisch. Alle übrigen Anwesenden schlossen sich dem Vorbild an und bestellten Fruchtsäfte und Mineralwasser. Die Gespräche wurden im Flüsterton geführt. Hitler sprach fast ununterbrochen, während er aß. Ihn allein hörte man mit seiner tiefen, rauhen, an ein dumpfes Grollen erinnernden Stimme. Eva Braun unterhielt sich mit der Hauptdarstellerin. Alle saßen mit dem Rücken zur Wand, die Tischfront zu uns war frei, so daß man die ganze Gesellschaft gut im Auge haben konnte. Dr. Stiehler und ich hielten uns mit Blicken zurück und taten so, als ob wir ins Gespräch vertieft wären. Als ich wieder einmal rasch die Gesellschaft beobachtete, fiel Hitlers Blick auf mich. Ich erschrak, denn ich hatte noch nie einen so zugleich eindringlichen wie kalten Blick erlebt. Sollte ich den Blick aushalten? Rasch schaute ich weg, denn ich hatte unmittelbar das Gefühl: Wenn du dem Blick standhältst, fällst du auf! Dieser Blick traf mich im Laufe etwa einer Dreiviertelstunde noch zweimal. Dann brach Hitler mit seinem politischen Gefolge auf, zurück blieben die Schauspieler und feierten in lauten Gesprächen, mit Lachen und Alkohol auf ihre Weise die Einweihung des Gärtnerplatz-Theaters.

Während dieser makabren Szene mußte ich mich an den ersten Auftritt Hitlers in Stuttgart in der Stadthalle erinnern. Es war im Jahre 1932. Ich wollte mit meinem Freund Ludwig Kresse – wir waren in der zwölften Klasse – die mittels Plakaten bekanntgegebene Rede Hitlers hören. Die Stadthalle war völlig überfüllt, wir fanden auf der Tribühne, die von «Braunhemden» wimmelte, zwei Stehplätze. Man hielt uns offenbar mit unseren kurzen Kniehosen und Schillerkragen für ungefährlich. Laute Marschmusik empfing uns, dann erschien Hitler, ebenfalls im Braunhemd, stieg auf die Bühne und begann langsam und bedächtig, mit seiner tiefen Stimme seine Rede zu halten. Er beschwor das Ende des Weltkrieges und verurteilte die Vertreter des Deutschen Reiches, die, wie er sagte, die Kriegsschuld-Lüge mit ihrer Unterschrift unter das Versailler Friedensdiktat anerkannt hätten. Dann kam, schon mit etwas gehobener Stimme, die Dolchstoß-Legende, daß die Revolution von links dem «unbesiegten Heer» im Felde in den Rücken gefallen sei (er sagte nicht, daß die Alliierten bei Nichtunterzeichnung Deutschland und Berlin besetzt hätten). Die Nachkriegswirren, die Vernichtung der Sparvermögen der Bevölkerung durch die Inflation, alles wurde der neuen Regierung unter dem *Reichskanzler Ebert* angelastet. Die Rede wurde immer wieder von lautem Beifall unterbrochen. Die Menschen waren durch die demagogische Wirkung der Rede mitgerissen, zumal Hitler zu den ungeheuerlichen, die kommenden Generationen aufs schwerste belastenden Reparationsforderungen Zahlen nannte. Auch diese Rede endete mit dem berühmt gewordenen Satz: «Gebt mir vier Jahre Zeit und ihr werdet Deutschland nicht wiedererkennen!»

Der Abend im Preising-Palais sollte seine Nachwirkungen haben. In der darauffolgenden Nacht – war es Traum, war es Halbschlaf – sah ich den durchdringenden Blick Hitlers auf mir ruhen. Die Nacht war unruhig, und ich wachte wiederholt durch dieselbe «Vision» auf. Diese Erscheinung wiederholte sich in den zwei folgenden Nächten noch einmal. Ich fühlte mich von diesem Blick wie verfolgt. Danach ist diese Erscheinung nicht wieder aufgetreten.

Immer wieder kam ich mit Dr. Stiehler auf die Frage zurück: «Wie kam Hitler zur Macht!» Stiehler wußte, daß *Hitler* nach dem Ersten Weltkrieg Mitglied der von dem Geopolitiker *Haushofer* gegründeten *Thule-Gesellschaft* wurde. Als Hitler nach dem Putschversuch vom neunten November 1919 im Gefängnis von Landsberg am Lech saß, besuchte ihn Haushofer regelmäßig, so daß vermutet wurde, er habe wesentlich an dem Buch Hitlers, «Mein Kampf», mitgewirkt. Stiehler vermutete Querverbindungen zu *General Ludendorff* und zur – gegen die Kommunisten gegründeten – Deutschen Arbeiterpartei, die in Hitler – so meinte er – einen werbewirksamen Redner für ihre Ziele gewonnen hatte. Ob das Haus Hanfstaengel, zu dem Hitler enge Beziehungen pflegte, im Hintergrund eine Rolle spielte, ging über Vermutungen nicht hinaus.

Nach zwei Semestern in München setzte ich das Studium in Berlin fort. Beeindruckt war ich von den Vorlesungen bei *Ferdinand Sauerbruch*, *von Bergmann,* dem Physiker *Wehnelt,* dem Erfinder des Wehnelt-Unterbrechers, dem Physiologen *Trendelenburg, Bessau,* dem Erfinder der «Humana-Milch», der mir für meine Dissertation Hinweise gab. Besuche im Theater am Gendarmen-Markt, die Verehrung der damals jugendlichen *Luise Ullrich* als «Jungfrau von Orleans» mit Überreichung eines Blumenstraußes; über vieles wäre zu berichten. Vielleicht noch meine Teilnahme an Ruderwettkämpfen im Achter der Universität bei der jährlichen großen Ruder-Regatta «Quer durch Berlin» (über acht Kilometer), an der unser «Achter» im Jahr meiner Teilnahme ohne Sieg blieb. Die körperliche Anstrengung über diese Strecke ging bis zur totalen Erschöpfung. Wir fielen am Ziel beinahe aus dem Boot.

Das Jahr 1939 brach an. Es lag etwas Drohendes in der Luft. Auch unseren Examensjahrgang erreichten Gerüchte, Vermutungen. Mit meinem Studienfreund *Sprandel* tauschte ich meine Gedanken und Sorgen über die Weltlage aus. Da erfuhren wir von einer angeblichen Hellseherin, einer Frau *Kalik* in

Berlin-Friedenau. Sie könne in die Zukunft schauen. Ohne jemanden in unsere Pläne einzuweihen, meldeten wir unseren Besuch bei Frau Kalik an. Es war gegen Abend. Wir betraten eine kleinbürgerliche, altmodisch eingerichtete Wohnung und saßen einer etwa 60jährigen, weißhaarigen, gutmütig wirkenden Dame gegenüber. Sie begrüßte uns mit den Worten: «Ich weiß schon, was Sie wollen. Zeigen Sie mir einmal Ihre Hand.» Ich reichte ihr meine Hand hin. Sie schaute auf die Innenseite und sagte, für mich völlig unvermittelt und unverständlich: «Sie haben einen sehr starken Rücken.» Das wußte ich zwar, denn ich hatte beim Speer- und Keulenwerfen schon in der Schulzeit immer große Weiten erreicht. Auch im Ringkampf blieb ich oft über kräftigere Jungen Sieger. Was sollte aber diese Bemerkung? Dann sagte sie: «Sie wollen aus Ihrer militärischen Verpflichtung ausscheiden! Machen Sie das nicht, im Herbst gibt es Krieg!» (Das Gespräch spielte sich im Januar 1939 ab.) «Vom ersten Teil der kriegerischen Ereignisse werden Sie nicht berührt sein. Sie werden beide den Krieg überstehen.» Plötzlich sagte sie unvermittelt: «Hitler wird nicht so alt.» Wir waren völlig perplex und überrascht. Dann schickte sie uns zu einem Arzt in die Praxis, von dem wir weiteres erfahren könnten. Zunächst warteten wir in einem mit chinesisch anmutenden Möbeln und Wandbildern ausgestatteten Wartezimmer und saßen dann einem düster wirkenden Arzt im weißen Kittel hinter einem mächtigen Schreibtisch gegenüber. In der Erinnerung ist mir nicht mehr klar, was wir sprachen. Der Name des Generals *Kesselring* fiel, es wurde uns unheimlich und wir waren froh, als wir ohne ein bestimmtes Ergebnis den Raum verlassen hatten. Die Absicht, die Akademie zu verlassen, gaben wir jedoch auf und warteten das Ende des Sommersemesters ab. Inzwischen verdichteten sich die Gerüchte immer stärker zu einer bedrohlichen Zuspitzung der Berichte in den Zeitungen über Grenzzwischenfälle mit Polen. Der von Frau Kalik vorausgesagte Zweite Weltkrieg wurde Wirklichkeit.

Unser Jahrgang war am Polenkrieg noch nicht beteiligt. Es war im November 1939, als mir bekannt wurde, Abiturienten, die beabsichtigten, Medizin zu studieren, könnten einen Antrag bei ihrem Truppenteil stellen. Ich schrieb sofort an meinen *Bruder Lothar,* der nach zweijähriger Militärdienstzeit bei dem einzigen noch bestehenden Reiterregiment in Cannstatt mit seinem Truppenteil in Neuwied lag. Er hatte die Absicht, Geschichte, Kunstgeschichte und Archäologie zu studieren. Ich riet ihm dringend, einen Antrag zum Medizinstudium zu stellen. Er erhielt meinen Brief, beantragte das Medizinstudium und wurde tatsächlich freigestellt. Exakt vier Wochen später war diese einmalige Chance vorbei, es konnten keine solchen Anträge mehr gestellt werden. So kam

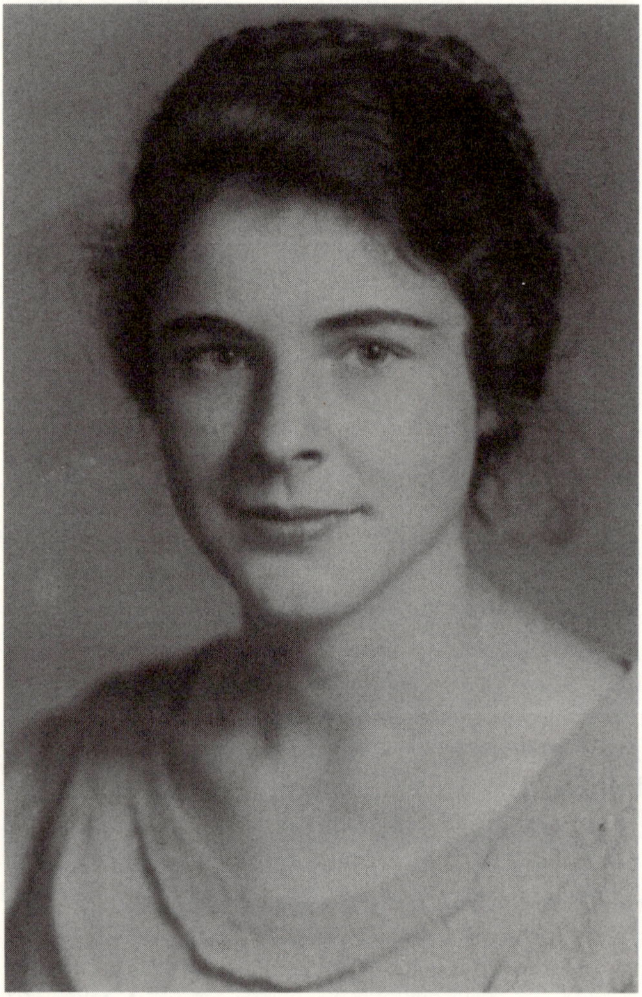

20. Luitgard Schickler als 17/18jährige

es, daß mein Bruder Lothar in den nachfolgenden Kriegsjahren in Prag und Tübingen Medizin studieren konnte mit dem Staatsexamen als Abschluß, das mit dem Kriegsende zusammenfiel.

Mein Examensjahrgang schloß das Studium im Winter 1939 auf 1940 ab und wurde noch in den Wintermonaten den verschiedenen Truppenteilen zugewiesen. Ich kam als Truppenarzt (Bataillonsarzt) zu einer neu aufgestellten Infanteriedivision nach München.

Der sogenannte Polenfeldzug wurde zu einem Paradestück neuzeitlicher Strategie. Die Schwerpunktbildung mit beweglichen Panzertruppen, das Durchbrechen gegnerischer Linien und das Einschließen größerer, unbeweglich gewordener Truppenteile nach dem Vorbild von Cannae gab dem deutschen Generalstab das Bewußtsein der Überlegenheit auch bezüglich der später geplanten Angriffsoperationen.

Die Parze spann, durch die äußeren Ereignisse verschleiert, am Schicksalsfaden.

Zurück zum Studium: Im Urlaub pflegte ich im Olgakrankenhaus in der Nähe meines Elternhauses zu famulieren. Am ersten Abend saß bei Tisch ein dreizehnjähriges Mädchen, das mir bekannt vorkam. Es erinnerte mich an die Begegnung vor fünf Jahren auf dem Schulhof der Waldorfschule. «Hast Du eine Schwester?» fragte ich. «Heißt die etwa Luitgard?» Unvermittelt trat das letzte Schuljahr mit dem Abschluß-Spiel vor meine Augen, und ohne zu überlegen, war ich entschlossen, das Bild der Vergangenheit in die Gegenwart hereinzuholen. Ich besorgte mir die Adresse und erfuhr, daß *Luitgard Schickler*, inzwischen siebzehnjährig, bei ihren Großeltern in Rheinhausen lebte, um auf der Volkwang-Schule in Essen Musik zu studieren. Ohne Zögern schrieb ich einen Brief, der ihr nach Finnland nachgeschickt wurde, wo sie an einer Rhythmik-Aufführung der Volkwang-Schule teilnahm. Ich erklärte ihr, daß ich «zufällig» eine Famulus-Stelle in Essen hätte und sie dort wiedersehen wollte. Wohlerzogen sprach die junge Dame mit ihrer Mutter über dieses ungewisse Vorhaben meinerseits. Die Mutter durchschaute die Geschichte und lud mich zu einem Kennenlernen in den nächsten Ferien nach Heidenheim ein. Dies war im Jahre 1938. Ich begrüßte die *Mutter Schickler*, wir unterhielten uns und fanden Zutrauen zueinander. Dann wurde ich in ein Nebenhaus geschickt, wo ich schon von weitem Geigentöne hörte. Ich öffnete die Tür zur Sakristei des Kultraumes der Heidenheimer Christengemeinschaft und sah vor mir das überraschte Gesicht eines jungen Mädchens. Sie ließ ihre Geige sinken und sah mich mit großen, erstaunten Augen an. Da wußte ich: «Die wirst Du, ja, die mußt Du heiraten!» Darüber gab es keinen Zweifel. Im selben Augenblick jedoch wurde mir bewußt, daß ich sie gar nicht kannte. Daß auch sie mich nicht kannte, daran dachte ich nicht. Diese erste Begegnung blieb in der Erinnerung fest haften. Heute noch sehe ich eine jugendliche Gestalt im blau gesternten, knapp anliegenden Leinenkleid. Mein Schönheitssinn war, als wir am Nachmittag in der freien Brenz schwammen und die Wassernixe sich nicht fangen ließ, voll befriedigt. Mein zweiter Besuch im Frühjahr danach endete tragisch. Frau Schickler hatte ihr sechstes Kind zur Welt gebracht. Es kam zu einer Beckenvenenthrombose. Beim Umbetten löste sich ein Thrombus und verschloß die Lungenarterien. Ich war anwesend und völlig hilflos. Luitgard mußte kurzzeitig ihr Studium unterbrechen und von einem Tag auf den anderen den ganzen Haushalt mit vier kleineren Geschwistern übernehmen.

Kriegskatastrophe: Frankreich – Rußland

Wir befinden uns im Schicksalsjahr 1939. Uns beiden jungen Leuten war bewußt – vor allem, nachdem Frankreich und England dem Deutschen Reich den Krieg erklärt hatten – daß eine zweite Weltkriegskatastrophe bevorstand. Mein in historischen Fragen erfahrener Bruder *Diether* prognostizierte eine Kriegsdauer von mindestens fünf Jahren. Was bedeutete dies für uns beide? Sollten wir mit der Eheschließung bis nach einem ungewissen Kriegsende warten? Ich selbst hatte ein so sicheres Gefühl, aus dem Krieg zurückzukehren, so daß einer Eheschließung mit Luitgard nichts im Wege stand. Auch sie stimmte zu. Wir wurden am neunten April 1940, kurz vor Beginn des Frankreich-Feldzuges, von *Vater Schickler* getraut. Man fand eine Haushälterin, und Luitgard konnte ihr Musikstudium nunmehr auf der Musikhochschule in Mannheim bei *von Balz* fortsetzen.

Meine Division war inzwischen in den Westwall in den Raum St. Avold verlegt. An den ersten Kriegsereignissen war unsere Division wenig beteiligt. Es fanden Scharmützel gegenüber der Maginot-Linie statt, der Durchbruch durch die Maginot-Linie spielte sich südlich unserer Division ab. Mein Bataillon hatte die ersten Verwundeten. Ich war froh, daß an meine ärztliche Kunst keine großen Anforderungen gestellt wurden. Einen Notverband mit Verbandpäckchen konnte ich immerhin anlegen. Bei einem besonderen Vorfall war ich genauso hilflos. Man rief mich in die Stellung einer Kompanie, führte mich in eine Scheune, wo fünf bewußtlose Soldaten lagen. Mir fiel auf, daß sie blaurot im Gesicht waren und bei näherer Untersuchung nach Alkohol rochen. Meine Hilfeleistung bestand darin, einen Krankenwagen zu besorgen und die fünf völlig betrunkenen Soldaten ins Lazarett zu schicken.

Ich hatte ein sehr gutes Verhältnis zu meinem Bataillonskommandeur, einem Teilnehmer des Ersten Weltkrieges, *von Ausin*. Er erzählte uns Jüngeren und dem Adjutanz-Offizier an ruhigen Abenden, wie die Kriegsführung im Ersten Weltkrieg, der im Stellungskrieg erstarrte, nicht zu vergleichen gewesen sei mit den heutigen strategischen und taktischen Möglichkeiten. Die Frühjahrsoffensive 1918 im Ersten Weltkrieg konzentrierte auf relativ engem Raum vor der Maas die größte Heeresmacht, die jemals aufgeboten wurde. 75 Divisionen traten auf deutscher Seite zum Angriff an. Trotz eindeutiger zahlenmäßiger Überlegenheit kam der Angriff zum Stocken. Die Absicht, die französischen und englischen Truppen voneinander zu trennen und die englische Armee zum Kanal abzudrängen, scheiterte. Die Tragik des Ersten Weltkrieges, das Versagen Deutschlands als europäisches Mittlervolk zwischen Ost und West, die totale Machtpolitik seit *Bismarck*, ließen uralte Nibelungenkräfte aufbrechen. Es ist unbegreiflich, wie nach einer kurzen Pause von fünfundzwanzig Jahren dasselbe Drama sich wiederholt. Die im deutschen Volkstum schlummernden Möglichkeiten wurden fehlgeleitet. Bis in die strategischen Pläne des Frankreich-Feldzuges wiederholte sich die Frühjahrsoffensive von 1918. Der Durchbruch massierter Panzerdivisionen drängte tatsächlich die in Nordfrankreich stehenden französischen und englischen Truppen ab (Sichelschnitt-Strategie) und drohte, die englischen Kontinentaltruppen zu vernichten.

Indem ich dies niederschreibe, wird mir wieder bewußt, daß im 20. Jahrhundert älteste, längst dekadente theokratische Herrschaftsformen wie Gespenster der Vergangenheit die Menschheit der Gegenwart tyrannisieren. Zwei Generationen junger Menschen wurden für unwahrhaftige Idole auf die Schlachtfelder geführt.

Mit völlig anderen Empfindungen haben wir als Schüler die geschichtliche Abwehr früher schon dekadenter Herrschaftsformen durch das junge Griechenland begleitet. Die persischen Söldnerheere wurden von Athen und den Bürgern weniger befreundeter griechischer Städte in der Schlacht bei Marathon und Salamis, bei Plataä mit weit unterlegenen Kräften zurückgeschlagen. Der heldenmütige Untergang der Spartaner bei den Thermopylen fand uns auf seiten Griechenlands. Damals drohte die noch jugendliche Völkerfreiheit durch den unzeitgemäßen vorderasiatischen Kollektivismus im Keim ausgelöscht zu werden. Wir begeisterten uns an den Bürgerfreiheiten der Griechen und vor allem Athens: «Wie die Blumen die Erd' und wie die Sterne den Himmel zieren, so zieret Athen Hellas und Hellas die Welt.» (*Johann Gottfried Herder*, aus dem Griechischen übertragen).

Ich wurde mit meiner Generation vom Strudel der auf uns zukommenden Ereignisse des Zweiten Weltkrieges mitgerissen.

Noch schien während der folgenden Besatzungszeit in Frankreich im Flußgebiet der Maas die Geschichte den Atem anzuhalten. Unser Bataillonsstab hatte seine Befehlsstelle in einem kleinen Renaissance-Schloß bei *Vaucouleur* eingerichtet, mein eigenes Quartier und das Krankenrevier befanden sich im Hotel Jeanne d'Arc in Vaucouleur: In der Stadt, in der – nach *Schiller* – *Jeanne d'Arc* einen Helm angeboten bekam und von wo aus sie durch die «Porte de France», einen heute noch bestehenden Torbogen, nach Orleans aufbrach. Der Geburtsort der *Jungfrau von Orleans*, Domremis, lag ganz in der Nähe.

Etwas Unheimliches lag in der Luft. Kurz vor dem Überfall auf Polen hatte *Hitler* mit *Stalin* einen Nichtangriffspakt geschlossen und in geheimen Zusatzprotokollen – was durch die eingetretenen Tatsachen später erst bekannt wurde – die Aufteilung Polens und die Auslieferung des Baltikums an Rußland beschlossen. Das wußten wir damals natürlich nicht. So erinnere ich mich, daß im Winter 1940 auf 1941, als Rußland Finnland wegen Karelien angriff, im Bataillonsstab die Bemerkung fiel, jetzt wäre es Zeit, Finnland zu helfen. Diese Äußerung war nicht ungefährlich und hätte durchaus zu einer Denunziation des Betroffenen führen können. Ich selbst hatte dem leichtfertig zugestimmt und wurde von meinem Kommandeur ermahnt, auch nicht im Scherz solche Äußerungen zu tun. Wir hätten immerhin mit Rußland einen Nichtangriffspakt. Und doch wußte jeder insgeheim, daß mit dem gleichsam «gewonnenen» Frankreich-Feldzug eine ungewisse Zukunft vor uns lag.

Ich erwähnte schon mein gutes Verhältnis zu unserem Bataillonskommandeur und auch zu einigen Kompanie-Chefs. So ist es erklärlich, daß bei der Ordensverteilung der Truppenarzt nicht übergangen wurde. Ich hatte mich Patrouillengängen angeschlossen, um bei Zwischenfällen zur Stelle zu sein. Das war eigentlich selbstverständlich und nichts besonderes. Ich führe dies nur deshalb an, weil zu unserer – meiner und meiner Offizierskollegen – Überraschung eines Tages der Divisionsarzt meine Versetzung zu einer mir und meinem Kommandeur völlig unbekannten Truppeneinheit verfügte. Sowohl der Bataillons- als auch der Regimentskommandeur setzten sich für meinen Verbleib bei der mir nun vertrauten Truppe ein – vergebens. Wir suchten nach einer Erklärung und vermuteten, daß der Divisionsarzt Anstoß daran genommen hatte, daß ich zu den Deutschen gehörte, denen man auf dem Dienstweg von oben den Vorwurf machte, der Verbrüderung mit der französischen Bevölkerung Vorschub zu leisten. Auch hatte ich eigenmächtig aus einem nahegelegenen Gefangenenlager sämtliche Ärzte herausgeholt und in der Umgebung zur Versorgung der Bevölkerung in die verwaisten Arztpraxen eingesetzt – und dies lediglich aufgrund des Versprechens, sich keine Zivilkleider zu besorgen und heimlich in ihre Heimatorte zu verschwinden. Diese meine Maßnahme hat man als Insubordination bezeichnet. Weitere Gründe für meine überraschende Versetzung konnten wir bei aller Gewissenserforschung nicht finden. Bekannt war allerdings, daß in meinen Personalakten meine Beziehungen zur verbotenen Waldorfschule und Christengemeinschaft standen. Das waren alles nur Vermutungen. Der Abschied von dem mir so wohlgesonnenen Kommandeur, Hauptmann *von Ausin* und den mit mir gleichaltrigen Adjutanten und Ordonanzoffizieren fiel mir sehr schwer. Ich schaute in eine dunkle, ungewisse Zukunft. Ich kam mir vor wie ausgestoßen. Wer hat hier Schicksal gemacht? Ich halte in meiner Erinnerung an dieser Stelle an und versuche, mich in meine damalige Seelenverfassung zurückzuversetzen. Wer konnte mir Übles wollen?

Ich packte meine Siebensachen zusammen, empfing meinen Marschbefehl zurück nach Deutschland nach Meiningen zu einer Frontleitstelle, meldete mich dort bei einem älteren Major. Ich sehe noch, wie er mich bat, mich zu setzen. Er saß mir gegenüber an einem Schreibtisch und frug mich nach meiner Herkunft, Elternhaus, Schule, Studium und stellte dann plötzlich die Frage: «Haben Sie einen Wunsch?» Ich war völlig perplex, denn ich rechnete bis dahin mit dem Einsatz in einem möglicherweise neu aufzustellenden Truppenverband, bedenkend – worauf ich schon hingewiesen habe – daß mein älterer Bruder Diether prophetisch einen langen Krieg vorausgesagt hatte. Auf diese freundliche Frage hin erklärte ich, daß ich gerade erst mein Studium beendet hatte, als der Krieg in Polen begann und ich ohne praktische ärztliche Erfahrung, vor allem in der Wundversorgung, als Truppenarzt eingesetzt worden sei. Ich müßte eigentlich noch wichtige praktische Grunderfahrungen machen, um meiner Aufgabe als Truppenarzt gerecht werden zu können. Mein Gegenüber schaute mich väterlich an, blätterte in einem dicken Aktenordner und sagte plötzlich: «Da hätte ich etwas für Sie. Ein Feldlazarett hat einen jüngeren Arzt angefordert.» Ich traute meinen Ohren nicht und sagte: «Das wäre ja das richtige für mich!» «Abgemacht» sagte mein Gegenüber. Ich werde Ihnen einen Marschbefehl ausschreiben zum Armee-Feldlazarett Nr. ...». Als ich kurz danach meinen Marschbefehl bekam, stand darauf: «Armee-Feldlazarett ..., derzeitiger Standort: Klagenfurt.» Die Zukunft lag im dunklen Schoße der Moira. Erst drei Jahre nach Ende des Krieges erfuhr ich, vor welchem Schicksal mich der freundliche Major in Meiningen bewahrt hatte mit seiner Frage: «Haben Sie einen Wunsch?»

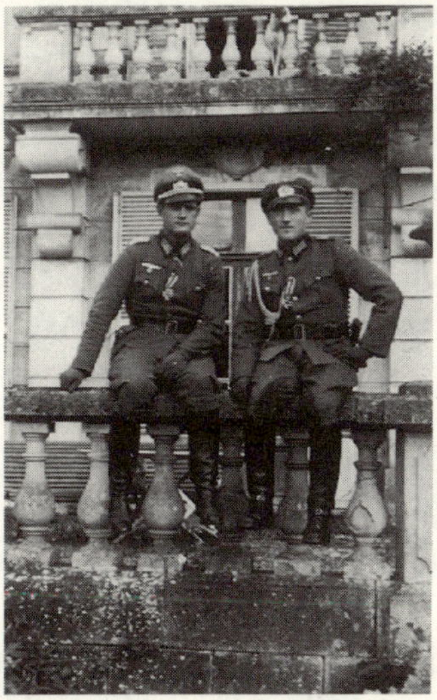

21. Links: Dr. Vogel als Bataillonsarzt; rechts Bataillonsadjutant Nikel im Schloß Vaucouleur

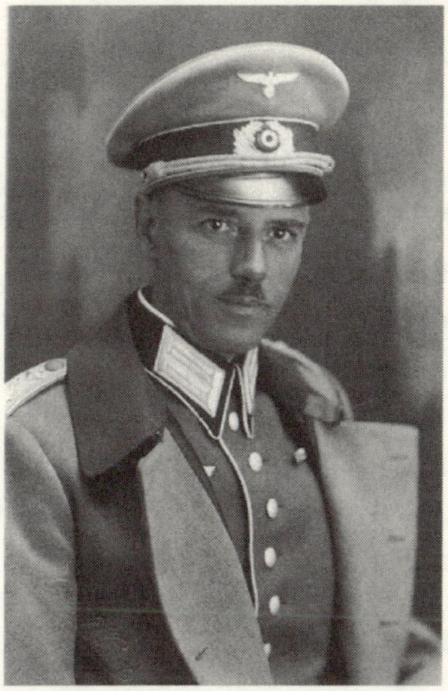

22. Bataillonskommandeur Hauptmann von Ausin
Widmung: «Meinem getreuen Bataillonsarzt Dr. H.-H. Vogel zur ständigen Erinnerung, zugleich mit den herzlichsten Glückwünschen zur Geburt Ilonas. München, 22.1.41., von Ausin, Hauptmann und Bataillonskommandeur.»

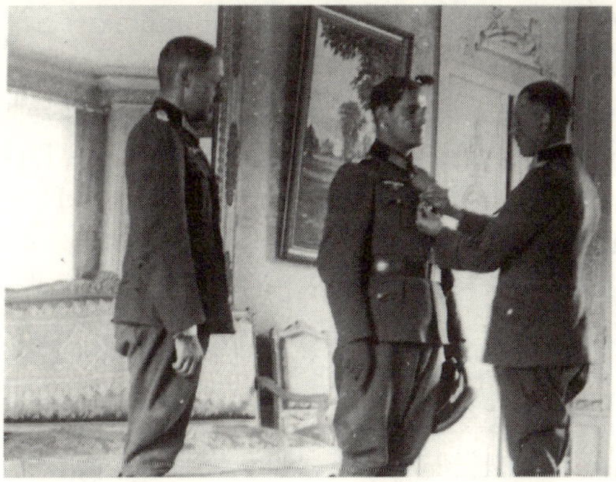

23. Leutnant Klemm, Bataillonsarzt Dr. Vogel, Hauptmann von Ausin im Renaissance-Schloß bei Vaucouleur in der Bataillons-Befehlsstelle

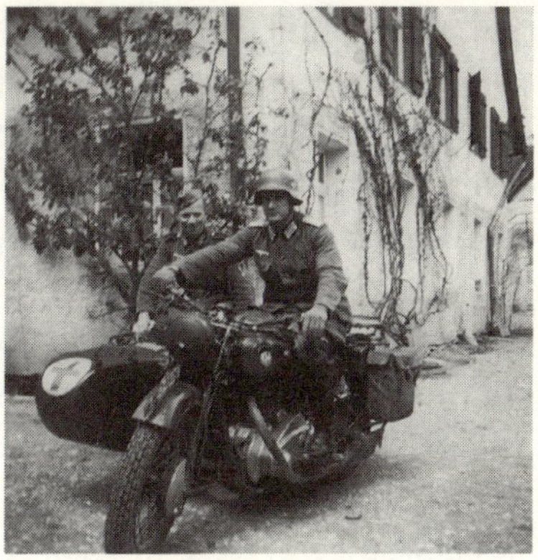

24. Dr. H.-H. Vogel als Truppenarzt

Feldlazarett

Die Besatzungszeit in Frankreich verging wie im Flug. Die Truppe machte ihre Übungen, die Welt schien friedlich. Wir hatten engen Kontakt mit der französischen Bevölkerung, machten Besuche – ich hatte darauf schon hingewiesen. Und doch lag eine eigentümliche Stimmung in der Luft, man empfand etwas wie die Ruhe vor dem Sturm. Ich konnte vorübergehend den Dienst unterbrechen, meine Dissertationsarbeit fertigstellen und an der Universität Frankfurt am Main bei *Prof. Lampert* promovieren. Die Geburt unseres ersten Kindes, *Maria Ilona,* fiel in den Januar 1941. Ich erhielt einige Tage Sonderurlaub, um das Kind in Stuttgart in unserer kleinen Wohnung in Empfang zu nehmen. Der Abschied von Luitgard und dem Kind war schmerzlich, wir sollten uns anderthalb Jahre lang nicht sehen.

Im Armee-Feldlazarett in Klagenfurt wurde ich von dem Chefarzt, einem Hamburger Reeder, der seinen ärztlichen Beruf schon lange nicht mehr ausübte, und den fünf weiteren ärztlichen Kollegen, einem bekannten Kasseler Chirurgen, Chefarzt der chirurgischen Abteilung der dortigen städtischen Kliniken, einem Oberarzt an einer Universitätsfrauenklinik, einem Internisten, leitender Arzt einer großen inneren Abteilung eines städtischen Krankenhauses und dem Chefarzt der Universitäts-Hals-Nasen-Ohren-Klinik Innsbruck, Prof. H. begrüßt. Ich war mit etwa siebenundzwanzig Jahren der jüngste Arzt und hatte mir fest vorgenommen, mich den weitaus älteren und erfahreneren Kollegen unbedingt nützlich zu machen. Das war auch die einzige Chance, von dem Ärztekreis vorbehaltlos aufgenommen zu werden. Dazu verhalf mir immerhin auch die Tatsache, daß ich schon promoviert war und im zweiten Knopfloch meiner Uniformjacke das schwarz-weiß-rote Bändchen trug.

Von Klagenfurt wurden wir nach Laibach verlegt, kamen aber bei den Kämpfen in Jugoslawien nicht zum Einsatz. Es war ein schöner Frühlingstag, als wir – völlig überraschend – den Marschbefehl, zunächst in den Raum von Posen und dann nach Warschau erhielten. Wir ahnten, was das bedeutete. Der Aufmarsch eines gewaltigen Heeresaufgebotes auf einer Linie von der Ostsee bis zum Mittelmeer war in Gang. Unser Feldlazarett wurde mit weiteren sechs Feldlazaretten dem 46. Panzercorps unter dem Oberbefehl von General *Guderian* zugeteilt. Das 46. Panzercorps setzte sich zusammen aus der zehnten Panzerdivision, der SS-Division «das Reich» und dem Regiment «Großdeutschland».

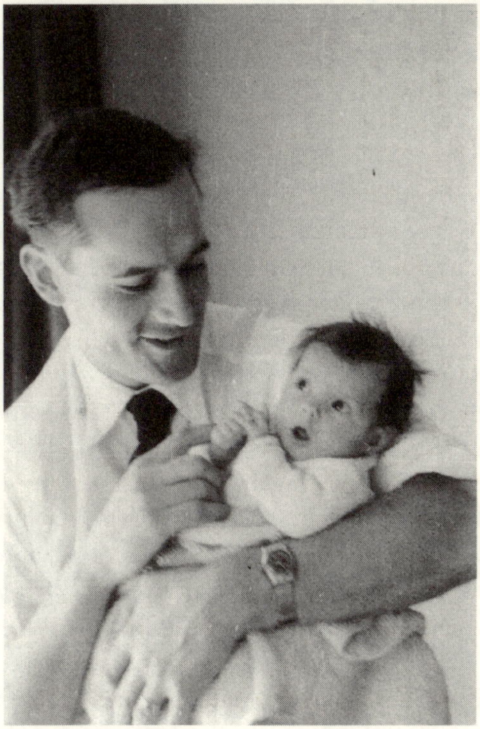

25. Maria-Ilona Vogel als Erstgeborene mit dem Vater anläßlich seines Sonderurlaubes

Am 22. Juni 1941 im Morgengrauen überschritt die Panzergruppe Guderian den Bug und stieß bereits am ersten Tag durch die schwach besetzten russischen Linien tief ins polnisch-russische Hinterland vor. Ähnlich rasch kam im nördlichen Grenzabschnitt die *Panzergruppe Hoth* voran. In zwei Stoßkeilen sollte die nördliche Gruppe über Minsk und Smolensk in Richtung Kalinin die Murmansk-Bahn vom eisfreien Hafen Murmansk nach Moskau abschneiden. Die Panzergruppe Guderian hatte den Auftrag, den Dnjepr bei Roslawl zu überschreiten und in Richtung Tula, südlich von Moskau, vorzustoßen, um sich später östlich von Moskau mit der Panzergruppe Hoth zu vereinen. Das war ein tollkühner strategischer Plan, der, wenn überhaupt, nur bei besten Witterungsverhältnissen im Sommer, spätestens bis zum frühen Herbst, durchgeführt werden konnte – und auch nur dann, wenn es dem Gegner nicht gelang, tief gestaffelte Verteidigungslinien aufzubauen. Tatsächlich ging der Vormarsch der beiden Panzergruppen so rasch voran, daß die Tagesziele bereits erreicht waren, ehe die russische Armeeführung in der Lage war, aus dem Hinterland und dem Moskauer Raum neue Truppen heranzuführen und Verteidigungslinien aufzubauen.

Der in sechs Wochen endende *Frankreich-Feldzug* und die moderne, durch die motorisierten Verbände ermöglichte bewegliche Kriegsführung waren auch für den russischen Gegner neu und überraschend. Bereits am 16. Juli war der Dnjepr in seinem ganzen Verlauf erreicht. Als die Panzerspitze des 46. Panzercorps, bestehend aus zwei teilgepanzerten, vollmotorisierten Schützendivisionen und der 10. Panzerdivision die Beresina überschritten, wurde unser Lazarett aus dem Hinterland nachgezogen. Drei Tage lang fuhren wir ununterbrochen auf der südlichen Vormarsch-Rollbahn im Mittelabschnitt und fanden in *Tscherwen,* etwa an der Stelle, an der auch Napoleon mit den Resten seiner für damalige Verhältnisse gewaltigen Armee auf dem Rückzug von Moskau die *Beresina* bei Eiseskälte überschritt, auf dem Marktplatz etwa 800 Verwundete, die von den Verbandsplätzen des Panzercorps zurückgelassen worden waren. Während der drei Tage Fahrt bis zu unserem Einsatzort sahen wir keinen einzigen deutschen Soldaten. Wir fuhren durch menschenleeres Niemandsland. Fast 300 km hinter den vorderen Panzerspitzen folgte zu Fuß die Infanterie. Was hat sich die deutsche Heeresleitung dabei gedacht? Für Rußland kam dieser Überfall und die Geschwindigkeit des Vormarsches völlig überraschend, und der Erfolg täuschte das deutsche Oberkommando über die eigene Stärke.

Während unsere tadellos eingeübten Sanitätssoldaten des Lazarettes in Windeseile die Schule des Städtchens und alle größeren Gebäude ausräumten und vor allem den Operationssaal einrichteten, Stroh herbeischafften, um Strohsäcke für die Verwundeten auszustopfen, die zusammenklappbaren Bettgestelle aufstellten und die Wolldecken weiß überzogen, gingen wir Ärzte von Verwundetem zu Verwundetem, um sie nach der Schwere der Verwundung und Dringlichkeit der Versorgung zu «sortieren». Es war ein heller, wolkenloser, warmer Junitag. Die Verwundeten lagen auf dem blanken Erdboden, bereits mehrere Stunden. Die meisten lagen, manche saßen, wenige konnten stehen und umhergehen. Bei vielleicht 20-30 Verwundeten waren die Uniformstücke an Beinen und Armen aufgeschlitzt und es lagen Abschnürbinden. Die mußten als erste in den Operationssaal gebracht werden. Es wurde an zwei Operationstischen operiert und daneben legten erfahrene Sanitäter bis zur endgültigen Versorgung Notverbände an. Ein Kompaniechef, der noch als junger Soldat den ersten Weltkrieg mitgemacht hatte, bat mich, daß er doch sofort drankommen müsse, da er bereits vor acht Stunden durch einen Bauchschuß schwer verwundet worden sei. Er wisse doch, daß jede Stunde die Überlebenschance verringere. Ihm und vielen anderen mußten wir jedoch sagen, daß zunächst die dran kämen, bei denen die Blutstillung nur mittels Gummiarmbinden erfolgt war. Wir operierten vierzehn Tage lang, von ganz kurzen, halbstündigen Pausen unterbrochen. In dieser Zeit kamen die Sanitäter und Ärzte nicht aus den Kleidern. Durch die warme Sommerzeit, die auch in der Nacht die Verwundeten nicht auskühlen ließ, auch durch die Tatsache, daß die Soldaten der vorwärtsstürmenden Divisionen tagsüber kaum Zeit hatten, um etwas zu essen, gelang es, alle Bauchschuß-Verletzten durchzubringen. In den folgenden drei Wochen kamen immer weniger Verwundete von der Front, die Transportfähigen wurden über die inzwischen eingetroffene Krankentransportabteilung in das nächste, weit zurückliegende Kriegslazarett zurückverlegt. Langsam entleerten sich unsere Verwundeten-Stationen und unser Lazarett wurde nach Roslawl zum Dnjepr vorgezogen.

Erlebnisse während des ersten Rußlandeinsatzes

Mit Ausnahme des Lazarett-Chefs, der sich um die Organisation kümmerte, und des leitenden Chirurgen, *Stabsarzt Bumm*, wechselten wir übrigen Ärzte im Nachtdienst, um eintreffende Verwundete sofort zu untersuchen und zu entscheiden, ob ein sofortiger Eingriff notwendig sei. So stand zum Beispiel an der schwarzen Tafel «Prof. H.» oder «Oberarzt B.», jedoch erwartete jeder meiner älteren Kollegen völlig selbstverständlich, daß ich als der jüngste immer Nachtdienst hatte. Das war auch für mich völlig selbstverständlich. An einem der ersten Einsatztage nannte mir der chirurgische Chef, Stabsarzt Bumm, sechs Schwerverwundete mit extrem hohem Blutverlust, die schon Kochsalzinfusionen (Ringerlösung, Tutofuscin) bekamen und außerdem das Blutersatzmittel Periston. «Bei diesen führen Sie Bluttransfusionen durch!» Das war seine Anweisung. Ich konnte nur gerade noch sagen: «Jawohl, Herr Stabsarzt» und unterließ, ihm zu erklären, daß ich noch nie eine Bluttransfusion selbst durchgeführt hatte. Ich hatte zwar als Student Blut gespendet, wußte aber nicht genau, worauf man zu achten hat. Ich wußte aber auch, daß ich Stabsarzt Bumm nicht enttäuschen durfte. Ich ging zu dem Leiter unseres Operationssaales, einem erfahrenen Organisator der Operationssäle von *Prof. Schmieden*, dem Chirurgen der Universitätsklinik Frankfurt am Main. Er war einer von den bestausgebildeten Sanitätern, die im Notfall selbst kleine Operationen hätten durchführen können. Er sagte nur: «Doktor, das machen wir gemeinsam.» Mittels des damals üblichen Braunschen Bluttransfusionsgerätes machten wir die ganze Nacht über Blutübertragungen zwischen 500 und 800 ml. Zuvor wurden bei unserem Sanitätspersonal die passenden Blutgruppen ausgesucht, und nach einer sogenannten «biologischen Vorprobe» mit den Transfusionen begonnen. (Die Blutgruppe jedes Soldaten war sowohl im Soldbuch als auch auf der Erkennungsmarke vermerkt.) Es lief alles glatt, und ich konnte von nun an mit jedem Sanitätssoldaten des Lazarettes die notwendige Bluttransfusion vornehmen. Bei einem gasbrandinfizierten Schwerverwundeten, dem wir im Bereich der Verwundung mit tiefen Schnitten bis auf den Femurknochen alle Wundkanäle und -taschen weit öffneten, sollte ich 150 Kubik Gasbrandserum in die Vene einlaufen lassen. Ich hatte schon etwas von Eiweißüberempfindlichkeit gehört und stellte – unangebracht für einen «untergebenen» Assistenzarzt – die Frage, ob ich das wirklich dürfe. Bumm lächelte und sagte: «Machen Sie, was ich Ihnen gesagt habe.» Ich erkundigte mich natürlich bei den anderen Kollegen, vor allem beim Internisten, und erfuhr, daß in der Tiefnarkose fremdes Eiweiß toleriert wird, jedoch nicht in einer nur flachen Narkose. Dann könne es zu schweren Zwischenfällen kommen.

Vieles wäre im einzelnen zu berichten, vor allem, wie sich ein junger Mediziner ohne chirurgische Kenntnisse inmitten erfahrener Kollegen zu verhalten hat. Ich lernte chirurgische Knoten knüpfen, durfte die Bauchhaken halten und schließlich zum Schluß das Peritonaeum und die Haut vernähen. Bei einem Schwerverwundeten, dem ein Granatsplitter ins Becken eingedrungen war, fanden wir in dem Blutsee das blutende Gefäß nicht. Tücher um Tücher verschwanden in der Tiefe der Bauchhöhle. Schließlich nahm Bumm eine Kornzange, fuhr ohne Sichtkontrolle in die Tiefe des Beckens, schloß die Zange und wartete, was passieren würde. Er hatte Glück, die Blutung stand. Was hatte er aber noch mit eingeklemmt? Ein Stück von der Arteria iliaca, einen Ast des Plexus sacralis, den Harnleiter? Aus dem vernähten Operationsschnitt ragte acht Tage lang die Kornzange. Wir hatten Glück: Es zeigten sich keinerlei Ausfallserscheinungen. Nach zehn Tagen wurde die Kornzange vorsichtig herausgelöst. So wäre von mancher abenteuerlichen, nur unter den Kriegsverhältnissen denkbaren chirurgischen Improvisation zu berichten. -

Noch eine kleine Anekdote, die ich gerne erzähle, wenn ich das cholerische Temperament charakterisieren will. Unser Chefchirurg war selbstverständlich, wie sich das für einen Chirurgen gehört, ein ausgesprochener Choleriker mit hochrotem Kopf und rascher Entschlußfreudigkeit. Wir hatten gerade einen Verwundeten operiert. Bumm fragte: «Wem gehört der Soldat?» Ich wußte zwar, daß er zur Station von Prof. H. gehörte, wollte diesen jedoch nicht bloßstellen und sagte: «Das ist doch egal, den nehme ich.» Da bekam ich meine Abreibung: «Das hat Ihnen nicht egal zu sein!» Wie ein begossener Pudel zog ich mit meinem Verwundeten ab, kam dann in einer Operationspause auf Stabsarzt Bumm zu und bat ihn um ein Gespräch. «Was haben Sie auf dem Herzen?» Ich fing mit dem Vorkommnis an und wollte ihm erklären, daß mir der Soldat doch nicht egal sei. Bumm unterbrach mich und sagte – typisch für einen echten Choleriker: «Sagen Sie 'mal, von was reden Sie eigentlich?» Damit war für ihn die Sache erledigt. Ich bin sicher, hätte ich darauf bestanden, ihm meine verletzte Unschuld zu erklären, es hätte sich ein zweites Donnerwetter über mir entladen. Ich hatte inzwischen gelernt, scheinbare Ungerechtigkeiten einzustecken.

Bumm war nicht nur in seinem tiefsten Herzen gutmütig, sondern auch ein tief religiöser Mensch. Eines Tages wurde uns ein junger Soldat, er mag neunzehn Jahre gewesen sein – mit einem Handdurchschuß eingeliefert. Von seinem Kompaniechef kam zwei Tage später nach der Einlieferung die Anfrage, ob wir den Verdacht bestätigen könnten, daß es sich um den Fall einer Selbstverstümmelung handelte. Der junge Bursche tat uns leid. Er war ein Häufchen Elend. Bumm untersuchte die Wunde – es handelte sich um einen Schußbruch der Hand – an der Einschußstelle waren Schmauchreste zu erkennen. Der Schuß mußte aus der Nähe abgegeben worden sein. Ohne den Soldaten auszufragen, machte sich Bumm an die Säuberung der Wunde. Die Wundränder um die Einschußstelle wurden exzidiert, ein Stück Haut abgetragen, von Pulverschmauch war nichts mehr zu sehen. Das Gutachten, das Bumm abgab, fiel so aus, daß von «Selbstverstümmelung» nicht die Rede sein könne. Das war Bumm.

Ein anderes Erlebnis möchte ich anfügen. Es war mir ins Bewußtsein gekommen, daß wir dieses blutige Handwerk scheinbar ohne innere Beteiligung ausübten. Wo war unser Mitgefühl geblieben? Da wurde eines Tages ein achtjähriges Bübchen mit Bauchschuß (durch ein verirrtes Geschoß) eingeliefert. Die Mutter des Kindes kam mit und durfte bei ihrem Kind im Lazarett bleiben und es betreuen. Die Operation war schwer und zog sich über eine Stunde hin. Der Darm mußte an zahlreichen Stellen genäht werden, und nun kam uns der ganze Jammer des Geschehens ins Bewußtsein. Die Sanitäter, die den Buben pflegten, wir alle einschließlich Bumm, bangten um sein Leben. Als ich nachts nach dem Kind sah, saß Bumm selbst am Bettrand, so ging ihm das unschuldige Leben nah.

Ich hatte den Auftrag, den Angehörigen der im Lazarett Verstorbenen vom Tode Nachricht zu geben. Die bei dem Verstorbenen in seinen Uniformstücken gefundenen Gegenstände – Brieftasche, Briefe usw. – wurden in Päckchen verpackt und mitgeschickt. Ich versuchte noch, über die letzten Tage oder Stunden des Verstorbenen etwas von den Kollegen und Sanitätern zu erfahren. Manche hatte ich selbst betreut. Was sollte ich den Angehörigen mitteilen? Es drängte mich, etwas Tröstliches zu schreiben. So versuchte ich, etwas von den Gedanken, die ich im Pfarrhaus als Kind, in der Kirche und später im Religionsunterricht der Waldorfschule über den Sinn des Lebens, über den Tod als «Geburt in ein höheres Leben» erfahren hatte, niederzuschreiben. Es war stümperhaft und ich hoffe, daß die Empfänger dieser Todesnachrichten etwas vom Hauch der Menschlichkeit und der Unvergänglichkeit empfinden konnten.

Der Apotheker unseres Lazarettes, *Nerdich*, war in meinem Alter. Er war jung verheiratet und war in einer Apotheke in Frankfurt an der Oder tätig gewesen. Mit ihm war ich in der Freizeit häufig zusammen und wir sprachen über die Zukunft, die Zeit nach dem Krieg. Bei einem solchen Gespräch erinnerte ich mich an den bereits erwähnten Hinweis meines Bruders Diether, wobei auch eine mysteriöse Europa-Karte eine Rolle spielte – daß nach dem Krieg die Demarkationslinie zwischen West und Ost an der Elbe verlaufen würde. Mein Freund Nerdich war entsetzt, denn Frankfurt an der Oder lag ja dann tief im Herrschaftsbereich der Sowjetunion. In diesem Gespräch drängte ich ihn, alles zu tun, um noch rechtzeitig mit seiner Familie in den Westen umzuziehen. Er stammte aus der Gegend von Eschwege und hat tatsächlich die Genehmigung zu einem Umzug erhalten. Er hatte nach dem Krieg seinen Wohnsitz in Westdeutschland, knapp an der Demarkationslinie. So konnte ich doch in dem einen Fall von meinen «geopolitischen Kenntnissen» und den Prognosen meines Bruders Diether Gebrauch machen.

Der «erfrorene Sieg»

Der Vormarsch ging weiter, das Lazarett wurde nachgezogen in den Raum Roslawl und dort eingesetzt. Die Linie *Smolensk – Roslawl am Dnjepr* wurde noch an einer Stelle überschritten, es entstand der berühmt-berüchtigte *Jelnja-Bogen*, eine tiefe Ausbeulung der Front nach Osten, wo der russische Gegner seine letzten Reserven vor Moskau einsetzte. Es waren blutige Kämpfe, täglich kamen neue Verwundete ins Lazarett. Es war die Zeit, in der auch der beratende Chirurg der Armee, *Prof. Schempp* vom Diakonissenkrankenhaus in Stuttgart, uns öfter besuchte – sozusagen meine erste Begegnung mit der chirurgischen Abteilung des Diakonissenkrankenhauses, auf der ich später einmal selbst liegen sollte.

Es konnte nicht anders sein: Mit ins Lazarett eingelieferten höheren Offizieren von der Front besprachen wir die militärische Lage.

Warum ging der Vormarsch nicht weiter? Eine Erklärung schien stichhaltig: Durch die Hitze und den Staub waren zahlreiche Fahrzeuge, vor allem die Panzermotoren dadurch ausgefallen, daß der feine Staub durch die Luftfilter drang und die Motorenzylinder zerstörte, so daß die ganzen Motoren ausgetauscht werden mußten. Es verging eine Woche, es verging die zweite Woche, die Front im Mittelabschnitt bewegte sich nicht, Schließlich sickerte das Gerücht durch, daß *Hitler* und das *Oberkommando* in Ostpreußen den Vormarschplan abgeändert hätten und die *Panzergruppe Guderian* den Befehl erhalten hatte, nach Süden abzuschwenken, um eine russische Armee im Raum *Kiew* einzuschließen. *Guderian* selbst habe – das wurde erst nach dem Krieg bekannt – alles versucht, das Oberkommando dazu zu bewegen, am alten Vormarschplan festzuhalten – vergebens. Wenn man im nachhinein bedenkt, was durch den veränderten strategischen Großplan daraufhin im Herbst und Winter den deutschen Truppen an unvorstellbaren Leiden und Opfern zugemutet wurde, kann man ermessen, daß mit der Änderung des Operationsplanes der Rußlandkrieg schon entschieden war. Die Ereignisse, die dann folgten, sind die Bestätigung dafür. Wie schon dargestellt wurde, beruhte die anfängliche Überlegenheit der deutschen militärischen Führung auf der massierten Schwerpunktsbildung und Beweglichkeit der Truppen. Als nun im Mittelabschnitt die Front unbeweglich wurde, kam es notgedrungen zu einem Stellungskrieg, der unter allen Umständen hätte vermieden werden müssen, denn rein zahlenmäßig war es unvorstellbar, daß auf einer Frontlänge von Tausenden von Kilometern die vorhandenen deutschen Truppen bei Ausschöpfung aller Reserven der zahlenmäßig weit überlegenen russischen Armee standhalten konnten. Der verspätete Versuch im Jahre 1941, das Ziel *Moskau* doch noch zu erreichen und die restlichen rückwärtigen Straßen- und Eisenbahnverbindungen zum Ural und dem Rüstungszentrum hin (den Nachschub über Murmansk) zu unterbinden, ist – wie wir wissen – gescheitert. Bei *Kiew* wurde wieder ein Pyrrhus-Sieg errungen. Der im Oktober beginnende Angriff nach «bewährter Methode» konnte sich in der beginnenden Regen- und Schlammperiode nicht entwickeln. Zwar wurden noch neu aufgestellte russische Einheiten bei *Wiasma* und *Briansk* eingeschlossen, das war aber der letzte Pyrrhus-Sieg des Jahres 1941.

Das deutsche Heer wurde fast bewegungsunfähig, vor allem als Ende November die Temperatur von um 0° C über Nacht auf -35° C fiel. Die Fahrzeuge, vor allem die Panzerketten, waren buchstäblich durch das Eis an den Boden gefesselt, einzelne Panzer der nördlichen Panzergruppe *Hoth* erreichten noch die nördlichen Außenbezirke von Moskau. Die südliche Panzergruppe Guderian blieb in Eis und Schnee stecken. Das Ziel Tula wurde nicht erreicht.

Unser Feldlazarett wurde in *Spas-demensk* in der Nähe der *Rollbahn Roslawl-Juchnow* eingesetzt. Die dort eingesetzte Krankentransportabteilung brachte uns Tag für Tag Verwundete und Erfrierungen ins Lazarett. Der Transport von den vordersten Linien bis zu befahrbaren Straßen unserer Rollbahn erfolgte vielfach mit pferdebespannten Schlitten. Manche hatten einen Schlittentransport von vielen Stunden hinter sich, ehe sie in Sanitätskraftwagen, die heizbar waren, weitertransportiert werden konnten. So kam es bei zahlreichen Verwundeten zusätzlich zu den Verwundungen noch zu schweren Erfrierungen an Händen und Füßen. Damals machten wir einen großen Fehler, den wir sehr rasch einsahen, nämlich, die unterkühlten Verwundeten so rasch wie möglich zu operieren. Wir verglichen die Operationsergebnisse bei schweren Bauchverletzungen vom Sommer mit den Ergebnissen im Winter. Während wir im Sommer alle Bauchverletzten, die wir oft erst nach Stunden operierten, retten konnten, überstanden die tief ausgekühlten Verwundeten im Winter – wenn sie sofort auf den Operationstisch kamen – nur vereinzelt die Operation. – Ein durch Bauchschuß Verwundeter schien uns nicht mehr operabel. Er hatte den stoßweisen Atem Sterbender. Wir legten ihn in einen geheizten Nebenraum. Dort lag er mehrere Stunden in diesem Zustand. Bumm entschloß sich, doch noch einen Operationsversuch zu machen und zu unser aller Überraschung war er einer der wenigen Bauchverletzten, die die langwierige Operation überstanden. Dies war uns eine Lehre. Alle Verwundeten wurden von nun an zunächst über mehrere Stunden aufgewärmt, ehe sie zur Operation kamen. Es war im Winter 1941/42.

Daß es im Mittelabschnitt der Front vor Moskau nicht zu einer völligen Katastrophe kam, hing damit zusammen, daß auch der russische Gegner gelähmt war. Die sibirischen Truppen waren noch nicht herangeführt, die Kämpfe hatten sich in Einzelgefechte verzettelt, das freie Gelände war tief verschneit, die Gegner kämpften um Dörfer und Unterkünfte gegen die Kälte. Dabei hatte der russische Gegner den großen Vorteil daß die Soldaten über wattierte Winteruniformen und Filzstiefel verfügten, unsere Soldaten hatten teilweise noch Sommeruniform oder die gewöhnliche Tuchuniform und lediglich Baumwollwäsche. In der klirrenden Kälte erstarrte das Schuhleder und ließ die Kälte durch. Der Russe brachte damals bereits mit Skiern ausgerüstete Einheiten zum Einsatz, auch in Deutschland wurde dazu aufgerufen, Skier zu spenden. Ich sah Berge von Skiern, die sinnlos an die Front geschickt wurden, da nur wenige geübte Skiläufer aus den Truppenteilen herausgelöst werden konnten und zudem keine passenden Skistiefel vorhanden waren. Eine völlig sinnlose Aktion, die nur weiterhin zeigt, daß wir völlig unvorbereitet und mangelhaft ausgerüstet in Spätherbst und Winter 1941/42 den bereits mißglückten Angriff auf Moskau fortsetzten.

Der Tagesbefehl hieß damals: «Vorwärts Kameraden, trotz Regen, Schnee und Eis!» Da es im Mittelabschnitt eine durchgehende Frontlinie nicht mehr gab, wurden einzelnen Truppenteile in Kompanie-, Bataillons- und Regimentsstärke vielfach von größeren Verbänden getrennt und mußten sich auf weiter zurückliegende Stützpunkte zurückziehen. So kam es, daß im *Raume Jelnia* – vom Jelnia-Bogen war bereits die Rede – die dort eingesetzte Infanterie-Kompanie, ergänzt von zwei Sturmgeschützen und einer Abteilung der *Organisation Todt*, in Verteidigungszustand gesetzt werden mußte. Ein Zug unseres Lazarettes wurde dort eingesetzt. Die Straße von Spas-demensk nach Jelnja war von der Bevölkerung von Schnee freigeschaufelt worden. Unser Lazarettzug bestand aus zwei Ärzten – Stabsarzt Bumm und mir –, einem Apotheker, Zahlmeister und fünfundzwanzig Sanitätern. Am Stadtrand von Jelnja richteten wir uns in dem dortigen kleinen Landkrankenhaus ein. Das kleine Städtchen war von Feldwachen umgeben und in Verteidigungszustand gesetzt. In den ersten Tagen war alles ruhig. Wir ahnten nicht, daß wir in einer Falle saßen. In einer mond- und sternlosen Nacht wachte ich an der Explosion einer Handgranate auf und stürzte, begleitet von unserem jungen Apotheker – wir schliefen in unseren Kleidern – zum Ausgang. Da jagten bereits Maschinengewehrgarben mit Leuchtspur-Munition über den Krankenhausinnenhof. Mir lief es eiskalt über

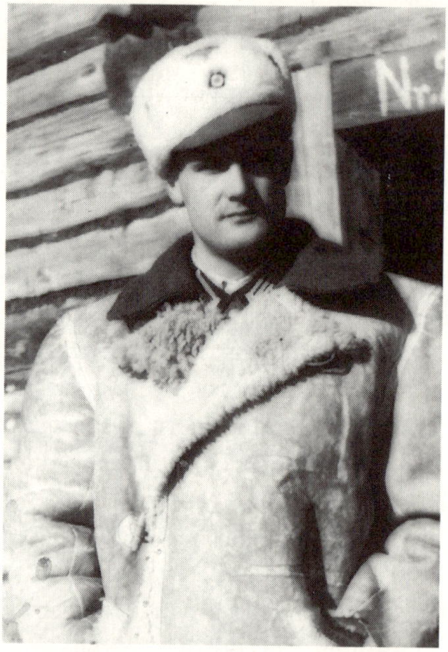

26. Dr. Vogel im Winter 1941/42 in Jelnja

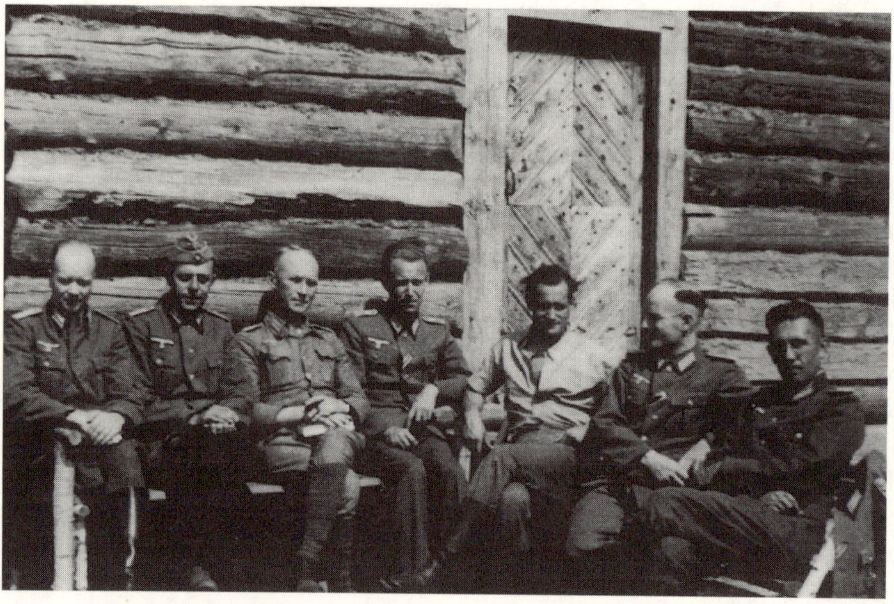

27. Im Feldlazarett in Jelnja, März 1942

den Rücken, als ich in einem Schuppen in etwa 20-25 m Entfernung russische Kommandos hörte. Da schoß es mir durch den Sinn: «So, nun erfährst Du selbst, was Du bei anderen erlebt hast. Das ist das Ende.» Unter Aufgebot aller inneren Kraft wehrte ich mich gegen die mich überfallende Todesangst. Ich rannte zum Ausgang des Krankenhaus-Hofes, ohne auf die Maschinengewehrgarben noch zu achten. Dort traf ich Stabsarzt Bumm mit etwa zehn Sanitätern, hinter einem Schneewall Schutz suchend. Da lagen auch bereits einige Verwundete der Feldwache und einige unserer Sanitäter. Dem Lazarett waren zwei bespannte Schlitten zugeteilt worden. Die Schlitten wurden mit den Verwundeten beladen und ich bekam von Bumm den Auftrag, die Verwundeten zum Zentrum des Städtchens zu begleiten und dort einen notdürftigen Verbandsplatz einzurichten. Der Russe hatte bereits unser Krankenhaus in Besitz genommen und schoß, wenn auch ziellos, aus Fenstern und Eingängen. Es war so dunkel, daß man keine einzelnen Gestalten ausmachen konnte. Das war auch unser Glück. Bumm hatte per Feldtelefon ein Sturmgeschütz zu unserer Sicherung angefordert. Ich hatte größte Bedenken, noch mit meinen Verwundeten zum Zentrum Jelnjas durchzukommen, da man bereits von der Stadt her Gefechtslärm hörte. So machte ich mich in der Dunkelheit auf den Weg, kam ohne Zwischenfälle im Stadtzentrum an und meldete mich beim Kommandanten.

Inzwischen waren dort zahlreiche Verwundete angefallen. In einem Schulgebäude richtete ich notdürftig meinen Verbandsplatz ein und begann mit der Versorgung der Verwundeten. Inzwischen spielte sich am Ausgang des Lazarettareals eine Tragödie ab: Beim Morgengrauen wurden die dort verbliebenen Sanitäter, Bumm selbst und der Zahlmeister überwältigt. Die Besatzung des Sturmgeschützes und unser Apotheker entkamen in der Dunkelheit. Der Apotheker rettete sich am Stadtrand in eine noch von russischen Bauern bewohnte Hütte. Die Bewohner verbargen ihn in ihrem Kartoffelkeller unter der Diele der Wohnküche, wo er verwundet vierzehn Tage bis zu seiner Befreiung sich ohne Nahrung versteckt hielt. Um ihn nicht zu verraten, verließ das ältere russische Ehepaar selbst sein Haus und verblieb bei Nachbarn. Der versteckte Deutsche wurde nicht verraten. Vierzehn Tage lang wurde Jelnja Nacht für Nacht angegriffen. In meinem Notlazarett sammelten sich immer mehr Schwerverwundete. Mit meinen geretteten Sanitätern – von 25 waren 9 übriggeblieben – versorgte ich zuerst alle die, die größere Gefäßverletzungen hatten, wie ich das im Lazarett gelernt hatte. Das gesamte Sanitätsmaterial war den Angreifern in die Hände gefallen. Aus der Luft wurde von niedrig fliegenden Flugzeugen das per Funk angeforderte Sanitätsmaterial und auch Verpflegung abgeworfen. Ich mußte Notoperationen durchführen, die ich mir bis dahin allein nie zugetraut hätte. Nach vierzehn Tagen Belagerung wurde Jelnja von einer Panzerabteilung befreit. Der Gegner zog sich in die Wälder zurück, die Verteidiger waren fast alle verwundet, die Hälfte gefallen.

Zum zweiten Mal hatte das Schicksal eingegriffen. Die Frage bewegte mich: Warum hat mich Bumm mit den Verwundeten ins Stadtzentrum geschickt? Er hätte die dort angefallenen Verwundeten besser als ich versorgen können. Von den folgenden drei Kriegsjahren 1942, 1943, 1944 greife ich lediglich einige markante Punkte heraus, die an die Frage rühren, auf die ich einleitend hingewiesen habe: Wie weit ist das Einzelschicksal identisch mit dem Schicksal eines ganzen Volkes? Wie fügt sich die einzelne Biographie in das Zeitgeschehen ein: «... in das Jahrhundert, das ihn mit sich fortreißt, prägt und bildet?»

Adjutant eines Divisionsarztes

In der Leitung des Feldlazarettes hatte ein Wechsel stattgefunden. Der neue Chef unseres Lazarettes wunderte sich, daß ich bisher nicht befördert worden war. Ich war nach wie vor im Range eines Assistenzarztes. Er meinte, ich müßte längst Oberarzt, wenn nicht sogar Stabsarzt geworden sein. Ich bat ihn, an diese Frage nicht zu rühren. Er meinte jedoch, in meinem Interesse zu handeln und erkundigte sich bei der Abteilung IVb (zuständig für das Sanitätswesen der Armee) und erfuhr, daß ich inzwischen in der Tat zweimal befördert worden sei. Mit dieser Nachricht kam jedoch meine Versetzung als Adjutant eines Divisionsarztes. Diese Stellung war insofern für mich interessant, als ich engen Kontakt hatte mit dem Ia und Ib der Division, beide Angehörige des Generalstabes. Zunächst möchte ich eine Anekdote erzählen:

Der General hatte Geburtstag, den der gesamte Stab, dazu gehörte auch der Divisionsarzt und der Divisionsveterinär, feierte. Ein kleines Fäßchen mit Rotwein war beschafft worden, das am Abend angestochen wurde. Der gesamte Stab war versammelt, die Gläser gefüllt, ich saß dem Divisionsarzt gegenüber, der mir noch rasch zuflüsterte: «Diesmal, Vogel, wird das Glas geleert!» Der Ia rief: «Das erste Glas auf die Gesundheit des Generals!» Wir erhoben uns, ich hielt das Glas an die Nase und dachte: «Das ist eine Verwechslung, das ist nicht Rotwein, sondern schwarzer Johannisbeersaft» und trinke, wie befohlen, das Glas aus. Große Anerkennung vom Divisionsarzt, der wußte, daß ich kein Alkoholtrinker war. Er bestellte sofort ein zweites Glas und wollte dieses mit mir gemeinsam ebenfalls auf das Wohl des Generals austrinken. Vorsichtig probierte ich, um wieder festzustellen: Schwarzer Johannisbeersaft! Im selben Augenblick blinzelt mir mein Sanitäter *Süßenbach* zu, der wußte, daß ich niemals Alkohol trank. Er hatte heimlich dem Divisionsarzt das Glas mit Wein gefüllt und meines mit Schwarzem Johannisbeersaft. Nun gab es keinen Halt mehr: Mein Chef ließ ein Glas nach dem anderen neu füllen, der General und die Herren vom Stab waren schon aufmerksam geworden, verfolgten mit Interesse das Gelage. Nach dem sechsten Glas Rotwein verdrehte mein Chef die Augen und sank unter den Tisch. Er mußte in nicht ungefährlichem Zustand weggetragen werden. Ich fühlte mich unschuldig und galt von nun an als trinkfest.

Ein zweites Erlebnis mit meinem Divisionsarzt spielte sich in der Sauna ab. Wir lagen allein auf der Pritsche, als ich merkte, daß mein Chef auf meine Bemerkungen und Fragen nicht antwortete. Er war bewußtlos und mir dämmerte, daß wir beide möglicherweise eine Kohlenmonoxid-Vergiftung erlitten. Ich hatte gerade noch die Kraft, von der Pritsche herunterzugleiten und auf allen Vieren die Eingangstür zu erreichen. Die frische Luft belebte mich und ich konnte dafür sorgen, daß mein bewußtloser Chef zur «Ausnüchterung» zum Hauptverbandsplatz gebracht wurde.

Mit dem Ib, einem Hauptmann im Generalstab in meinem Alter, hatte ich ein sehr gutes Verhältnis. An ruhigen Abenden kamen wir oft ins Gespräch. Ich vermied, ihm gegenüber meine geheimen Gedanken und Sorgen zum Kriegsgeschehen und -verlauf auszusprechen. An einem Abend jedoch verließ mich meine Vorsicht, und ich sprach alles aus, was ich von meinem Bruder *Diether* über geschichtliche Parallelen, über die Aufgaben Mitteleuropas, über die Wiederholung des Cäsarentums in der Geschichte, über Napoleon und Hitler gehört hatte. Ich verstieg mich zu sagen, daß – wie wir aus dem Verlauf der bisherigen Kriegsereignisse entnehmen könnten – Deutschland den Krieg nicht gewinnen könne, ja, ihn nicht gewinnen dürfe. Auf unserem Spaziergang blieb mein Gegenüber plötzlich stehen – er war 1,85 m groß – und schaute mich gleichsam von oben herunter an mit den Worten: «Ist Ihnen bewußt, welche Ungeheuerlichkeiten Sie soeben ausgesprochen haben?» Da durchfuhr es mich und ich frug mich: «Bin ich zu weit gegangen?» Zum Glück fiel mir die einzig mögliche Antwort ein: Ich sagte: «Ich weiß ja, wem ich das gesagt habe!» Damit hatte ich ihn gleichsam in seiner Offiziersehre getroffen. Er hat niemals mit irgend jemandem über meine «Ungeheuerlichkeiten» gesprochen. Unser gutes, kameradschaftliches Verhältnis blieb ungetrübt.

Nach einem Jahr Adjutantentätigkeit wurde ich als Regimentsarzt zu einem Infanterieregiment versetzt. Die Front war 1944 erneut in Bewegung gekommen, jedoch diesmal durch die unaufhörlichen Vorstöße des russischen Gegners. Immer wieder wurden Frontabschnitte zurückgenommen. Der Stellungskrieg erwies sich für die deutsche Seite zunehmend als Zeichen der Erschöpfung. Das ununterbrochene Vordringen des Gegners über das ganze Jahr 1943/44 hinweg legte sich bedrückend auf die kämpfende Truppe. In unserer Armee breitete sich die ansteckende Gelbsucht aus. Sie befiel auch mich in besonders schwerer Form. Ich fühlte mich derart matt und elend, daß ich mich kaum mehr aufrecht halten konnte. Mein Regimentskommandeur schickte mich ins Lazarett, und – wie es das Schicksal wollte, lieferte man mich in mein altes Feldlazarett ein. Das Lazarett verfügte auch über eine innere Abteilung, an der ich selbst früher einige Zeit mit unserem Internisten eine Fleckfieber-Station betreut hatte. Das Lazarett war überfüllt. Man wollte mich in ein rückwärts gelegenes Kriegslazarett verlegen.

Stattdessen: Der Lazarett-Zug, in dem ich transportiert wurde, fuhr jedoch unaufhaltsam bis *Warschau*. Dort wurden wir – je nach Schwere der Verwundung oder Erkrankung – aufgeteilt. Ich fuhr als «leicht» Kranker in einem entsprechenden Zug bis *Hof*, sollte von dort aus in ein Krankenhaus eingeliefert werden. Ein Sanitätsfeldwebel kam in mein Abteil und fragte: «Herr Stabsarzt, wo wollen Sie hin?» Ich hatte an meiner Uniform das nach der Jelnja-Tragödie verliehene Eiserne Kreuz I. Klasse angeheftet und galt als «Kriegsheld». So sagte ich nur: «Es wäre mir angenehm, wenn ich in ein Reservelazarett in *Sonthofen* (Allgäu) verlegt werden könnte. Die Antwort war: «Selbstverständlich, Herr Stabsarzt, das machen wir!» So fuhr ich in einem gewöhnlichen D-Zug Richtung Süden.

Während ich auf dem Gang im D-Zugwagen stand und in die Schneelandschaft schaute – es war der Winter 1943 auf 1944 –, kam mir ganz plötzlich ins Bewußtsein: «In dieser Situation warst Du schon einmal.» Da erinnerte ich mich an einen Traum, es war in meinem ersten Urlaub nach anderthalb Jahren Rußlandkrieg, daß ich genau diese Situation im Traume sah, mich stehend im Gang eines D-Zuges, neben mir ein kleiner Holzkoffer, mein Schlafsack, allein in einem Abteil und fahrend in Richtung Heimat.

Es war für *meine Frau* unfaßbar, als ich aus *Sonthofen* beim Bürgermeister in dem Dörfchen *Bolsterlang*, wo meine Familie von Stuttgart aus evakuiert war, anrief, ich sei in Sonthofen. Ein Gefühl der Unwirklichkeit ergriff mich, der Wechsel von der Front in eine Landschaft des tiefsten Friedens überwältigte mich. In einem Sporthotel, zum Lazarett umgewidmet, wurde ich in bester Weise versorgt und gepflegt. Nach einem kurzen Erholungsurlaub wurde ich nach *Einbeck bei Hannover* einem Reservelazarett zugeteilt. Mit dem dortigen Chefarzt verstand ich mich ausgezeichnet. Er war, wie er mir unverhohlen erklärte, noch Anhänger der untergegangenen Monarchie und ein Gegner des Nationalsozialismus. Er wartete geradezu darauf, daß die Amerikaner und Engländer nach ihrer Landung in der Normandie rasch von Westen her Deutschland «befreien» würden. Über den englischen Sender verfolgten wir ungeduldig die Kämpfe im Westen. Wir waren uns völlig einig, daß der verzweifelte Versuch der deutschen Führung, in der Ardennen-Schlacht die Amerikaner zurückschlagen zu können, scheitern würde. Dieses letzte Aufgebot hätte, wenn überhaupt, an der Oder eingesetzt werden müssen, um die Russen von Berlin fernzuhalten. Was war das für eine Strategie? Da rief mich Anfang Januar eines Morgens der Chefarzt des Reservelazarettes Einbeck zu sich in sein Büro mit den Worten: «Ich habe eine sehr ernste Nachricht für sie: Hier Ihr Marschbefehl an die Ostfront.» Er hatte bereits nachgeforscht und wußte, daß die 4. Panzerdivision, die einen Arzt für das Panzerregiment 35 angefordert hatte, in Kurland lag.

Kriegsende in der Danziger Bucht

Ich empfand die Schicksalhaftigkeit dieses Augenblickes, als er weiterfuhr und sagte: «Lieber Kollege, wir kennen uns, wir wissen von einander. Ich mache Ihnen einen Vorschlag: Sie fahren nicht nach Kurland, sondern melden sich bei mir krank. Wir machen eine Operation, zum Beispiel wir nehmen Ihnen den Wurmfortsatz heraus, und bis Sie geheilt sind, ist der Krieg zu Ende.» Ich war so überrascht, daß ich stumm blieb. Meine Empfindungen und Gedanken waren wie in einen Nebel gehüllt. Wortlos verließ ich den Raum.

Den Tag verbrachte ich wie in einem Traumzustand. Zur Erichsburg, einem ehemaligen Wasserschloß bei *Einbeck,* wo ich die Rekonvaleszenten zu betreuen hatte, zurückgekehrt, überstürzten sich die Gedanken. Ich fühlte mich von aller Welt verlassen. Was ich von der Schulzeit im Geschichtsunterricht und aus Gesprächen mit meinem Bruder Diether über die großen Ereignisse unseres Jahrhunderts erfahren hatte, bündelte sich wie in einem Brennpunkt: Was hast Du mit den Weltereignissen zu tun? Visionen verdichteten sich zu Ahnungen und Ängsten. Sollte ich mich – wie bisher – einfach treiben lassen? Was erwartete mich in Kurland hinter der Front? Mit Sicherheit würde ich in russische Gefangenschaft geraten. Was das bedeutete, wußte ich aus Büchern von *Edwin Dwinger* aus der Zeit des Ersten Weltkrieges: *«Armee hinter Stacheldraht»* und nach der bolschewistischen Revolution: *«Zwischen Weiß und Rot»*. Würden uns die Bolschewisten je wieder nach Hause entlassen? Wie würde Deutschland und Europa nach einem Sieg der Sowjetunion aussehen? Ich erinnerte mich an einen historischen Vergleich, den mein Bruder vom Übergang des antiken Römischen Weltreiches in das Heilige Römische Reich Deutscher Nation mit unserer Zeit zog. Er sagte etwa, daß die *Träger der gegenwärtigen Kulturmission* das Gebiet der künftigen Kulturträger auf lange Sicht *nicht* besetzt halten könnten. Das hätte zum Beispiel für Rom gegolten, das tief in den Kulturraum der germanischen Zukunftsvölker vorgedrungen war. Rom wurde aus den Kerngebieten des späteren Reiches wieder verdrängt. Exemplarisch war für ihn die Schlacht im Teutoburger Wald, die Verteidigung der germanischen Kultstätte, der Externsteine.

Dann tauchte in der Erinnerung eine andere europäische Vision auf: Ich war Schüler der dreizehnten Klasse und wurde von einem Herrn *Scheer* in das Kontor seines Reformhauses am Urachplatz in Stuttgart geführt mit der Bemerkung: «Kannst Du, was ich Dir zeige, für Dich behalten?» Er zeigte mir eine – wie er sagte – *hochgeheime politische Karte von Europa und Asien.* Auf der Karte, die – wie er mir bedeutete – aus den neunziger Jahren des letzten Jahrhunderts stammte, war mit einem kräftig gezeichneten Strich eine Trennungslinie zwischen West- und Osteuropa exakt entlang der Elbe gezogen. Polen, die Tschechoslowakei, Bulgarien, Rumänien, Jugoslawien waren ohne Begrenzung in eine bis in den Fernen Osten reichende Landmasse einbezogen. Nur das kleine Österreich war ausgespart. Schräg über Osteuropa und Sibirien stand:

«Frei für sozialistische Experimente».

Sollte womöglich die europäische Landkarte nach einem Sieg der Sowjetunion *so* aussehen? Mir schwindelte bei dem Gedanken, daß mein eigenes persönliches Leben einer solchen Zukunft ausgeliefert sein sollte. Ist das Dein Schicksal? Diese Frage verfolgte mich den ganzen Tag.

Diesmal trat kein freundlicher Major von außen in mein Leben. Kein Befehl enthob mich einer eigenen Entscheidung wie seinerzeit in Jelnja.

«Tua res agitur» begann zunehmend eine innere Stimme zu sprechen: «Entscheide Dich! Nimm das Angebot Deines Vorgesetzten an und Du bist fürs erste gerettet! Oder?» In der ganzen folgenden Nacht rang ich mit mir selbst. Ich fand keinen Schlaf. Zunehmend verstärkte sich eine innere Stimme, die sagte: «Du mußt dem Ruf nach *Kurland* folgen, komme, was wolle, und wenn es Dein Untergang ist!» Am nächsten Morgen meldete ich mich bei meinem Vorgesetzten. Wir saßen wieder einander gegenüber. Ich begann: «Herr Oberfeldarzt, ich danke Ihnen für Ihre Bereitschaft, mir zu helfen. Ich kann aber Ihr Angebot nicht annehmen.» Er unterbrach mich und sagte: «Sie sind wohl nicht bei Sinnen. Sie wissen doch, was Sie erwartet. Ich kenne Ihre Familie. Wollen Sie einer gewissenlosen Führung unseres Volkes Ihr Leben opfern? Die Kriegsmaschine hat sich doch längst verselbständigt.» Meine innere Stimme hatte aber schon längst entschieden. In der Nacht war mir bewußt geworden, daß ich meines Lebens nicht mehr froh werden würde, wenn ich mich mit einem Trick meinem Schicksal entziehen würde. Ich bedankte mich nochmals für alle Hilfsbereitschaft und verließ mit meinem Marschbefehl den Raum.

Die nächste Frontleitstelle war in *Berlin.* Ich meldete mich, gab meinen Marschbefehl einem Unteroffizier ab. Nach zehn Minuten kam er zurück und sagte: «Herr Doktor, Sie bleiben in Berlin, Berlin wird in Verteidigungszustand gesetzt.» Dies hätte nun der Wink eines wohlwollenden Geschickes sein können. Berlin befand sich immerhin in dem von deutschen Truppen besetzten Raum, Kurland jedoch war der Sowjetunion bereits ausgeliefert, und doch mußte ich verhindern, in Berlin eingesetzt zu werden. Ich ließ mir von dem Unteroffizier noch einmal meinen Marschbefehl zeigen, auf dem die nächste Frontleitstelle eingetragen war. In einem unbeobachteten Augenblick ergriff ich mein Gepäck und verschwand. Auf einer S-Bahn-Haltestelle traf ich «zufällig» *Ernst von Heidebrandt*, der in Berlin in einem Rüstungsbetrieb eingesetzt war. Bei ihm übernachtete ich, fuhr am nächsten Tag nach *Stettin,* das damals noch etwa 50 km von der Front entfernt lag. Es sollte das letzte Schiff sein, das mit an die Front zurückkehrenden Soldaten und Rüstungsgütern nach *Danzig* fuhr. Bei der Frontleitstelle erfuhr ich, daß die vierte Panzerdivision inzwischen von Kurland in den Danziger Raum nach Westpreußen verlegt worden war. Das Schiff, ein großer Frachter, sollte gegen Abend in der Dunkelheit der Nacht ohne Geleitschutz nach Danzig fahren. In den Stunden vor der Abfahrt wurde ich kleinmütig. Während ich in Berlin noch überzeugt und tapfer meiner inneren Stimme gefolgt war, drohte ich schwach zu werden. Ich empfing meine Marschverpflegung, darunter ein Wurstpaket, das schon im unausgepackten Zustand unangenehm roch. Da führte mich meine eigene innere Stimme in Versuchung und ich aß das ganze Wurstpaket auf einmal auf, gleichsam auf ein Gottesurteil wartend. Die nicht mehr frische Marschverpflegung wurde von mir ausgezeichnet vertragen, das Schicksal hatte also noch einmal gesprochen.

Ich bestieg am Abend das Schiff. Die Besatzung und die zur Front fahrenden Soldaten legten Schwimmwesten an. Gegen Morgen erreichten wir Danzig. Die dortige Frontleitstelle wies mich zum Panzerregiment 35 der vierten Panzerdivision ein. Ich meldete mich bei meinem künftigen Kommandeur, einem hoch dekorierten Hauptmann in meinem Alter. Er begrüßte mich mit den Worten: «Was wollen Sie denn noch hier? Es ist doch alles aus.» Die Truppe hatte gerade die schweren Abwehrkämpfe in der *Tucheler Heide* hinter sich und einen Verteidigungsring um Danzig, die Frische Nehrung einschließlich der Weichselmündung gelegt. Mit meinem Kommandeur der zweiten Panzerabteilung, bei der ich eingesetzt war, sollte mich eine herzliche Freundschaft verbinden. Auch mit dem zweiten Arzt, einem jungen Kollegen, *Dr. Arthur Rathke*, ergab sich durch die kommenden Ereignisse bis über den Krieg hinaus eine freundschaftliche Beziehung. Inzwischen hatte die zweite Abteilung mit dem Kommandeur *Hauptmann Küsbert*, in den Kämpfen vor und um Danzig sämtliche gepanzerten Fahrzeuge eingebüßt. Die erste Abteilung war mit zwanzig Panzern noch im Einsatz. So kam es, daß die Mannschaften der zweiten Abteilung aus der Kampfzone herausgezogen wurden. Wir waren zunächst untätig im Hafenbereich von *Danzig*, in Neufähr, im Quartier und warteten auf weitere Einsatzbefehle. Die überlebenden Panzerkommandanten, der Abteilungsstab und wir Ärzte kamen täglich zu Besprechungen zusammen. Es konnte nicht ausbleiben, daß wir immer wieder über die Hoffnungslosigkeit der Lage und unsere trübe Zukunft sprachen. In Gesprächen zwischen Hauptmann Küsbert, Unterarzt Rathke und mir flammte trotzdem immer wieder die Hoffnung auf, es könnte noch ein Wunder geschehen. Wie distanziert manche Gespräche verliefen, geht aus folgender Episode hervor: Unsere Gedanken schweiften in die große Geschichte ab, die wir nunmehr miterlebten. Waren die abenteuerlichen Ideen von einem germanischen Großreich von der Geschichte nicht längst widerlegt? Wir kamen auf die Gesetzgebung des *Solon* und *Lykurg,* über den Gegensatz von Athen und Sparta zu sprechen. In der Nähe befand sich ein Pfarrhaus, in dem das ältere Pfarrerehepaar noch wohnte. Ich bat den Pfarrer, mir aus seiner Bibliothek *Schillers* kleine Schriften vermischten Inhalts zu leihen. Daraufhin las ich meinen Offizierskameraden vor, wie die Gesetzgebung Solons in Athen die Freiheit verankerte, während Lykurg seinem Sparta älteste Herrschaftsstrukturen aufprägte. Wir waren für einen Augenblick der Gegenwart entrückt. Der Ring um die Danziger Bucht zog sich immer enger, die ständigen russischen Angriffe wurden zwar noch immer mit Erfolg abgewehrt, es war aber vorauszusehen, daß das Gebiet um die Weichselmündung, Westpreußen und die Frische Nehrung nicht mehr lang zu halten war. Ständig kreisten unsere Gedanken um die Frage, was wir zu unserer Rettung tun könnten. Ein Gerücht aus Königsberg, es sei ein Truppenteil per Schiff über die Ostsee nach Schweden geflüchtet, führte uns zu ähnlichen Gedanken, nämlich, nach einem geeigneten Schiff im *Hafen von Neufähr* Ausschau zu halten. Wir entdeckten ein kleineres Passagierschiff, das von seinem Besitzer vorwiegend zu Vergnügungsfahrten eingesetzt wurde. Es war leck und manövrierunfähig.

So beschlossen wir mit Einverständnis unseres Kommandeurs, das Schiff durch unsere Werkstattkompanie reparieren zu lassen. Wir schätzten, daß unsere zusammengeschrumpfte Abteilung im Notfall darauf Platz finden würde. Wir versahen den Schornstein mit einem roten Kreuz. Ich bekam die Aufsicht über das Schiff. Es sollte nach außen und gegenüber unserer Division für Verwundetentransporte zwischen der *Weichselmündung* und *Hela* eingesetzt werden. Tatsächlich jedoch fuhr unser Stab kurz vor Ostern 1945 mit dem Kapitän des Schiffes auf die offene See und verankerte es an einem Frachter, der an einem der Ostsee zugewandten Ufer der Frischen Nehrung gestrandet war. Der Abteilungsstab hatte inzwischen seine Kommandostelle in der Nähe auf der Frischen Nehrung stationiert. Die Tatsache, ein Schiff zu besitzen, hatte uns bezüglich des sich abzeichnenden Kriegsendes etwas beruhigt. Da machte uns die Natur einen Strich durch die Rechnung. In der Osternacht zerriß eine gewaltige

Sturmwelle die Taue, mit denen unser Schiff befestigt war, los und warf es an den Strand. Unsere letzte Hoffnung, mit diesem Schiff über die Ostsee zu entkommen, schwand dahin. Bis dahin hatten wir das Schiff der Armee nicht gemeldet. Es war deshalb ein großes Wagnis, als Hauptmann Küsbert mir den Auftrag gab, beim Armee-Pionierführer Hochseeschlepper zu beantragen, um unser Schiff wieder flott zu machen. Ein Major, dem ich die Meldung machte und den Antrag stellte, schöpfte Fluchtverdacht. Er sagte zwar zu, daß ein Versuch gemacht würde, das Schiff vom Strand abzuziehen, kündigte jedoch disziplinarische Folgen an. Auf die Frage, wer die Verantwortung für dieses Unternehmen trug, hatte ich meinen Namen angegeben und die Absicht geäußert – wie bereits gesagt –, das Schiff für Sanitätszwecke einzusetzen. Ich spürte sofort, daß der Major unsere geheime Absicht durchschaute. Mir wurde die Situation zunehmend unheimlich. Man ließ mich zu meiner Abteilung zurückfahren. Ich meldete meinem Kommandeur das Ergebnis der Unterredung und er erklärte: «Eine Auslieferung Ihrer Person werden wir, wenn es sein muß, mit Einsatz militärischer Mittel verhindern. Die Verantwortung übernehme ich!» Der Versuch, das Schiff wieder flott zu kriegen, scheiterte. Tiefe Enttäuschung und Mutlosigkeit ergriff uns. Disziplinarische Folgen hatte die Angelegenheit nicht.

Ich verzichte auf die weitere Schilderung aus diesen Tagen. Die Zeit hielt wieder einmal den Atem an.

Anfang April erhielten wir zu unserer größten Überraschung über die Division einen Befehl aus dem Oberkommando der Wehrmacht, uns auf einen Abtransport aus Danzig nach Schleswig-Holstein vorzubereiten. Dieser Befehl erschien uns zunächst völlig utopisch, bis uns klar wurde, wie er zustande kam. Der frühere Abteilungs- und Regimentskommandeur des Panzerregimentes 35 und der 4. Panzerdivision, ein *General von Saucken*, saß inzwischen in der obersten Heeresleitung und hatte diesen Befehl durchgesetzt, um seine ehemalige Abteilung vor der russischen Gefangenschaft zu bewahren. Nun begann sich der Knoten zu schürzen. Wir bereiteten die Einschiffung von der Weichselmündung zur Halbinsel Hela vor. Die Überfahrt sollte mit einer Marine-Präme erfolgen. Ehe ich diese Szene aus dem Dunkel meiner Erinnerung hervorhole, möchte ich meinem Kommandeur, Hauptmann Küsbert, ein Denkmal setzen. Es war kurz nach Ostern, als wir wieder einmal über unsere ungewisse Zukunft nachdachten. Wir waren allein und hatten gleichzeitig denselben Einfall: Wir wollten versuchen, unsere Leute auf dem Sanitätsweg über die Ostsee nach Hause zu schicken. Ältere Soldaten mit Familien sollten bevorzugt werden. Damals gingen noch unsere Verwundeten und Flüchtlingstransporte von Hela aus nach Kiel. Wir stellten eine geheime Liste auf, von der – außer uns beiden – niemand erfuhr. Küsbert sprach jeweils mit einem der auf der Liste Stehenden und schickte ihn dann zu mir. Die Gespräche wurden unter dem Siegel absoluter Verschwiegenheit geführt. Zunächst wußte keiner, warum er den Truppenarzt aufsuchen sollte. Die Gespräche verliefen immer etwa in der gleichen Weise: Ich informierte mich über den Gesundheitszustand, über Verwundungen, die bereits durchgemacht worden waren, über Unfälle, wobei häufig Gehirnerschütterungen vorkamen, da unsere Panzerfahrer schweren Erschütterungen ausgesetzt waren. Wir verständigten uns über die Diagnose, die entsprechenden Symptome, die auf dem Krankenzettel vermerkt wurden. Einzelne bekamen Gipsverbände. Auf diese Weise schickten wir im Laufe von sechs Wochen nach und nach etwa sechzig Angehörige der zweiten Abteilung Richtung Heimat. Ein einziger junger Medizinstudent war dabei, den ein besonderes Geschick an die Front und zu uns geführt hatte. Es war der Sohn des Heimwehrführers Steidle aus Innsbruck, den die SS erschossen hatte. *Ottmar Steidle* wurde aus dem Konzentrationslager Dachau schließlich zur Frontbewährung zu uns geschickt. Von seiner Mutter erfuhr ich nach dem Krieg während einer Durchreise durch Innsbruck, daß er tatsächlich in die Heimat zurückkam.

Der Tag der Einschiffung kam. Es war ein regnerischer, trüber Apriltag. Wir saßen am Ufer der Weichselmündung auf unserem Gepäck, als sich ein Fahrer von der Division bei Hauptmann *Küsbert* meldete mit der Nachricht, daß der Truppenarzt der ersten Abteilung ausgefallen war und ich seine Stelle einzunehmen hätte. Mein zweiter Arzt, Dr. Arthur Rathke, war schon früher zur ersten Abteilung versetzt worden. Obwohl ich durch diese Nachricht eigentlich hätte tief betroffen sein müssen, überfiel mich zu meinem eigenen Erstaunen ein Gefühl der Freude, so, als ob mir ein Stein vom Herzen gefallen wäre. Der Abschied von Hauptmann Küsbert war deshalb äußerlich gar nicht so schmerzlich, im Gegenteil, wir scherzten noch, und ich fuhr mit dem Meldefahrer in die Stellung der ersten Abteilung, wo ich gegen Mitternacht ankam. Dort saß der Kommandeur der ersten Abteilung mit seinem Stab, tief deprimiert, mit hängendem Kopf. Später wurde mir gesagt, ich sei ganz beschwingt in den Raum getreten und hätte versucht, die trüben Gemüter aufzuheitern. Mir selbst war es – wie ich schon geschildert habe – auch aufgefallen, daß meine fröhliche Verfassung überhaupt nicht zur Wirklichkeit paßte. Diese bestand ja vielmehr darin, daß meine eigene Abteilung gerettet wird und ich mit allen Übrigen im Kessel von Danzig bis zum bitteren Ende ausharren sollte.

Obwohl sich zunächst an der Gesamtlage nichts für uns änderte, verließ mich die gehobene Stimmung nicht mehr. Ich war zuversichtlich, ohne zu wissen, warum. Ich war nunmehr wieder täglich mit meinem Kollegen, dem Unterarzt Rathke, zusammen. Er war ein von seiner Gemütslage her munterer, geistig sehr beweglicher Berliner. Mit ihm zusammen gelang es uns, im Stab der ersten Panzerabteilung, die lethargische Haltung nach und nach zu überwinden. Wir fingen an Pläne zu schmieden, wie wir wenigstens unsere jetzige Abteilung, die noch über sechzehn intakte Panzer vom Typ «Panther» und über eine starke Luftabwehr auf Selbstfahrlafetten verfügte, retten könnten. Der Kommandeur der ersten Abteilung wurde in alle Überlegungen einbezogen, ebenso ein jüngerer Leutnant, der Versorgungsoffizier der Abteilung. Wenn auch im Nachhinein unsere Pläne phantastisch klingen, sollen sie doch kurz skizziert werden, um zu zeigen, wozu man glaubte fähig zu sein. Nachträglich bin ich meinem und unserem gemeinsamen Schicksal dankbar, daß die ersten beiden Pläne bald überholt sein sollten. Der erste Plan bestand darin, die sechzehn «Panther» an einer Stelle zu konzentrieren, die übrigen Mannschaften auf die Kettenfahrzeuge aufsitzen zu lassen und so schwer bewaffnet bei Nacht und Nebel die russischen Linien zu durchbrechen, um uns, in kleine Gruppen aufgeteilt, in Richtung Westen durchzuschlagen. Abenteuerlicher ging es nicht. Der zweite Plan sah vor, unsere Werkstattkompanie an die Weichselmündung zu verlegen und dort einen Panzer, der als reparaturbedürftig gemeldet werden sollte, getarnt aufzustellen. Ebenfalls sollte an der Weichselmündung die Flugabwehr aufgebaut werden. Sie bestand, wie schon erwähnt, aus automatischen Vierlingsflaks auf Selbstfahrlafetten, im ganzen also sechzehn Rohre. Wir hatten nämlich inzwischen entdeckt, daß im Bereich der Weichselmündung zahlreiche seetüchtige Motorschiffe, im wesentlichen Hochseeschlepper, an den Kais befestigt waren. Sie unterstanden dem Armee-Pionierführer und waren – wie wir erkundet hatten – neben der Schiffsmannschaft von Offizieren der verschiedenen Truppenteile besetzt. Der Plan bestand nun darin, im geeigneten Augenblick die Ausfahrt aus der Weichselmündung zu sperren, die Motorschiffe zu kapern und die Besatzung zu zwingen, unsere Abteilung über die Ostsee mitzunehmen. Benzin hatten wir genügend. Dieser Plan war schon etwas realistischer, jedoch ebenfalls nicht ungefährlich. Ein gütiges Geschick hat auch diesen Plan überholt.

Wie entwickelte sich die Lage nun in Wirklichkeit? Das Kriegsende näherte sich. Etwa in der ersten Aprilwoche kam ich mit unserem Versorgungsoffizier, *Leutnant Dams,* zur *Weichselmündung.* Dort wurden noch immer die Verwundeten mit Hilfe von Marineprämen nach Hela übergesetzt. Da sahen wir erstmalig Landungsboote einer Landungspioniereinheit am Weichselufer festmachen. Darunter war ein Rot-Kreuz-Boot. Wir grüßten vom Ufer aus den Arzt auf seinem Sanitätsboot und kamen mit ihm ins Gespräch über seinen Auftrag.

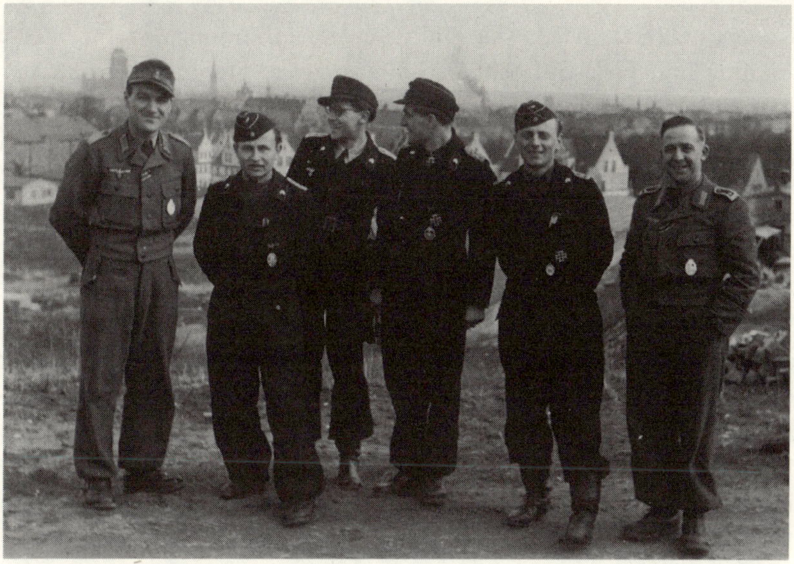

28. Unterarzt Dr. med. Arthur Rathke mit Offizieren der 2. Abteilung des Panzerregiments 35 im Raum Danzig

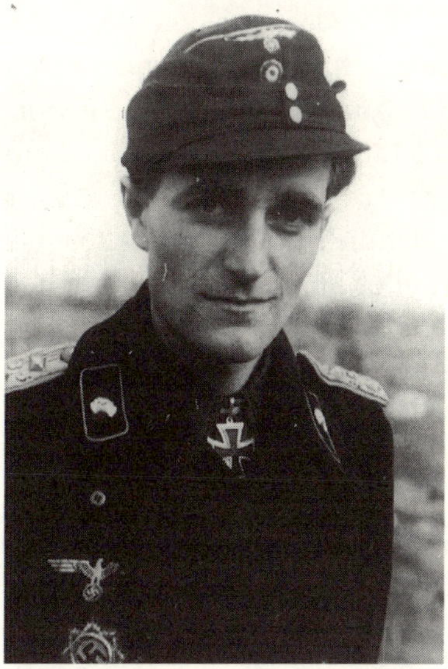

29. Hauptmann und Kommandeur der 2. Abteilung, Panzerregiment 35, Küsbert

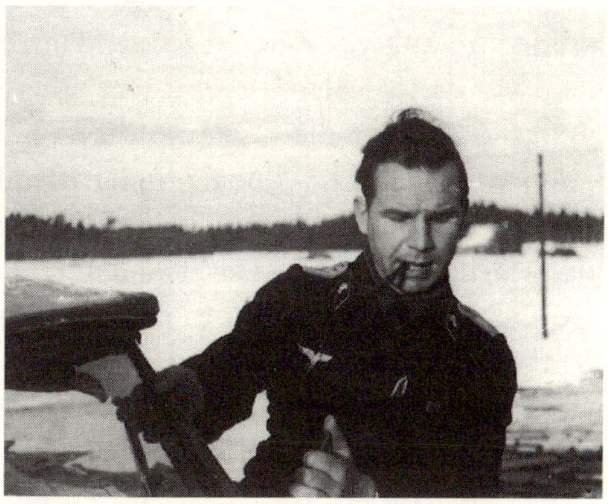

30. Leutnant Dams, Vers.-Offizier, Panzerkommandant des Panzerregimentes

Der Kollege erzählte uns, daß sie nunmehr die Verbindung zwischen der Weichselmündung und Hela aufrechtzuerhalten hätten. Sie kamen aus *Königsberg* und hatten dort den Untergang der Stadt erlebt. Die Russen seien schon auf der Frischen Nehrung gelandet. Inzwischen gesellte sich ein *Oberleutnant Müller* hinzu, dem wir die Frage vorlegten, ob sie warten würden, bis sie in russische Kriegsgefangenschaft kämen. Er lachte und sagte: «Wozu haben wir einen schwimmbaren Untersatz? Wir fahren natürlich rechtzeitig davon!» Ich sagte im Scherz: «Dann könnten Sie uns doch mitnehmen.» Müller dagegen: «Um wie viele Herren handelt es sich?» Als ich ihm dann erklärte, es handele sich nicht um einige Herren, sondern um den Rest unserer Panzerabteilung mit ca. 500 Mann, sagte er: «Ausgeschlossen, wir haben kaum Benzin, um mit einigen Booten über die Ostsee fahren zu können!» Jedes Landungsboot, das vorne eine Landungsklappe hatte, um Panzer und Geschütze an Land bringen zu können mit einem Tiefgang von ca. 60 cm, konnte, wenn es unbedingt sein mußte, auf engstem Raum siebzig bis achtzig Mann aufnehmen.

Was nun folgte, war reine Planung für den Tag X. Mit Leutnant Dams stellte ich nach Rücksprache mit unserem Kommandeur einen Verwundetentransport mit ca. zwanzig Panjefahrzeugen zusammen, auf die Fahrzeuge wurden die Benzinkanister gelegt, darauf Stroh, darauf Verwundete und Kranke. In einer regnerischen Nacht marschierte ich mit Leutnant Dams an der Spitze dieses Verwundetentransportes durch die Sperre der Feldgendarmerie zur Weichselmündung. Die gesamten Benzinreserven der eingeschlossenen Armee waren schon vor längerer Zeit der letzten Panzerabteilung zur Verfügung gestellt worden. Mit diesem Benzinvorrat war Oberleutnant Müller in der Lage, seine Landungsboote über die Ostsee zu führen. Die Frage war nur: Wann würden wir erfahren, daß die Landungspioniere den Befehl oder die Erlaubnis erhielten, die Fahrt über die Ostsee anzutreten? Das hing zweifellos auch von dem Verhalten der Marinestation Hela ab. Um den Kontakt aufrecht zu erhalten, «versetzten» wir den Unterarzt Rathke zur Pionierkompanie Müller. Er war ein ausgezeichneter Fernmelder, so daß wir nunmehr in ständigem Funkkontakt über einen Geheimcode standen. Über die Absichten der Landungspioniere wurden wir auf dem laufenden gehalten. Der Plan war, aufgrund einer verschlüsselten Nachricht von Dr. Rathke, daß sich unsere Panzerbesatzungen aus ihren Stellungen zurückziehen und rückwärts bereitgestellte Zugmaschinen besteigen sollten, um auf einem mit Birkenästen gekennzeichneten Fahrweg die Weichselmündung zu erreichen. Die an der *Weichselmündung* liegenden Boote sollten die Mannschaften aufnehmen zur letzten Fahrt in Richtung *Hela*. Die Spannung wuchs bis zum 7. Mai. Wir hörten im Radio, daß *Winston Churchill* eine

Rede an die Welt halten sollte und daß in der Nacht vom 8. auf den 9. Mai ab 24 Uhr an allen Fronten die Waffen ruhten. Wie wir über Rathke wußten, fand am Vormittag des 8. Mai eine Lagebesprechung in Hela statt. Wir erfuhren verschlüsselt, daß sämtliche Marine-Einheiten und das Landungspionierbataillon noch *vor* Waffenstillstand den Engländern ausgeliefert werden sollten. Damit war entschieden, daß unser Plan durchgeführt werden konnte.-Tatsächlich spielte sich alles ab wie in einem Manöver.

Am frühen Nachmittag des 8. Mai trafen unsere Mannschaften an der Weichsel ein, bestiegen die dort noch liegenden Landungsboote und erreichten unbehelligt die *Marinestation Hela*. Auf Anordnung der Marine setzte sich eine kaum überschaubare Armada kleiner Schiffe um 20 Uhr in Bewegung. Weit auseinandergezogen schwammen einige hundert Kriegsschiffe, Landungsboote, Hochsee-Schlepper, Vergnügungsdampfer Richtung Westen. Im nachhinein scheinen die Umstände, die zum Gelingen beitrugen, wie ein ausgeklügeltes Räderwerk ineinandergegriffen zu haben – oder waren das alles glückliche «Zufälle»? Daß wir schließlich am Abend aus der *Danziger Bucht* die *Ostsee* erreichten, hing an vielen seidenen Fäden. Zum Beispiel war unser Kommandeur im Augenblick der Abfahrt der Landungsboote zur letzten Lagebesprechung zur Division befohlen. Als er zurückkam, sah er die Boote bereits auf hoher See schwimmen. Wie ein gefangener Löwe rannte er am Weichselufer entlang und erreichte ein Sturmboot, das in der Weichselmündung patroullierte. Er gab dem Führer des Patrouillenbootes den Befehl, den schon auf der offenen See schwimmenden Booten nachzufahren. So erreichte er als einzelner noch vor Abfahrt der Armada Hela. Dort hatten sich inzwischen einige tausend, dem Festland entkommene Soldaten aus versprengten Truppenteilen eingefunden. Die hier liegenden Schiffe, vor allem auch die Marinefahrzeuge, Schnellboote, Minenräumboote, Zerstörer waren bereits überfüllt. Ich traf in dem kleinen Hafen eine Gruppe des Divisionsstabes der 4. Panzerdivision mit einem Oberst, die auf den überfüllten Schiffen keinen Platz mehr fanden. Mein Oberleutnant Müller hat auch diese Gruppe noch über die Ostsee mitgenommen. Man kann die Gefühle dieser «Geretteten» kaum beschreiben.

So saß ich mit meinem Freund Arthur Rathke auf dem Sanitätsboot der Pioniere und schaute auf das verschwindende Festland zurück. Sonderbare Gefühle bewegten uns, vor allem die Frage: «Mit was haben wir das verdient?» Etwa 60.000 Mann der eingeschlossenen Armee gerieten in russische Gefangenschaft. Bei aller Freude über unsere Befreiung aus dem *Danziger Kessel* spürten wir etwas wie eine heilige Verpflichtung, diesem Schicksal gerecht zu werden. Wir bestätigten uns gegenseitig, daß wir nunmehr kein gewöhnliches bürgerliches Leben mehr führen könnten. In der Nacht kamen wir nicht mehr zur Ruhe, wir waren hellwach. Da erreichte uns gegen zehn Uhr vormittags am 9. Mai die Kriegsfurie ein letztes Mal. Vom Osten zog am Himmel eine Staffel von sechzehn russischen Kampfflugzeugen über uns hinweg. Als sie etwa die Höhe der ersten fliehenden Schiffe erreichten, fielen die Bomben. In demselben Augenblick kam der Funkbefehl an sämtliche Marinefahrzeuge und das Pionierbataillon, das Feuer gegen die Flugzeuge zu eröffnen. Es war ein letztes schauerliches Schauspiel, als die Leuchtspurgeschosse aus Hunderten von Rohren den Flugzeugen immer näher kamen. Sie drehten ab und ließen uns gen Westen entkommen. Wir sahen die Küsten von Bornholm und Schweden links und rechts von uns liegen. Wo würden wir landen: in Kiel oder Eckernförde? Schleswig-Holstein, der nördlichste Teil Deutschlands, war mir weniger durch eigene Anschauung und Erlebnisse bekannt – ich war lediglich mit der Jungenschaft über Schleswig-Holstein mit dem Schiff nach Südschweden, Oslo, gefahren. Kiel, Eckernförde, Hamburg, Bremen kannte ich aus eigener Anschauung noch nicht, und doch kreisten unsere Gedanken – sicher nicht zufällig – um einige historische Tatsachen: So wußten wir, daß der legendäre *Graf Saint Germain* 1784 in *Eckernförde* begraben lag.

Der Graf von St. Germain hatte sich in den Schutz der Herzogtümer von Schleswig-Holstein begeben. Zehn Jahre später, 1793, widmete *Friedrich Schiller* seine *«Briefe zur ästhetischen Erziehung des Menschen»* dem *Prinzen Friedrich Christian von Schleswig-Holstein-Sonderburg-Augustenburg.* Rathke und ich fanden «Zuflucht» in derselben geistigen und politischen Landschaft.

Die geheimnisvolle Biographie des *Grafen Saint Germain* nachzuzeichnen, würde zu weit führen. Nur soviel: Der spätere Graf Saint Germain war der Erstgeborene des ungarischen *Fürsten Rakoczy*, der sich in dynastischen Auseinandersetzungen mit dem österreichischen Kaiserhaus befand. Der erstgeborene Sohn, *Kronprinz Leopold Georg*, wurde mit 4 Jahren in einer «Nacht- und Nebelaktion» nach Florenz gebracht, wo er von *Herzog Giovanni Gaston von Medici* unter fremdem Namen aufgezogen wurde. Der ungarische Prinz nahm später das Pseudonym *«Saint Germain»* an. Dann tauchte er an den verschiedenen Fürstenhöfen Europas auf, insbesondere auch in Frankreich am Hofe *Ludwigs des XV.* Er warnte die Fürsten vor kommenden sozialen Umwälzungen. Der Ruf nach Freiheit, Gleichheit, Brüderlichkeit stammt zwar nicht von ihm, er kann aber durchaus mit seinem Namen und seinen Warnungen in Verbindung gebracht werden. Darüber hinaus widmete er sich

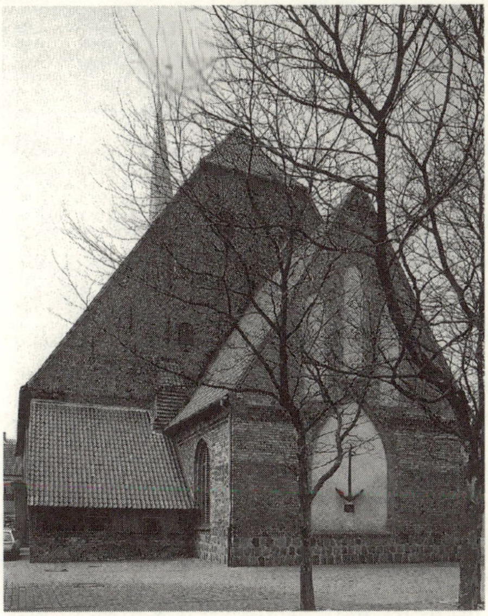

31. St.-Nicolai-Kirche, Eckernförde: In dieser Kirche wurde der Graf Saint Germain 1784 «in aller Stille» beerdigt. Im Register der evangelischen Gemeinde war es das Grab Nummer 1. Während der großen Springflut 1872 wurde auch das Grab des Grafen Saint Germain zerstört. Die Grabplatte ist deshalb nicht mehr vorhanden.

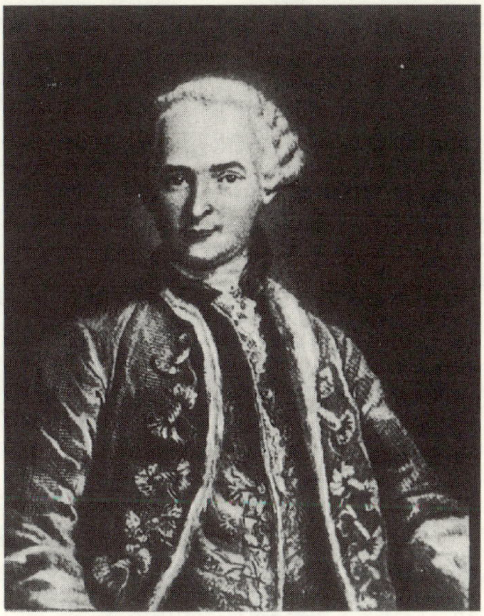

32. Graf Saint Germain

alchymistischen Studien, die stets zum Ziel hatten: Substanzprozesse und deren Umwandlung in einem Zusammenhang zu sehen mit Wandlungskräften im Menschen selbst.

Auf ein geistiges Phänomen, auf das *Rudolf Steiner* aufmerksam gemacht hat, möchte ich auch in diesem Zusammenhang hinweisen: Etwa zur gleichen Zeit entstanden einmal die bereits erwähnten *«Briefe zur ästhetischen Erziehung des Menschen»*, die auf die Trinität des Menschen nach Form-, Stoff- und Spieltrieb hinorientiert sind. Kurze Zeit danach veröffentlichte *Johann Wolfgang Goethe* in den *«Unterhaltungen deutscher Ausgewanderter»* 1794 das sogenannte *«Märchen»*. Es handelt ebenfalls von der Trinität der menschlichen Natur, die sich in drei Königen im verborgenen Tempel (dem goldenen, silbernen, eisernen) offenbart: «In jenen unglücklichen Tagen, welche für Deutschland, für Europa, ja, für die übrige Welt die traurigsten Folgen hatten, als das Heer der Franken durch eine übel verwahrte Lücke in unser Vaterland einbrach, verließ eine edle Familie ihre Besitzungen in jenen Gegenden und entfloh über den Rhein, um den Bedrängnissen zu entgehen.» (Aus: «Unterhaltungen deutscher Ausgewanderter».)

Als drittes zeitgleiches Ereignis ist die Jugendschrift *Wilhelm von Humboldts* zu nennen: *«Ideen zu einem Versuch, die Grenzen der Wirksamkeit des Staates zu bestimmen»*. Sie entstanden nach einer Reise des jungen, fünfundzwanzigjährigen Humboldt 1789 nach Paris unter dem Eindruck der französischen Revolution und des Zusammenbruches des Ancien régime zunächst in Briefform 1791/92. Wir haben es also mit einer gleichzeitigen Trilogie zur Idee des Menschen und der Dreigliedrigkeit der menschlichen Natur zu tun.

Wir landeten am dritten Tag im *Hafen von Kiel.* Dort hatten sich unzählige kleine und größere Schiffe, Frachter und Motorboote versammelt. Auf Deck der größeren Schiffe wimmelte es von Soldaten. Sie waren wie wir in den letzten Kriegstagen aus dem Ostseeraum nach Kiel geflüchtet.

Da saßen wir nun wieder einmal fest. Immerhin war die Aussicht, in englische Gefangenschaft zu kommen, nicht zu vergleichen mit dem, was uns in Rußland erwartet hätte. Die Angelsachsen waren immerhin, geschichtlich gesehen, unsere «Vettern». Voller Vertrauen in diese Tatsache beschlossen Rathke und ich, uns selbständig zu machen, unser schützendes Sänitätsboot zu verlassen und an Land zu gehen. Wir weihten den «Kapitän» des Sanitätsbootes, unseren ärztlichen Kollegen, in den Plan ein und baten ihn, uns mittels eines der mitgeführten Schlauchboote an Land zu bringen. Obwohl der Hafen von englischen Posten umstellt war, wagten wir dieses Abenteuer. Neben unseren Rucksäcken hatten wir bei der Abfahrt von der Weichselmündung zwei Fahrräder mitgenommen – für alle Fälle.

Während ich dies niederschreibe, frage ich mich, ob die Ereignisse, die nun folgten, in den ernsthaften Bericht einer Biographie gehören; denn was nun folgt, entbehrt nicht der Komik und ist nur aus der chaotischen Situation der ersten Nachkriegswochen erklärbar. Alles, was man unternahm, war Improvisation. Wenn man die Ereignisse, in die wir miteinbezogen waren, mit einem Drama vergleicht, so spielt sich in einem Shakespearschen Bühnenspiel ein kleines Schauspiel im Schauspiel ab, etwa wie die Rüpelszene im «Sommernachtstraum». Unter diesem Aspekt mögen die folgenden Geschichten dem geneigten Leser zugemutet werden. Sie zeigen immerhin, daß selbst bei katastrophalen Verhältnissen Komik und Humor noch einen Raum finden.

Zwischenspiel Kiel – Hamburg

Das Schlauchboot legte an dem Kai an, etwa 100 m entfernt stand der erste englische Posten. Wir schoben die Räder mit unseren Rucksäcken auf den englischen Posten zu, um die in Richtung Süden führende Uferstraße zu erreichen. Wir waren in voller Uniform, hatten lediglich am linken Oberarm eine Rotkreuz-Binde angelegt. Als wir den Posten erreichten, nickten wir ihm freundlich zu. Der junge Soldat betrachtete uns verwundert, unternahm jedoch nichts. Genauso ging es beim zweiten Posten. Wir erreichten die Uferstraße, auf der unübersehbare Kolonnen englischer Fahrzeuge Richtung Süden fuhren. Wir bestiegen unsere Fahrräder und fuhren an den Kolonnen entlang, die wir, wenn sie anhielten, überholten. So gelangten wir unbehelligt von den Engländern nach *Kiel-Holtenau* und erkundigten uns, ob die Straße Richtung Süden über den *Kaiser Wilhelm-Kanal* frei sei. Dabei erfuhren wir, daß der Nord-Ostsee-Kanal gesperrt sei und Passagierscheine nur in Ausnahmefällen bei der englischen Kommandantur erhältlich seien, die sich in Holtenau in einer Kaserne befand. Wir bestiegen wieder die Fahrräder, fanden die bezeichnete Kaserne und fuhren, ohne abzusteigen, an dem verdutzten Posten vorbei durch das offene Kasernentor. An einem Gebäude mit dem Schild «Head-Quarters» und einer kleinen englischen Fahne lehnten wir die Fahrräder an die Mauern und stiegen eine Treppe hoch zum Hauptquartier. Ein höherer englischer Offizier empfing uns, den wir baten, uns einen Passierschein über den Kanal auszustellen. Wir erklärten ihm, daß wir Ärzte seien und – laut der Genfer Konvention – als Nicht-Kombattanten auch nicht in Gefangenschaft kommen könnten.

Mein Kollege Rathke sprach hervorragend Englisch, so daß wir uns gut verständlich machen konnten. Der englische Offizier schaute uns von oben bis unten an, wir merkten, daß ihm so ein Fall noch nicht vorgekommen war. So erklärte er uns, wir sollten am nächsten Vormittag um zehn Uhr wiederkommen. Damit waren wir entlassen. Bis dahin schien also alles gut gelaufen zu sein. Wir bestiegen schon im Kasernenhof die Fahrräder, fuhren an dem Posten durch das offene Tor vorbei und erkundigten uns nach dem nächstgelegenen Lazarett. Dort – so meinten wir – könnten wir doch übernachten. Wir fanden das dortige Standortlazarett, das der Marine unterstand, ebenfalls von einem Posten am Eingang bewacht. Er ließ uns ohne weiteres durch. Den Chefarzt informierten wir über das Gespräch mit dem Hauptquartier und erhielten die Erlaubnis, im Marinelazarett zu übernachten. Wir bedankten uns am anderen Morgen für die freundliche Aufnahme, frühstückten noch und nahmen zur Sicherheit jeder eine Wolldecke mit – für alle Fälle. Der englische Posten ließ uns ohne weiteres vorbei. Wir fuhren, wie am Vortag, mit den Rädern, in den Kasernenhof zum Headquarter und fanden pünktlich unseren englischen Offizier wieder hinter seinem Schreibtisch. Er war jedoch nicht allein, sondern hatte – wohl zu seiner Unterstützung – einen uniformierten Arzt zugezogen. Dem erklärten wir nun mit denselben Argumenten unsere Immunität aufgrund des Internationalen Roten Kreuzes. Wir stellten fest, daß der englische Kollege durchaus gut Deutsch verstand, es jedoch vermied, uns in der Deutschen Sprache zu antworten. Mit finsterer Miene sagte er nur: «You are prisoners.» Als wir unsere Argumente wiederholten, machte er kurzen Prozeß, rief einen englischen Soldaten mit geschultertem Gewehr und ließ uns abführen. Es blieb uns nichts anderes übrig als dem Soldaten zu folgen. Wir wollten unsere Fahrräder mitnehmen. Kurz und bündig erklärte jedoch unser englischer «Vetter»: «Your bicycles must stay here!» Also mußten wir unsere Rucksäcke selber tragen. Nach einem kurzen Marsch von 20-30 Minuten erreichten wir den Fliegerhorst *Kiel-Holtenau,* das Tor schloß sich hinter uns, wir waren in *englischer Gefangenschaft.*

Das Areal des Fliegerhorstes, ein großer Innenhof, und die leeren Hallen quollen über von deutschen Soldaten aller Truppenteile und Dienstgrade. Wie man die versprengten Truppen eingefangen hatte, wurden sie eingeliefert. Die hygienischen Verhältnisse waren für die 3000-4000 auf engem Raum zusammengedrängten Menschen völlig unhaltbar. Wir lagen auf dem bloßen Betonboden. Rathke und ich hatten wenigstens unsere Decken. Tagsüber konnten wir umhergehen, wir inspizierten die Gebäude und trafen den mitgefangenen Arzt des Fliegerhorstes in seinem Krankenrevier. Er sollte für hygienische Verhältnisse sorgen. Mit ihm kamen wir ins Gespräch, fanden Gefallen aneinander und meinten so beiläufig, daß unser Gesundheitszustand in den letzten Kriegswochen in den Kämpfen um Westpreußen gelitten haben könnte. Es fiel die übliche Verdachtsdiagnose: Zustand nach Commotio. Dies leuchtete unserem Fliegerkollegen ein. Er holte uns in sein Revier, wies uns zwei weiche, bezogene Feldbetten an und meinte, wir sollten – wie sich dies für die Diagnose gehöre – wenigstens drei Wochen liegen. Die Meldung ging an die englische Kommandantur und dort an den englischen Standort-Arzt. Dieser schickte uns zunächst einen Sanitäter, der uns von nun an wenigstens alle zwei Tage zu kontrollieren hatte. Auch ein Arzt erschien, um sich vom Schweregrad unserer Gehirnerschütterung zu überzeugen. Sie Symptome waren uns geläufig; wir konnten beide nur wenige Minuten stehen, dann wurde es uns schwindlig, es trat Brechreiz ein und wir mußten uns wieder hinlegen. In den Gesprächen mit dem englischen Sanitäter stellte sich heraus, daß er Medizinstudent im achten Semester war. Unsere Beziehung wurde immer vertraulicher: Er kam nun täglich, um sich mit uns über den ärztlichen Beruf und Gott und die Welt zu unterhalten.

Inzwischen entleerte sich das provisorische Gefangenenlager. Wir blieben allein als Gefangene im Krankenrevier zurück. Die vorgesehenen drei Wochen gingen zu Ende. Es kursierte das Gerücht, die Truppenteile, die von der russischen Front zurückgewichen waren und sich den Amerikanern und Engländern ergeben hatten, sollten den Russen ausgeliefert werden – ein schrecklicher Gedanke. Wir sprachen mit unserem Fliegerarzt über unsere Sorgen und was wir unternehmen könnten. Gemeinsam kamen wir auf die Idee, im Marinelazarett, in dem sich eine neurologische Abteilung befand, ein fachärztliches Gutachten einzuholen. Unser englischer Sanitäter, der, ohne es auszusprechen, unseren Krankenzustand durchschaute, war sofort bereit, eine fachärztliche Untersuchung zu veranlassen. Mit einem englischen Sanitätskraftwagen wurden wir auf Liegen ins Marinelazarett gefahren – wir durften uns ja immer noch nicht bewegen – und einem Professor vorgestellt, den mein Freund Rathke sofort als seinen Prüfer in Neurologie-Psychiatrie bei seinem anderthalb Jahre zurückliegenden Staatsexamen erkannte. Welch ein «Zufall»! Die gründliche Untersuchung ergab bei uns beiden neben den subjektiven Symptomen, die wir spielend beherrschten, tatsächliche neurologische Ausfallserscheinungen, bei mir zum Beispiel war die Kalt-Warm-Empfindung völlig gestört. Die Patellarsehnenreflexe waren derartig gesteigert, daß mein Fuß dem guten Professor gegen das Schienbein schlug. Ergebnis: Das Gutachten für uns beide kam zu dem Ergebnis: dienstuntauglich und arbeitsunfähig bis auf weiteres. Unterschrift, Stempel, Neurologische Abteilung, Marinelazarett Kiel-Holtenau, Professor ... Diese Dokumente beruhigten uns, denn es war nunmehr fachärztlich erwiesen, daß man mit uns als Kriegsgefangene, wo auch immer, nichts anfangen konnte.

Wieder lagen wir in unseren Betten und dachten über unsere Zukunft nach. Etwas mußte nunmehr geschehen. Unsere Genesung war so weit fortgeschritten, daß wir am Spätnachmittag aufstanden. Freund *Rathke,* der ein großes Konzertakkordeon mitgeschleppt hatte und ausgezeichnet spielen konnte, veranstaltete im Revier kleine Kurkonzerte. Die Fenster standen offen, und die englischen Soldaten versammelten sich zur gewohnten Zeit, um die heimatlichen Klänge, von Rathke meisterlich dem Akkordeon entlockt, zu hören. Rathke beherrschte auch tatsächlich fast das ganze englische Jazz-Repertoire.

Die Situation wurde uns allmählich ungemütlich. Was sollten die Engländer mit uns anfangen? So beschlossen wir, unseren englischen «Kollegen» in unsere weiteren Pläne einzuweihen. Wir erklärten ihm, daß er bei seiner vorgesetzten Stelle unsere Einweisung in die Neurologische Abteilung des Universitätsklinikums Hamburg-Eppendorf veranlassen sollte. Dies sicherte er uns zu. Es dauerte trotzdem noch etwa acht Tage, bis wir eines Morgens um sechs Uhr geweckt wurden. Auf dem Fliegerhorsthof stand ein Lastwagen zur Abfahrt bereit. Unser englischer Freund half uns noch, die schweren Rucksäcke, die mit chirurgischen Instrumenten und einem Mikroskop angefüllt waren, auf die Ladefläche zu heben. Ohne Polster, ohne Sitzgelegenheit saßen wir, an das Führerhaus gelehnt, als der leere Lastwagen mit hoher Geschwindigkeit in erstaunlich kurzer Zeit die Strecke von Kiel nach Hamburg zurücklegte. Der Fahrer nahm auf unseren Zustand keinerlei Rücksicht. Es ging durch Schlaglöcher, um die Kurven, daß wir schließlich froh waren, als der Wagen an einem großen Tor, an dem zwei Rotkreuz-Fahnen hingen, anhielt. Wir waren am *Universitätsklinikum Hamburg-Eppendorf* angekommen. Der englische Fahrer und sein Begleiter halfen uns noch vom Lastwagen herunter, reichten uns unsere schweren Rucksäcke nach und sagten nur noch: «Go on», ließen den Motor an und waren verschwunden.

Da standen wir nun verdutzt auf der Straße, schleppten unsere Rucksäcke rasch in den parkartigen Innenhof und versteckten sie in einem Gebüsch, um frei beweglich zu sein. Am ersten Gebäude, das wir vor uns sahen, stand auf dem Schild: Chirurgische Klinik, Professor *Konietzny*. In der unmittelbaren Nähe war das Schwesternhaus. Wir erkundigten uns beim Pförtner nach der Wohnung der Oberin. Es war gegen 14.00 Uhr. Die Essenszeit war vorbei. Bei der überstürzten Abfahrt am Morgen hatten wir nichts zum Frühstück bekommen und gedachten, die Oberin zu fragen, wie wir zu einem Mittagessen kommen könnten. Das war aber nur ein naheliegender Gesichtspunkt. Wir erhofften uns von ihr Hinweise für eine Unterkunft, außerdem sollte sie uns den Weg zur Neurologie zeigen und uns nach Möglichkeit dort anmelden. Wir stiegen die Treppen hoch, standen vor der Tür: Oberin... Wir klingelten, die Tür öffnete sich, vor uns stand eine hochgewachsene, schlanke, blonde Frau mit offenem, jedoch auch strengem Gesichtsausdruck. Später, nachdem wir sie kennengelernt hatten, erfuhren wir, daß sie eine geborene Gräfin war. Dem entsprach auch ihre ganze «hoheitliche» Haltung. Wir hatten sofort großen Respekt, machten tiefe Verbeugungen, als sie uns ansprach mit den Worten: «Wer sind Sie? Was wollen Sie von mir?» Einer von uns beiden sagte seinen Spruch: «Wir sind den Russen aus dem Raum Danzig entkommen, aus dem englischen Gefangenenlager entflohen und suchen Ihren Rat und Ihre Hilfe.» Unser Anblick muß sie aufs höchste überrascht haben, denn seit sechs Wochen lief kein uniformierter Soldat mehr frei herum. Wahrscheinlich sah sie an unseren Schulterstücken mit dem Äskulap-Stab, daß wir Ärzte waren, denn plötzlich sagte sie: «Kommen Sie herein!» Unsere Jugendlichkeit und offenkundige Harmlosigkeit besiegten ihre Zurückhaltung. Wir traten ein, wurden an einen Tisch gesetzt und nach unseren Wünschen gefragt. Die Oberin ergriff das Telefon, rief die verschiedenen Kinderstationen an und ließ Griesbrei und Pudding in ihre Wohnung bringen. Sehr schnell stellte ich fest, daß die Oberin das Schicksal ihres Volkes mit großer innerer Anteilnahme begleitete. In uns sah sie die letzten Helden und wollte uns helfen. Nur konnte sie uns nicht bei sich behalten und sah auch in ihrem Klinikbereich keinerlei Unterbringungsmöglichkeit. «Kennen Sie niemanden in Hamburg?» fragte sie uns. Da erinnerte ich mich an Dr. Rascher, einen anthroposophischen Arzt. Einer seiner Söhne war in der Klasse meiner Schwester Hedwig und kam öfter zu uns nach Hause. Ein Bruder Dr. Raschers war Arzt in München-Schwabing. Unsere Oberin schlug das Telefonbuch auf und stellte fest, daß ein *Dr. Rascher* ganz in der Nähe in Eppendorf seine Praxis hatte. Sie vermittelte das Telefongespräch. Dr. Rascher war am Telefon. Ich sagte, daß ich von der Waldorfschule seinen Sohn kannte und mit einem Kollegen eine Unterkunft suchte. Sofort bot er mir an, ihn noch an diesem Abend zu besuchen.

Bei Einbruch der Dunkelheit machten wir uns auf den kurzen Weg in seine Praxis. Dr. Rascher und seine Frau empfingen uns auf das freundlichste, luden uns zum Abendbrot ein, besorgten uns Zivilkleider und ließen uns von nun an in den Praxisräumen übernachten. Zum Mittagessen waren wir täglich bei unserer hochgeschätzten und verehrten Frau Oberin zu Gast. Die Hamburger Bevölkerung bekam Essensmarken zugeteilt, wir konnten der Familie Rascher nicht zur Last fallen, die selber kaum etwas zu essen hatte. Da beschlossen wir, uns beim zuständigen Einwohnermeldeamt als Hamburger Bürger anzumelden. Dies war jedoch nur möglich, wenn wir einen Entlassungsschein aus der Wehrmacht vorlegen konnten. Dr. Rascher hatte einen Patienten, der vor Jahresfrist aus gesundheitlichen Gründen aus der Wehrmacht entlassen worden war. Von ihm lieh er sich die Entlassungspapiere. Nach demselben Schema setzte Frau Rascher mit der Schreibmaschine einen Entlassungsschein auf. Wir erfanden eine Dienststelle: Heeresauffangstab Kiel, Abteilung IVb, wählten das Datum 2. Januar 1945, trugen unsere richtigen Daten ein, es fehlte nur eine geeignete Unterschrift. Die erfand Frau Rascher, indem sie «i.A. Brummer, Major im Generalstab» unterzeichnete. Soweit sah der Entlassungsschein schon recht echt aus. Es fehlte aber ein Stempel mit Hoheitszeichen.

Wir weihten die Oberin in die Angelegenheit ein. Sie wußte jedoch selber niemanden, der noch einen Stempel mit Hoheitsadler aufbewahrt haben könnte. Da fiel ihr die Sekretärin von Professor Konietzny ein. Ihr traute sie zu, daß sie ein solches Erinnerungsstück aufbewahrt haben könnte. Die bezeichnete Dame, ein älteres Fräulein mit schütterem Haar und Brille, saß mit dem Rücken zu uns an einer Schreibmaschine. Ohne aufzublicken, fragte sie uns: «Was wünschen Sie?» Was sollten wir sagen? Ich antwortete: «Wir brauchen dringend einen Stempel!» Darauf sie: «Welches Semester?» Rathke sagte: «Kein Semester, wir haben das alles schon hinter uns.» Sie darauf: «Was haben Sie hinter sich?» Darauf sagte ich: «Den Krieg.» Da sprang die Dame auf, schaute uns erschrocken an und stellte nun ernsthaft die Frage nach unserem Begehr. Wir erzählten unsere Geschichte zum x-ten Mal, ihre Augen fingen an zu leuchten, sie sah in uns die letzten Vaterlandsverteidiger und sagte: «Für Sie tue ich alles!» Als sie nun erfuhr, was wir wirklich von ihr wollten, nämlich einen alten Stempel mit Hoheitszeichen, war ihr Eifer nicht mehr zu bremsen. Sie lief in einen Nebenraum und brachte, wohlverschnürt, den alten Stempel, auf dem stand: «Chirurgische Universitätsklinik Eppendorf» mit dem von uns so sehnlich gewünschten Adler und Hakenkreuz in der Mitte. Nun übten wir gemeinsam, denn es kam darauf an, daß der Hoheitsadler deutlich zu erkennen war, jedoch die Umrandung: «Chirurgische Universitätsklinik» unleserlich blieb. Unser bebrillter Schutzengel schnitt einen kleinen Kreis aus Papier aus und setzte den Stempelabdruck in zwei Schritten zusammen. Erst wurde die Schrift abgedeckt und der Hoheitsadler auf das Papier gedrückt, dann umgekehrt der Hoheitsadler abgedeckt und die Schriftumrandung unleserlich gemacht. Schließlich hatten wir die Technik heraus. Auf unserem Entlassungsschein prangte ein echter Stempelabdruck. Was wollten wir mehr? Wir bedankten uns auf das freundlichste, mein wohlerzogener Kollege Rathke verabschiedete sich mit Handkuß.

Mit diesen Entlassungsscheinen gingen wir zum Einwohnermeldeamt, erhielten tatsächlich unsere Essensmarken. Der Beamte setzte auf unsere Entlassungsscheine den Amtsstempel «Einwohnermeldeamt-Stelle Eppendorf» – wir hatten einen *echten* Stempel. Das ganze Papier wurde dadurch glaubwürdig. Unsere Freude über den gelungenen Schachzug währte jedoch nicht lange. Schon einige Tage später lasen wir in der Zeitung, daß Soldaten, die nach dem 30. Dezember 1944 aus der Wehrmacht entlassen worden seien, sich bis zum ... (den Termin habe ich vergessen) bei der Englischen Kommandantur zu melden hätten. Bei Nichtbefolgung wurde Bestrafung angedroht. Wir hatten für unsere Entlassung einen zu späten Termin gewählt. Jetzt wurde es ernst. Wir mußten aus Hamburg verschwinden. Aber wie? Die Elbe war gesperrt, wie der Nord-Ostsee-Kanal; ohne einen Passierschein von der Englischen Kommandantur konnten wir Hamburg nicht verlassen. Ein neuer Plan war notwendig. Wir forcierten die Untersuchung in der Neurologischen Klinik, baten unsere Oberin um Vermittlung und erschienen eines Vormittags zur festgelegten Zeit mit unseren Befunden aus dem Marine-Lazarett in Kiel-Holtenau im Wartezimmer des Klinikchefs. Eine jüngere, aparte Ärztin in meinem Alter empfing uns, studierte unsere Befunde und sagte dann sehr freundlich: «Was erwarten Sie von uns?» Wir wollten ja ursprünglich lediglich von Kiel nach Hamburg transportiert werden. Da faßten wir Mut und machten der Kollegin den Vorschlag, uns ein Zeugnis zu schreiben mit der Erklärung, daß in unserem Falle nur eine Behandlung in der Neurologischen Klinik der Universität München möglich sei. Die kluge Frau hatte längst begriffen, worum es uns ging, und hatte uns ganz offenbar in ihr Herz geschlossen. Wir erhielten tatsächlich einen Überweisungsschein mit der Unterschrift des Klinikchefs.

Damit ausgerüstet, meldeten wir uns bei der Englischen Kommandantur und beantragten einen Passierschein über die Elbe. Hintereinander wurden wir in ein Untersuchungszimmer gebeten. Ein englischer Arzt überprüfte unsere Befunde mit dem Ergebnis, daß Rathke einen Passierschein erhielt, ich jedoch nicht. Offenbar waren meine Befunde nicht massiv genug. Was war zu tun? Wir wollten zusammenbleiben und kamen auf die nächste Idee, mit unserem Papier vom Einwohnermeldeamt bei der bereits wieder installierten Hamburger Ärztekammer um unsere Niederlassung nachzusuchen. Wir standen vor dem Präsidenten der Ärztekammer und verfolgten ihm gegenüber hartnäckig unseren Antrag auf Errichtung einer Arztpraxis in Hamburg. Der Ärztekammerpräsident schien von diesem Vorhaben nicht erfreut, obwohl wir wußten, daß zahlreiche Arztpraxen in Hamburg noch verwaist waren. Dies Argument legten wir selbstverständlich in die Waagschale. Trotzdem versuchte unser Gegenüber, uns von diesem Vorhaben abzubringen. «Was gefällt Ihnen denn an Hamburg? Wo kommen Sie überhaupt her? Wo ist Ihre Heimat?» Inquisitorisch wurden wir ausgefragt. So verriet ich selbstverständlich nicht, daß ich Familie hatte und am liebsten schon morgen nach Süddeutschland reisen würde. Wir sagten schließlich, daß wir auch deshalb in Hamburg bleiben wollten, da es auf absehbare Zeit keine Passierscheine über die Elbe gäbe. Dann die Rückfrage. «Würden Sie denn Hamburg verlassen, wenn Sie einen Passierschein hätten?» Darauf sagte Rathke: «Das müßten wir uns überlegen. Lieber würden wir unsere ganze Kraft für den Wiederaufbau Hamburgs einsetzen.» Der Kammerpräsident bestellte uns zur selben Zeit am nächsten Tag in sein Büro. Als wir eintraten, hatte er bereits zwei Passierscheine in der Hand mit der Bemerkung: «Ich freue mich, für Sie eine gute Nachricht zu haben. Hier, Ihre Passierscheine!» Es blieb uns nichts anderes übrig, als die Scheine anzunehmen. Noch am selben Tag beschafften wir uns am notdürftig hergerichteten Bahnhof Fahrkarten – Rathke nach Hannover, ich nach Sonthofen im Allgäu – die uns auch tatsächlich ausgehändigt wurden, obwohl bekannt war, daß zahlreiche Eisenbahnbrücken auf diesen langen Strecken noch zerstört waren. Wir verabschiedeten uns von unserer Oberin auf das herzlichste, ebenso von unserer freundlichen Gastgeberfamilie Rascher, bestiegen den leeren Wagen eines Güterzuges und fuhren glücklich mit unseren fabelhaften Papieren in Zivilkleidung gen Süden. Genau vierzehn Tage hat unser Hamburg-Aufenthalt gedauert. Es waren seit meiner Jugend die unbeschwertesten Tage meines Lebens.

Heimkehr

Der erste große Aufenthalt war im notdürftig hergerichteten *Hauptbahnhof Hannover*. Wir mußten beide den Zug verlassen und einen anderen Güterzug besteigen – Rathke in Richtung Eschwege, ich in Richtung Kassel. Wir saßen am Fuß des Denkmals am Bahnhofsplatz, der überfüllt war von Flüchtlingen. Dazwischen gingen englische Soldaten auf und ab. Wir waren in übermütiger Stimmung. Rathke nahm sein Akkordeon aus der Umhüllung und begann, zunächst deutsche, dann englische Tanzmusik aufzuspielen. Da kamen doch ein englischer Landser nach dem anderen auf uns zu, legten ihre Gewehre ab, griffen sich junge deutsche Frauen, und der ganze menschenüberfüllte große Bahnhofsplatz wogte im Takt der Tanzmusik meines Freundes Rathke. Konnte man sich eine menschlichere Verbrüderung ausmalen?

Ich trennte mich von Rathke schmerzlich und glücklich zugleich. Wir sollten uns erst zehn Jahre später wiedersehen. Mein Güterzug fuhr in Richtung *Kassel*. Vor einer zerstörten Brücke hielt der Zug. Alle Insassen mußten zu Fuß über eine hölzerne Behelfsbrücke einen Fluß überqueren. Auf der anderen Seite stand bereits der nächste Güterzug bereit. Am Spätnachmittag kam ich in Kassel an. Wieder unzählige Menschen am Bahnhof, die auf ihre Weiterfahrt warteten. Ich erfuhr, daß vor acht Tagen keine Fahrgelegenheit mehr Richtung Süden bestand. Da fiel mir ein, daß ja mein Stabsarzt *Bumm* aus Kassel kam. Bei der Rotkreuz-Station am Bahnhof erkundigte ich mich nach seiner Adresse, und wer gab mir Auskunft? Eine stattliche Dame in Schwesternkleidung sagte mir: «Sie sind an der richtigen Adresse! Ich bin *Frau Bumm*!» Sie brachte mich noch am selben Tag in ihr Haus auf der Wilhelmshöhe und lud mich ein, so lange ich wollte, bei ihr zu wohnen. Bis tief in die Nacht mußte ich ihr von den letzten Tagen ihres Mannes erzählen und erklären, wo sein Grab zu finden sei. Für mich war dies eine der wichtigsten Begegnungen. Mit großer Tapferkeit trug Frau Bumm den Verlust.

Vierzehn Tage später war es soweit. Es fuhren wieder Güterzüge und notdürftig hergerichtete Personenwagen Richtung Süden. Der Abschied von Frau Bumm ging uns beiden sehr nahe. Wir hatten später keine Begegnung mehr. Mit genügend Proviant versehen, kam ich schließlich bis *Kempten* per Bahn. Hier erfuhr ich, daß das *Allgäu* südlich Kempten, Immenstadt, Sonthofen, das *Kleine Walsertal* von Franzosen besetzt sei, die alle jungen Leute, ob Soldaten oder nicht, zu Gefangenen machten, um diese in Frankreich zum Aufbau einzusetzen. Dem wollte ich mich nicht aussetzen und quartierte mich in Kempten bei einem Veterinärkollegen ein, den ich aus meiner Zeit des Frankreichfeldzuges kannte. Er hat mich vierzehn Tage lang auf das freundlichste bei sich wohnen lassen und mich verpflegt. Tatsächlich lösten die Amerikaner die Franzosen nach etwa drei Wochen ab und besetzten das ganze Allgäu. Bis dahin hatte ich keine Gelegenheit, meiner Frau eine Nachricht zukommen zu lassen. Die letzte Post, die sie von mir erhalten hatte, war Januar 1945 aus Danzig. Auch von ihr hatte ich seitdem keine Nachricht mehr.

Nachdem die Franzosen abgezogen waren, lieh ich mir ein Fahrrad, lud meinen schweren Rucksack auf den Gepäckträger und fuhr auf der mir vertrauten Landstraße nach Immenstadt, Sonthofen und Fischen, und gegen Abend von Fischen nach *Bolsterlang*. Es war schon dunkel, als ich mitten im Dorf ganz überraschend auf meine Frau traf, die von der Arbeit auf ihrem kleinen Kartoffelacker nach Hause ging. Die beiderseitige Überraschung war vollkommen. Obwohl sie mich im Raume Danzig wußte und schon eine Erkundungsfahrt nach Säckingen am Oberrhein unternommen hatte, um über meine in der Schweiz lebende Schwester Hedwig und durch sie womöglich über das Internationale Rote Kreuz etwas von mir zu erfahren, war sie innerlich ruhig und davon überzeugt, daß ich wieder nach Hause käme. Die beiden ältesten Kinder, *Ilona* und *Horand*, sahen staunend zu mir auf. Horand soll geäußert haben: «Was will der fremde Mann?» Es wurde sehr bald bekannt, daß ein Arzt im Dorfe sei, ich wurde in Notfällen um einen Hausbesuch gebeten, das Honorar bestand in Eiern, Milch und Butter. Zurückgekehrte Ärzte, die von den Amerikanern wegen Parteizugehörigkeit von ihren Praxen suspendiert worden waren, konnte ich als politisch Unbelasteter vertreten. Meine Frau hatte angefangen, Schafwolle zu verspinnen und sogenannte «Flecklesteppiche» zu weben, um etwas zum Lebensunterhalt beizutragen. Was wir auf Lebensmittelkarten erhielten, reichte nicht aus. Die alte Reichsmark hatte ihren Wert eingebüßt. Wir hatten zwar genug Scheine, niemand war jedoch bereit, dafür knappe Güter herzugeben. So verging der Herbst 1945 und der Winter 1945 auf 1946.

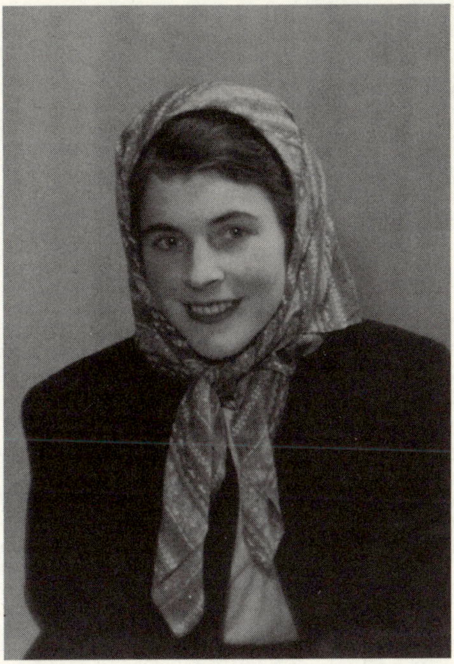

33. Luitgard Vogel-Schickler in Bolsterlang/Allgäu, 1945.

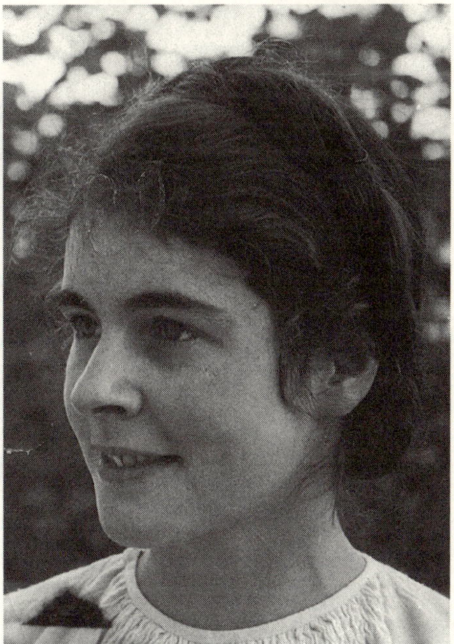

34. Luitgard Vogel

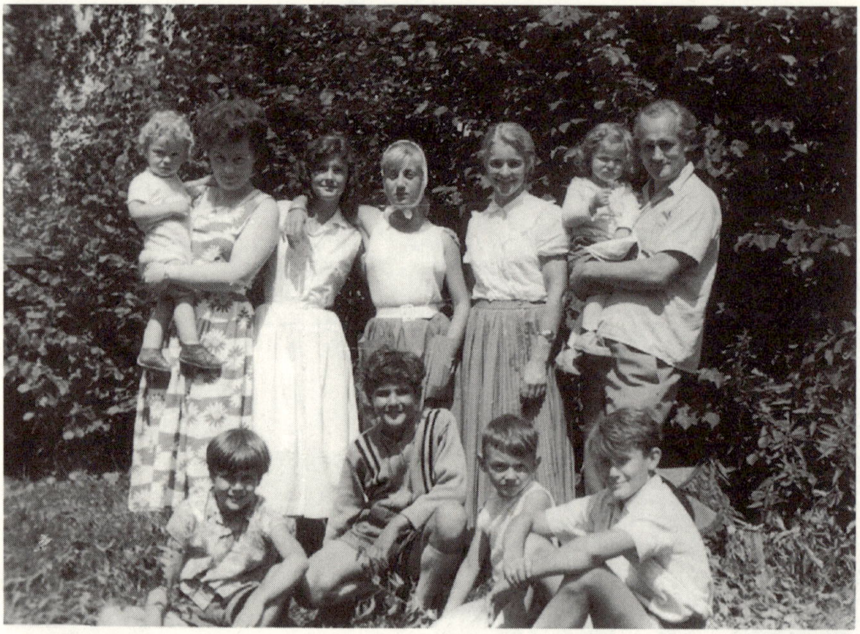

35. Familie Vogel mit Ilona, Frau Vogel, Markus, Dr. Heinz-Hartmut Vogel Andreas, Friedwart, Horand und Freunden

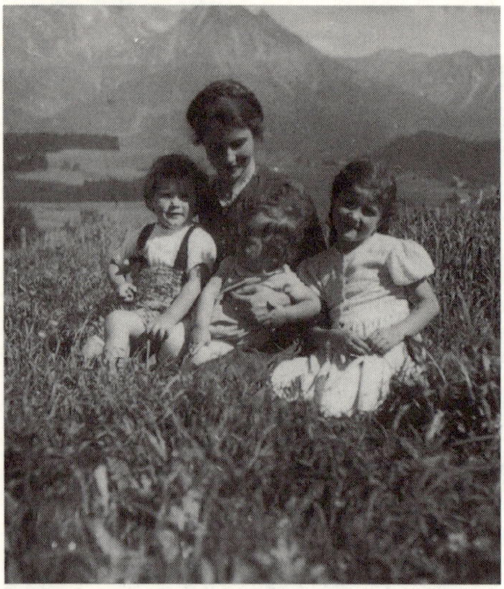

36. Luitgard Vogel in Bolsterlang, Allgäu, mit den Kindern Horand, Ilona, Friedwart

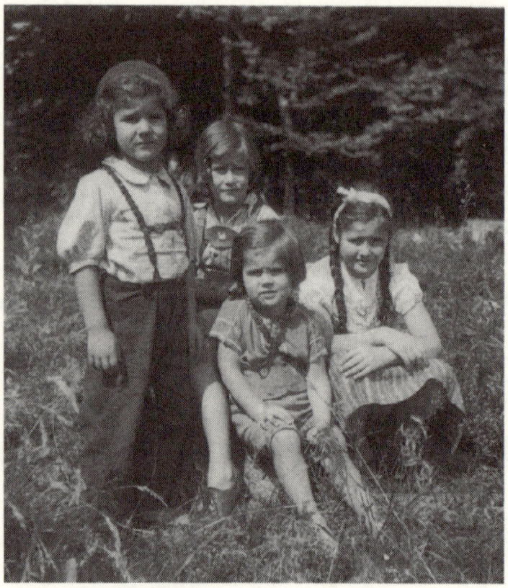

37. Ilona, Andrea, Horand, Andreas in Höllriegelskreuth (von rechts)

Begegnung mit Herrn und Frau Dr. Hauschka

Ich war mir bewußt, daß ich vor der Gründung einer eigenen Praxis noch klinische Erfahrung sammeln mußte. In *Oberstdorf* gab es ein kleines Krankenhaus, dessen ärztliche Planstellen jedoch besetzt waren. Zur klinischen Fortbildung wollte ich mich damals noch nicht von meiner Familie trennen. Meine Schwester *Hedwig*, die schon einmal meinem Lebensweg eine Richtung gegeben hatte, empfahl mir, ihre Freundin, die *Apothekerin Hilde Beck*, aufzusuchen, die von den Amerikanern die kommissarische Leitung der Arzneimittelfabrik Müller-Göppingen 1945 übernommen hatte. Noch im Herbst fuhr ich mit dem Fahrrad *nach Göppingen* und besprach mit Hilde Beck die ihr bekannten Möglichkeiten einer ärztlichen Weiterbildung. Sie kannte das *Klinisch-Therapeutische Institut Arlesheim,* sah jedoch dort für mich im Augenblick auch keine Arbeitsmöglichkeit. Außerdem wollte ich – wie gesagt – mich nicht schon wieder von der Familie trennen. Ich wußte auch keine konkreten Vorschläge zu machen. Da sagte sie mitten im Gespräch plötzlich: «Sie sollten auf alle Fälle *Dr. Hauschka* kennenlernen.» Ich hatte diesen Namen noch nie gehört. Sie erzählte mir, was sie mit Dr. Hauschka als dessen Mitarbeiterin vor dem Krieg erlebt hatte. Sie hatte in Ludwigsburg, dann in Dresden ein Laboratorium eingerichtet, in dem Heilmittel nach den Angaben von Dr. Hauschka hergestellt wurden. Auf meine Frage, wo ich Dr. Hauschka treffen könnte, nannte sie mir das *Homöopathische Krankenhaus München-Höllriegelskreuth* bei Pullach im Isartal. Ihre sehr nachdrücklich vorgebrachte Empfehlung, Dr. Hauschka unbedingt kennenzulernen, setzte sich bei mir fest. Ich meldete im Lauf des Winters meinen Besuch in Höllriegelskreuth an und fuhr im Frühjahr mit meinem Bruder *Lothar* zusammen mit dem Fahrrad nach München. *Frau Dr. Hauschka* und *Herr Dr. Hauschka* empfingen uns auf das freundlichste, zeigten uns die Klinik und stellten uns der Geschäftsführerin, Frau *Wilma Leimann*, vor. Mein Bruder Lothar hielt einen seiner enthusiastischen Griechenland-Vorträge vor der gesamten Belegschaft. Wir hielten uns drei Tage im Krankenhaus auf, hatten täglich mit Frau und Herrn Dr. Hauschka Gespräche über die von Arlesheim ausgegangene medizinische Strömung.

Mitten in einem solchen Gespräch fragte mich Frau Dr. Hauschka: «Wir haben uns nun kennengelernt, Vogel», dabei blickte sie mich an: «Hätten Sie nicht Lust, zu uns zu kommen?» Diese Frage zu stellen, hatte ich bisher nicht gewagt.

Ohne Zögern stimmte ich zu, ohne zu überlegen, wie ich diese Entscheidung mit den Bedürfnissen von Luitgard und den Kindern vereinen könnte. Wir fuhren mit den Rädern wieder ins Allgäu zurück (mein Bruder Lothar hielt sich damals mit seiner noch kleinen Familie im Walsertal auf), ich besprach mit Luitgard unsere Zukunft und begann meine ärztliche Tätigkeit als *Assistent von Frau Dr. Hauschka* im September 1946. Meine Familie blieb zunächst im Allgäu zurück.

Das Biologisch-Homöopathische Krankenhaus München-Höllriegelskreuth befand sich bis Kriegsende unter der Leitung von *Dr. Kurt Schauer*, einem bekannten Münchner homöopathischen Arzt, der während des Krieges Herrn und Frau Dr. Hauschka in *Gnadenwald* kennengelernt hatte. Als Herr und Frau Dr. Hauschka während des Krieges – von den Nationalsozialisten verfolgt – Gnadenwald aufgeben mußten (Dr. Hauschka war sogar vorübergehend im Gefängnis und durfte später Wien nicht verlassen), nahm Dr. Schauer beide in seine Klinik auf. Frau Dr. Hauschka wurde seine Assistentin, Dr. Hauschka begann durch seine Begegnung mit *Max Kaphahn* eine Wildfrucht-Säfteherstellung im Böhmerwald.

Der Krieg ging zu Ende. Dr. Schauer wurde von den Amerikanern als Chefarzt der Klinik suspendiert, da bekannt geworden war, daß er *Rudolf Hess* als Arzt behandelt hatte. An seiner Stelle wurde Frau Dr. Hauschka als Chefärztin der Klinik eingesetzt. So kam es zur ersten, von einer anthroposophischen Ärztin geleiteten Klinik in Deutschland. Den Ärztekreis, den ich um Frau Dr. Hauschka vorfand, bildeten *Frau Dr. med. Büsselberg*, *Dr. med. Johann Matthias Bansa*, mein Vetter, etwas später kam *Frau Dr. med. Bansa* (Frauenärztin) hinzu, dann zeitweilig *Frau Dr. med. Helmi Hartmann*, die Frau von Prof. Dr. Otto Julius Hartmann, und *Frau Dr. med. Huber*. Von Zeit zu Zeit besuchte uns Frau Dr. med. Bockholt, die damalige Leiterin der Medizinischen Sektion am Goetheanum.

Das *Biologisch-Homöopathische Krankenhaus München-Höllriegelskreuth* war in einem umgebauten Schloß aus der Gründerzeit eingerichtet. Es verfügte über 78 internistische Betten und galt als Spezialklinik für innere Medizin. Das Schloß lag in einem kleinen Park, dazu gehörte ein größerer Gemüsegarten mit einem Gärtner. Höllriegelskreuth gehörte zu Pullach, dem damaligen Sitz des Deutschen Jesuitenkollegs. Schon bei meinem Eintritt in das Kollegium hatte Dr. Hauschka in einer Holzbaracke ein Laboratorium zur Herstellung von Pflanzenheilmitteln eingerichtet. Die Grundsubstanzen wurden ohne Alkohol nach dem von Dr. Hauschka bereits in Arlesheim mit Frau Dr. Wegman entwickelten rhythmischen Verfahren hergestellt. Das Grundprinzip

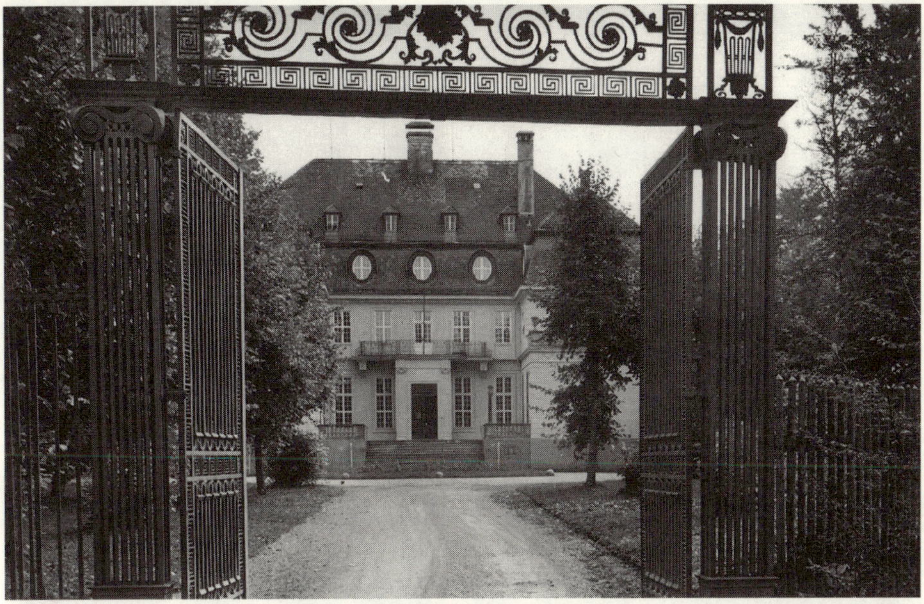

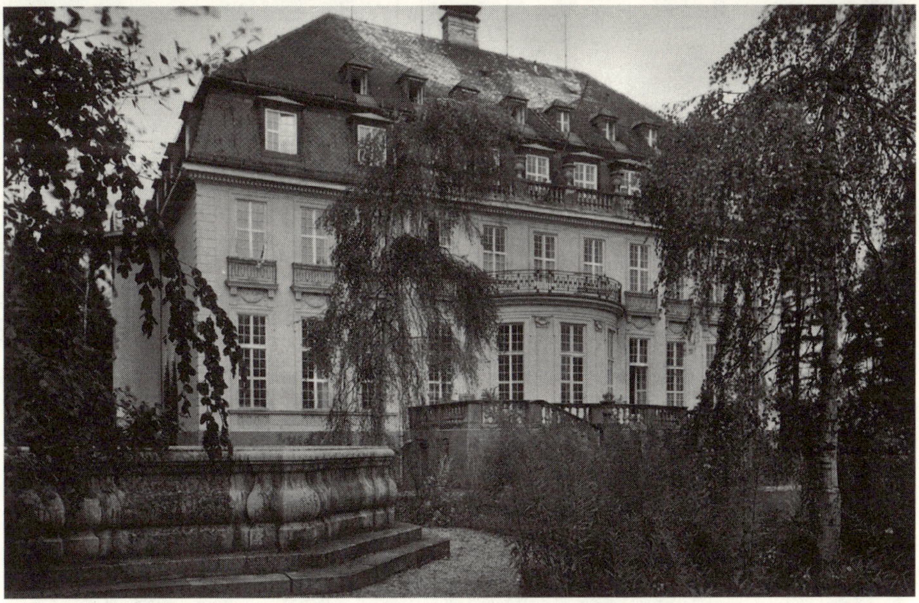

38./39. Homöopathisches Krankhenhaus München-Höllriegelskreuth

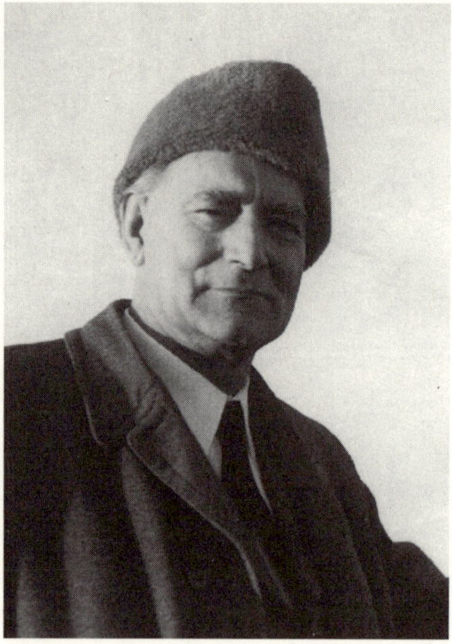

40. Dr. rer. nat. Rudolf Hauschka

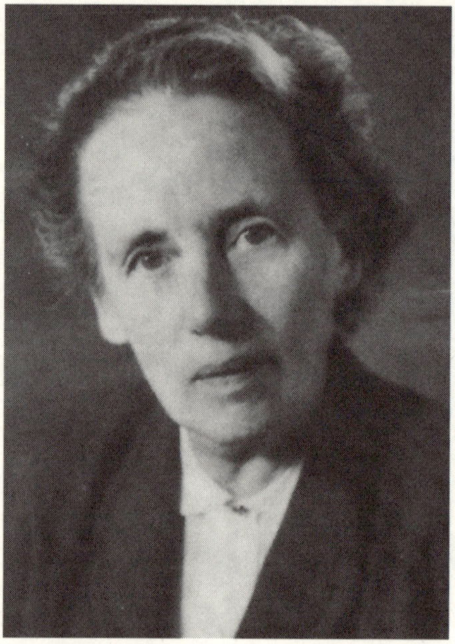

41. Frau Dr. med. Margarethe Hauschka

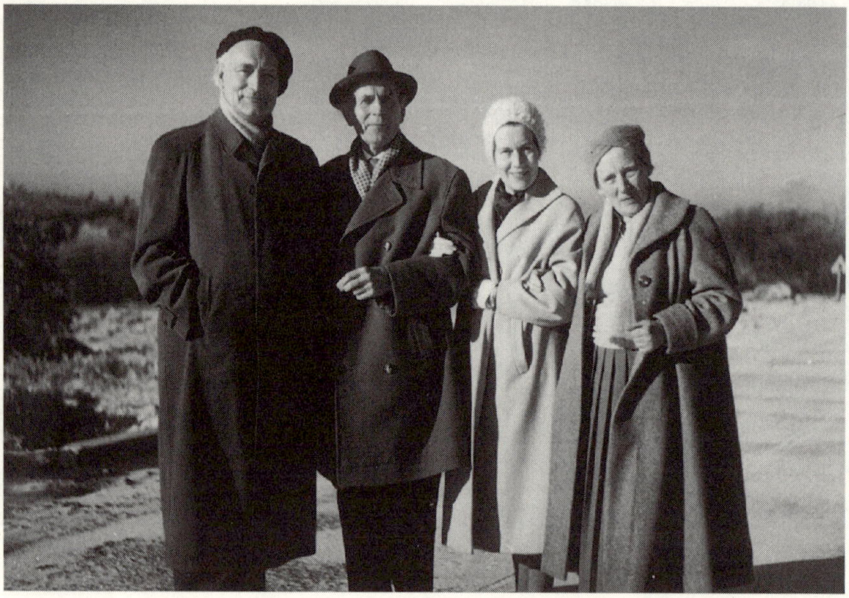

42. Das Gründerkollegium der WALA: Dr. Rudolf Hauschka, Max Kaphahn, Maja Mewes, Dr. Margarethe Hauschka in Bad-Boll/Eckwälden (von links)

beruhte darauf, daß die bei Sonnenaufgang geernteten, sofort von Hand zerkleinerten Pflanzen in destilliertem Wasser angesetzt wurden und sieben Tage lang eine Stunde vor und eine Stunde nach Sonnenaufgang sowie eine Stunde vor und nach Sonnenuntergang dem auf- und absteigenden Licht ausgesetzt wurden. Rudolf Hauschka nannte das «Licht-Rhythmus». In der Zwischenzeit wurden die Pflanzenansätze in einem Isolierschrank von allen äußeren Einflüssen abgeschirmt und mittels einer kleinen Gasflamme auf 37° C gehalten.

Während der Morgen- und Abendexposition wurde der Ansatz auf +4° C gekühlt. Zu Anfang kamen also zweierlei Rhythmen: 1. ein Wärme-Rhythmus, 2. ein Licht-Rhythmus zur Anwendung. Die abgepreßten Rückstände wurden verascht und ein Teil der Asche den abgepreßten Säften zugesetzt. So ergaben sich zwei Verfahren und zweierlei Präparatebezeichnungen: Wärme/Asche und Licht/Asche. Daraus entstand das Kürzel: WA-LA (WALA).

Die Klinik wurde pflegerisch von Schwestern des Roten Kreuzes betreut, den Stationsschwestern standen ein bis zwei Lernschwestern zur Seite. Ich wurde zusammen mit Frau Dr. Huber Frau Dr. Hauschka zugeteilt und hatte vor allem die Privatstation im obersten Stock zu versorgen sowie die Frauenstation im zweiten Stock. Die Männerstation lag im Parterre und wurde von meinem Vetter, Dr. med. Johann Matthias Bansa, betreut. Er hatte die kleinste Abteilung, weil er nebenher noch die verwaiste Praxis von Dr. Schauer in München zu versorgen hatte. Am ersten Tag meines Dienstes begleitete ich Frau Dr. Hauschka auf der Privatstation. Es waren intravenöse Injektionen durchzuführen. Die erste Patientin, die eine i.v. Injektion erhalten sollte, hatte kräftige, dicke Arme, äußerlich konnte man keine Venen in der Ellenbeuge entdecken und beim Betasten nur in der Tiefe ahnen. Neben mir stand die gefürchtete Stationsschwester, Schwester E. und blickte – wie es ihre Art war – selbstbewußt und kritisch auf den neuen jungen Arzt, wie der mit dieser Situation fertig werden würde. Ich wußte genau: Mein ärztlicher Ruf stand auf dem Spiel. Eine Niederlage wäre kaum mehr gut zu machen gewesen. Nun hatte ich durch meine Feldlazarett-Zeit Venenpunktionen, Anlegen von Infusionen, Blutübertragungen in allen nur denkbaren Situationen durchgeführt und eine erhebliche Routine erworben. Das galt auch für andere kleine Eingriffe wie Aszitespunktionen, Pleurapunktionen, Eröffnung von Peritonsillarabszessen, Kehlkopf- und Trommelfell-Spiegelungen. Diese technischen Handgriffe waren mir beigebracht worden. Auch mein Kommando während des Rußland-Feldzuges 1943 am Kriegslazarett Roslawl auf einer Augen- und Hals-Nasen-Ohren-Station hatte mich mit den notwendigsten elementaren Untersuchungstechniken vertraut gemacht. Trotzdem war mir bewußt, was auf dem Spiel stand. Die Venenpunkt-

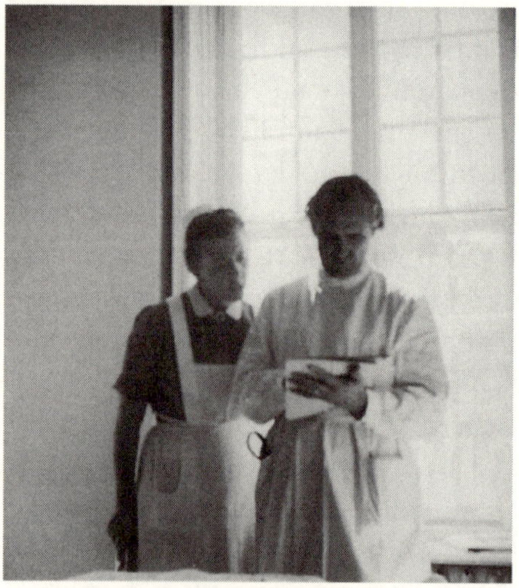

43. Visite im homöopathischen Krankenhaus in Höllriegelskreuth

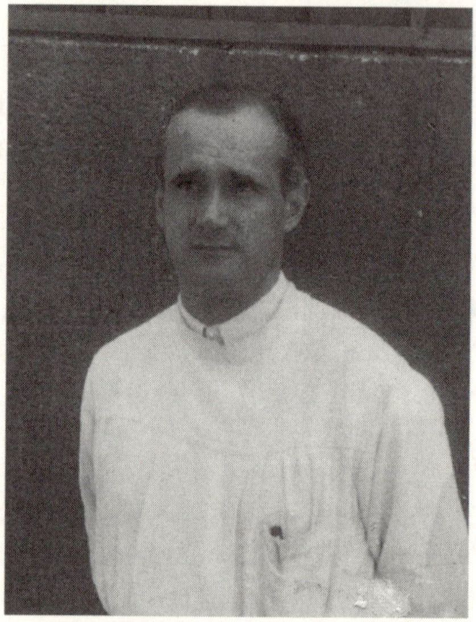

44. Dr. med. H.-H. Vogel, Assistent bei Frau Dr. Hauschka in Höllriegelskreuth

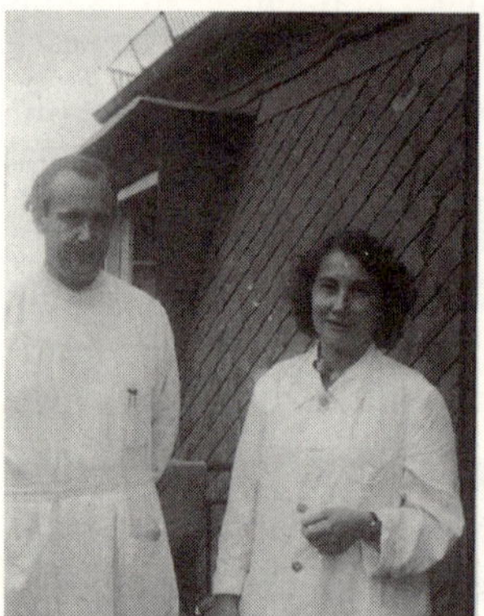

45. Dr. med. H.-H. Vogel mit Frau Dr. Huber

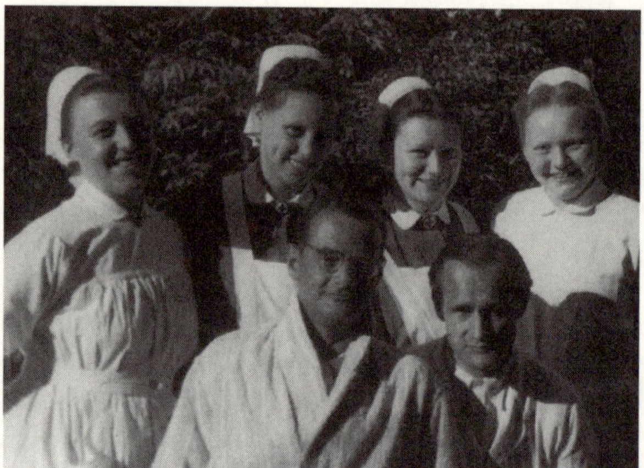

46. Dr. med. H.-H. Vogel mit Schwestern und einer Patientin

ion gelang auf Anhieb und die gefürchtete Schwester E. behandelte mich von nun an mit Wohlwollen.

Die Ärzteabende am Mittwoch jeder Woche, an denen auch alle fünf oder manchmal sechs Kollegen und Dr. Hauschka teilnahmen, waren für mich die einmalige Gelegenheit, eine neue Krankheitslehre und – von ihr abgeleitet – eine für mich bis dahin nicht bekannte Therapie kennenzulernen. Frau Dr. Hauschka war eine Meisterin der Belehrung. Wir Stationsärzte legten die Krankengeschichten, die Untersuchungsbefunde unserer schwierigen Patienten vor, Frau Dr. Hauschka stellte Fragen, die wir in Zukunft bei der Erhebung der Anamnese berücksichtigten. Die Anwort auf eine richtig gestellte Frage und die Berücksichtigung der Konstitution führten zur Wahl des Medikamentes. Dabei stellte sich heraus, daß wir ohne gute Kenntnis der homöopathischen Arzneimittelbilder niemals zurecht gekommen wären. Allerdings galt es (und dazu verhalf uns Frau Dr. Hauschka), die homöopathischen Arzneimittelbilder aus einer vertieften Signaturenlehre zu verstehen. Dr. Hauschka erklärte sich bereit, Dr. Bansa und mir jeden Freitag spätnachmittags für unsere Fragen zur Verfügung zu stehen. Diese freitäglichen Spätnachmittage fanden über drei Jahre fast regelmäßig statt. Aus dem unerschöpflichen Fundus seiner Substanzkenntnisse verhalf uns Dr. Hauschka wesentlich zum Verständnis der Wirkungen von Heilmitteln mineralischer, pflanzlicher und tierischer Herkunft. Dr. Hauschka führte uns ganz im paracelsischen Sinne durch «der Natur Examen». Es galt, die Verwandtschaften innermenschlicher pathologischer Vorgänge in der Natur wiederzuentdecken. Die gesamte Natur wurde zu Bildern der Pathologie. Wir lernten nach und nach verstehen, was es heißt. «Willst Du den Menschen erkennen, schau' in die Natur, willst Du die Natur erkennen, schau' in den Menschen.» Rudolf Hauschka hielt in der damaligen Zeit regelmäßig Vorlesungen in der Volkshochschule, zu denen ich ihn meist begleitete.

Dr. Bansa und ich wechselten uns in der Ambulanz ab. Es kam ein Jesuitenpater in die Sprechstunde, den ich von einer hartnäckigen, sich über Monate hinziehenden Furunkulose befreien sollte. Heute kann ich mich nicht mehr entsinnen, ob mir dies gelungen ist. Ein Ergebnis hatte die Behandlung immerhin: Ich wurde in das Jesuitenkolleg nach Pullach eingeladen, um über Grundfragen der Anthroposophie mit einem der Jesuitenprofessoren zu sprechen. Ich habe mich – leichtsinnig, wie ich damals noch immer war – darauf eingelassen. Man führte mich in eine große Bibliothek und zeigte mir alles, was von Dr. Rudolf Steiner veröffentlicht war. Man lud mich zum Tee ein und begann das Gespräch mit zwei Fragen: Gibt es eine Präexistenz der Seele vor der Geburt? und: Gibt es Entwicklung?

Der Fortbestand der Seele nach dem Tode wurde nicht in Frage gestellt. Schwieriger war es jedoch, eine Antwort zu finden auf die Frage nach der Entwicklung der Seele, denn sie hing mit der Vorbestimmung des Menschen und dem Begriff der Gnade zusammen, und letztendlich mündete das Problem in die allerschwierigste Frage: nach der Freiheit des Menschen. Denn Freiheit von der Schöpfung, anders ausgedrückt, Freiheit vom Schöpfer beinhaltete, daß der Mensch sich gegen die Schöpfung stellen könnte.

Ich war selbstverständlich beiden Problemen nicht gewachsen. Zunächst ging das Gespräch aus wie das Hornberger Schießen, ich behauptete tapfer, daß die Seele schon vor der Geburt existiere und nicht nur nach der Geburt ein ewiges Leben führe. Zur zweiten Frage meinte ich, daß der Mensch auch im Laufe seines Lebens (zumindest, was sein Bewußtsein betrifft) von der frühen Kindheit bis ins hohe Alter eine doch deutliche Entwicklung durchmache.

Das erste Gespräch mußte abgebrochen werden. Es fand noch zweimal statt, wobei ich mich bemühte, aus dem Neuen Testament Beispiele für die Präexistenz der Seele und ihre Wiederkunft nachzuweisen. Dabei bezog ich mich auf die Heilung eines Blindgeborenen, wo es heißt (im Johannes-Evangelium 9, 2):

«Und seine Jünger fragten ihn und sprachen: Meister, wer hat gesündigt, dieser oder seine Eltern, daß er ist blind geboren?» Jesus antwortete: «Es hat weder dieser gesündigt, noch seine Eltern, sondern es sollen die Werke Gottes offenbar werden an ihm.» Dann bezog ich mich auf das Gespräch Jesu mit seinen Jüngern. Johannes der Täufer war von Herodes ins Gefängnis geworfen worden. Jesus fragt die Jünger: *«Wer, sagen die Leute, daß ich sei?» Sie antworteten und sprachen: «Sie sagen, Du seist Johannes der Täufer; etliche aber, Du seist Elia; etliche aber, es sei der alten Propheten einer auferstanden.»* Im Matthäus-Evangelium, Kapitel 11, heißt es: *«Da aber Johannes im Gefängnis die Werke Christi hörte, sandte er seiner Jünger zwei und ließ ihm sagen: Bist Du der, der da kommen soll, oder sollen wir eines anderen warten?» und von Johannes sagt Jesus (Lukas 7, 27): «Denn dieser ist's, von dem geschrieben steht: Siehe, ich sende meinen Engel vor Dir her, der Deinen Weg vor Dir bereiten soll.» ... «Und so Ihr's wollt annehmen, er ist Elia, der da soll zukünftig sein. Wer Ohren hat zu hören, der höre» (Mat. 11,14 f.).* Johannes, in dem wir einen im Essäer-Orden geschulten und hochgebildeten «geistigen Gelehrten» zu sehen haben, kannte selbstverständlich die Prophetie, daß Elias wiederkehren würde, *«um dem Herrn den Weg zu bereiten.»* Vom Propheten Maleachi heißt es: *«Siehe, ich will meinen Engel senden, der vor mir her den Weg bereiten soll.»* (3. Kapitel, 1) Und Kapitel 3, 23, heißt es: *«Siehe, ich will Euch senden den Propheten Elia, ehe denn da komme der große und schreckliche Tag des Herrn.»*

Mit diesen Stellen aus dem Alten und Neuen Testament, die wir aufschlugen, glaubte ich, die Patres von der Präexistenz der Seele und der Möglichkeit ihrer Wiederkunft zu überzeugen. Ähnliche Gespräche hatte ich während des Krieges mit dem evangelischen und katholischen Divisonspfarrer geführt. Damals gelang es mir, wenigstens den katholischen Pfarrer mit meiner Meinung von der Wiedergeburt des Menschen zu beeindrucken. Auch das Phänomen der Therese von Konnersreuth wurde von mir für die Möglichkeit zumindestens einer Rückschau in die eigene Vergangenheit angeführt. Von der *Therese von Konnersreuth* wußte man, daß sie im Trancezustand Aramäisch sprach, einen palästinensischen Dialekt um die Zeitenwende. Ich führte diese Tatsache als «Beweis» für die Erinnerung an ein früheres Leben an. (Dr. med. *Eberhard Schickler,* der Onkel meiner Frau, war Angehöriger einer Kommission zur Überprüfung der Phänomene von Konnersreuth. Er veröffentlichte die Ergebnisse in der Zeitschrift «Natura»).

Die Jesuitenpatres gingen in der Klinik ein und aus und besuchten unsere Patienten. So erzählte mir *Dr. Karl Heyer*, den ich mit Frau Dr. Hauschka zusammen behandelte, von einem solchen Besuch und Gespräch mit einem der Pullacher Professoren. Er sagte etwa, daß er sich geistig gewappnet habe, um seinem hochgebildeten und geschulten Besucher gewachsen zu sein. – Meine Gesprächserfahrungen hatten zum Ergebnis, daß es kaum möglich ist, einen Menschen, der nur an eine diesseitige Existenz glaubt, von einem Vor- und Nachleben zu überzeugen, wenn man nicht über eigene innere Erfahrung verfügt.

Immerhin fielen in meine fünfjährige Kliniktätigkeit in München-Höllriegelskreuth vom Herbst 1946 bis Sommer 1951 einige Erlebnisse mit Patienten, die mich nachdenklich machten und an die Grenze äußerlich-sinnlicher Beobachtungen führten.

Aus einer chirurgischen Klinik wurde uns eine Patientin mit inoperablem Blasen-Ca., das sich infiltrativ auf die übrigen Beckenorgane ausgebreitet hatte, überwiesen. Es kam zu schweren Blutungen. Die unerträglichen Schmerzen mußten immer wieder auch mit Morphium gelindert werden. Es handelte sich um eine dem Leben zugewandte Dame, die segelte, Tennis spielte und sich im übrigen über den Sinn des Lebens nicht viel Gedanken machte. Im Einzelzimmer hing das Bild eines Heiligen mit Heiligenschein. Die Patientin stellt die Frage, was das denn bedeuten solle. Ich sagte, daß die Maler wohl um das Haupt von besonderen Menschen einen Lichtschimmer gesehen haben könnten, was wir «Heiligenschein» nennen würden. Die Patientin daraufhin: «Ich sehe nichts!» Der Zustand der Patientin änderte sich im Laufe der folgenden drei Wochen, die infolge der Blutungen hochgradige Anämie konnte auch durch wiederholte Bluttransfusionen nicht gebessert werden. Die Patientin wurde schließlich so schwach, daß sie die Arme nicht mehr heben konnte.

Sie flüsterte nur noch, war aber bei völlig klarem Bewußtsein. Man konnte mit ihr sprechen, mußte sich jedoch zu ihr hinneigen, um sie zu verstehen. Von einem Tag auf den anderen war sie völlig schmerzlos und benötigte keine Opiate mehr. Ich saß in diesen Tagen bei der Visite an ihrem Bett, als sie den Blick auf das Bild an der Wand richtete und mir zuflüsterte: «Ich weiß jetzt, was Sie mir erklärt haben. Ich sehe bei den Menschen jetzt einen Lichtschimmer um den Kopf, auch bei Ihnen, nur schwankt dieser Schimmer: Er ist einmal stärker, dann wieder schwächer. Auch verändert er seine Farbe. Außerdem weiß ich jetzt, was die Menschen sagen wollen, wenn sie mich besuchen.» Das war aber nur der Anfang eines ungewöhnlichen Ereignisses.

Ich hatte Nachtdienst, wurde von der Nachtschwester in großer Aufregung ins Zimmer der Patientin gerufen. Sie saß im Bett – was sie seit vier Wochen nicht mehr gekonnt hatte – das Gesicht angstverzerrt. Mit aufgerissenen Augen schaute sie hin und her, einmal in die linke Ecke des Zimmers, dann wieder in die rechte. Die schreckliche Angst, die aus ihrem Gesicht und ihren Abwehrgebärden sprach, griff geradezu auf mich über. Ich mußte selbst ihrem Blick folgen, sah jedoch nichts Ungewöhnliches. Schließlich sank sie erschöpft zurück. Ich wartete einige Minuten, als sie leise anfing zu sprechen: «Haben Sie sie nicht gesehen?» «Wen?» frug ich zurück. «Den Roten und den Schwarzen, links den Roten, rechts den Schwarzen!» Sie fiel in unruhigen Schlaf. Es vergingen einige ruhige Tage und Nächte. Als ich wieder des Nachts gerufen wurde, wiederholte sich dieselbe Szene. Ich blieb bei der Patientin und verfolgte wieder ihren verzweifelten Blick hin und her, hin und her. Auf einmal wurde sie ruhig, schaute wie in weite Ferne geradeaus, ein Lächeln überzog ihr Gesicht, ihre Arme waren nach vorne ausgestreckt, und langsam sank sie zurück in die Kissen. Was hatte sie diesmal gesehen? Am nächsten Tag bei der Visite erzählte sie mir, daß die beiden Gestalten in den Ecken verschwunden waren und in der Mitte eine helle Gestalt auf sie zukam. Was hatte sie erlebt? Noch einmal wurde ich in einer der folgenden Nächte gerufen. Die Szene begann, wie immer, mit dem Ausdruck äußerster Angst. Sie sah nach links, nach rechts, so daß ich ihr laut zurief: «Schauen Sie doch geradeaus, wie letztes Mal!» Wieder wurde sie ruhig, das Gesicht entspannte sich, sie sank zurück und schlief ein. Diese nächtliche Szene wiederholte sich nicht mehr. Sie lebte noch etwa vierzehn Tage und war wie verwandelt. Als ich sie an einem der nächsten Tage im Zimmer besuchte, forderte sie mich auf, mich zu setzen. Plötzlich schaute sie mich mit einem langen Blick an und fragte: «Sterbe ich?» In den Wochen vorher hatte sie jeden Gedanken abgewehrt, daß es mit ihr einmal zu Ende gehen könnte. Wie schon gesagt, war sie ein ganz diesseitiger Mensch, unbekümmert das Leben genießend. Deshalb war ich überrascht, sagte gar nichts -, dann, mit leiser Stimme sagte sie: «Also, ich sterbe.» Ob ich unbemerkt etwas genickt habe, weiß ich nicht. In dem Augenblick kam die Stationsschwester herein. Ernst sagte die Patientin zur Schwester: «Wissen Sie es schon?» Die Schwester verneinte. Darauf unsere Kranke feierlich: «Ich sterbe!» Von da an nützte sie jede Gelegenheit, mit mir über das Sterben zu sprechen, was dann käme, wie es weiterginge. Sie war wie verwandelt. Nicht nur die Angehörigen, das ganze Haus nahm an dem Geschehen teil. Unbemerkt, während wir um das Bett standen, schloß sie die Augen und ging, ein feines Lächeln auf dem entspannten Gesicht, über die Schwelle.

Ich habe dieses Erlebnis so ausführlich geschildert, weil es das erste Mal war, daß ich an einem Menschen ein Schwellenerlebnis erfuhr. Kurz danach – wie oft im Leben – wiederholte sich ein wichtiges Ereignis zum zweiten Mal.

Eine über 70jährige Patientin lag auf der Frauenstation mit doppelseitiger alveolärer Pneumonie. Der Verlauf war untypisch. Die übliche Zeit von neun bis elf Tagen war längst vorüber, die Patientin fieberte weiter, die Atmung wurde schwächer. Beide Lungenflügel waren beteiligt. Eine Antibiotika-Behandlung stand damals noch nicht zur Verfügung – wir erhielten die ersten Penizillin-, Aureomycin- und Streptomycin-Medikamente erst später von den Amerikanern geliefert – und auch dann behandelten wir die an Pneumonie Erkrankten nach der Tradition des Hauses und unter den Aspekten einer anthroposophisch erweiterten Medizin mit potenzierten Eisenpräparaten, von Anfang an mit kreislaufunterstützenden Mitteln wie Oleum camphoratum comp., mit Oleum Therebinthinae, Pini, Eucalypti, täglich eine i.m. Injektion; auf dem Höhepunkt der Erkrankung ab dem fünften Tag täglich Tartarus stibiatus, innerlich meist Petasites oder/und Eupatorium. Eine Begleitpleuritis wurde mit Bryonia behandelt. Hinzu kamen Prießnitz-Packungen am Spätnachmittag, bei einer Begleitpleuritis Senfwickel. Mit dieser Therapie und unter Berücksichtigung der Konstitution durch die Zugabe des «Konstitutionsmittels», Beispiel «Phosphor» (entsprechend der phosphorischen Verfassung) oder Conchae (Muschelkalk) bei eher lymphatischer Verfassung. Mit dieser schematisch wiedergegebenen Behandlung kam ich auch in den folgenden Jahrzehnten ohne Sulfonamide und ohne Antibiotika zurecht.

Während der fünf Jahre am Biologisch-Homöopathischen Krankenhaus hatten wir eine einzige Patientin mit einer Wanderpneumonie, die in einem so elenden Zustand ins Krankenhaus kam, daß wir befürchteten, ohne Penicillin die Patientin nicht retten zu können. Das war aber wirklich der einzige Fall.

Die Patientin Frau L., von der ich jetzt berichte, fieberte – wie gesagt – bereits vierzehn Tage. Sie wurde immer elender, konnte nichts zu sich nehmen, die Temperatur war vom Gesichtspunkt der Schwere der Erkrankung zu niedrig, die Patientin kam kaum über 38° C am Abend hinaus. Die Atemnot nahm zu, die Mund-Nasen-Partie war – wie in solchen Fällen – blaß, die Wangen hochrot, die Patientin mußte gefüttert werden, sie konnte sich im Bett schon seit Tagen nicht mehr aufrichten. Eines Spätabends wurde ich von der Nachtschwester alarmiert. Ich fand die Schwester neben dem Bett stehend, die Patientin saß aufrecht, beide Arme nach vorne ausgestreckt, ein glückseliges Lächeln auf dem Gesicht, schaute sie wie ins Unendliche. In diesem Zustand verharrte sie etwa zehn Minuten. Wir sprachen kein Wort. Schließlich legte sich die Kranke langsam zurück, schaute plötzlich um sich, erblickte mich und nun erzählte sie mir, was sie erlebt hatte. Sie hätte geträumt, finstere Wolken hätten sich aufgetürmt, es wurde Nacht um sie. Plötzlich rissen die Wolken auseinander, eine riesenhafte helle Gestalt sei am Himmel erschienen, hätte die Arme zu ihr ausgestreckt und sie gerufen: «Komm!» Sie hätte die Hände ergriffen und sei hochgezogen worden. In diesem Augenblick sei spürbar eine Kraft in sie eingeströmt, und nun werde sie gesund. Ich mußte an die Lichterscheinung meiner ersten Patientin denken. Trotzdem war in der nächsten Woche der Zustand unverändert. Frau Dr. Hauschka und die anderen Ärzte standen um das Bett, als Frau L. sagte: «Haben Sie keine Sorge, die Kraft ist noch in mir, ich werde gesund.» Und in der Tat, eine Woche später entfieberte sie, die Atmung wurde freier, und schließlich, nach im ganzen etwa sechs Wochen, begann sie wieder aufzustehen.

Ein Grenzerlebnis mit einer weiteren Patientin erlegte mir in ganz anderer Art Rätsel auf. Ich habe viel daraus gelernt und konnte später manches psychosomatische Problem, dem die Schulmedizin hilflos gegenübersteht, besser verstehen.

Meine Patientin war wegen einer Cholezystitis eingewiesen worden. Die Gallenblasenentzündung klang bald ab, es stellte sich jedoch zunächst als Nebenbefund heraus, daß die Patientin nur schwer einschlafen konnte und – wie sie berichtete – durch einen Herzanfall (Herzjagen), wenn sie gerade am Einschlafen war, wieder aufwachte. Unter Tags hatte die Patientin einen regelmäßigen Puls, keine Arrhythmien, keine Extrasystolen, die Herztätigkeit war etwas beschleunigt. Wiederholt klagte die Patientin über die geschilderte Einschlafstörung. Da wir keinen krankhaften Befund erheben konnten und die

Gallenblasenentzündung abgeklungen war, sollte Frau M. entlassen werden. Bei der Abschlußuntersuchung – die Patientin saß mir im Stationszimmer gegenüber – stellte sie mir überraschend die Frage: «Wie erklären Sie sich meine Einschlafstörungen?» Ich war auf diese Frage nicht gefaßt und suchte nach einer Theorie, indem ich ihr in bildhafter Weise den Einschlafvorgang folgendermaßen schilderte: «Das Bewußtsein, das sich im Bereich des Zentralnervensystems und der Sinne konzentriert, löst sich beim Einschlafen vom Leib, d.h. von den Lebensvorgängen, die unbewußt verlaufen. Bei Ihnen» – so sagte ich – «zieht das Bewußtsein, also das Seelische, den Lebenskörper mit, gleichsam wie an einem Gummiband. Dieses schnellt dann zurück. Sie sind wieder wach und haben den Herzanfall.» In dem Augenblick richtete sich die Patientin auf und sagte zu meinem größten Erstaunen: «Genau so ist es.» Ich konnte nur sagen: «Warum fragen Sie mich dann, wenn Sie das so genau wissen?» Darauf die Patientin: «Ich wollte einmal wissen, wie Sie als Arzt sich diesen Vorgang wissenschaftlich erklären.» Nun kam ein Gespräch zustande, das längst hätte geführt werden sollen und in die Anamnese gehörte.

Frau N. gestand nunmehr, daß sie bereits in der frühen Jugend einen ersten ähnlichen Anfall beim Einschlafen hatte, jedoch so ungewöhnlich und – wie sie damals meinte – unnormal, daß sie mit niemandem darüber sprach. Sie lebte in Ostpreußen, hatte ein eigenes Zimmer in einem großen Haus. In ihrem Schlafzimmer befand sich eine Standuhr, die sie wegen ihres im Ohr wohltuenden Glockentones, mit welchem die Uhr die Stunden schlug, liebte. An einem Sommerabend war sie am Einschlafen, als die Uhr die zehnte Stunde (22 Uhr) schlug. 1 – 2 – 3. Die Glockenschläge wurden immer lauter, zehn Schläge waren längst vorbei, der Ton erfüllte den ganzen Raum – und nun kommt eine phantastische Geschichte -, als sie im Raum schwebte wie in einer warmen Wolke. Sie sah sich im Bett liegen und konnte sich nicht nur im Raum selbst, sondern auch durch die Wände hindurch ins Freie bewegen. In diesem Augenblick der Schilderung unterbrach ich mit der Frage: «Wie haben Sie sich bewegt? Haben Sie die Arme bewegt, als ob Sie Flügel hätten? Haben Sie Schwimmbewegungen gemacht oder die Beine bewegt wie beim Gehen?» An dieser Stelle muß ich einfügen, daß ich diese Frage sehr gezielt gestellt habe, denn ich wußte aus *Goethes* Darstellung der romantischen Walpurgisnacht im *«Faust»*, 1. Teil, daß das Phantom Gretchens dem Faust und Mephistopheles erscheint und Faust zu seinem Begleiter sagt: «Sie schwebt mit geschlossenen Füßen daher.» Und nun kam die Gegenfrage von Frau N.: «Können Sie schlittschuhlaufen?» Ich bejahte dies, und sie fuhr fort: «Dann wissen Sie, daß man im Schlittschuhschritt immer schneller werden kann, um dann, ohne die Füße zu bewegen, eine gewisse Strecke über das Eis zu gleiten. So bewegt man sich in dem Zustand, den ich soeben geschildert habe.» Meine Testfrage hatte sie gewissermaßen bestanden. Ihre Schilderung schien echt zu sein. Ich war aber noch nicht zufrieden und stellte eine zweite Testfrage. Auch an dieser Stelle muß ich einschieben, daß mir aus der Psychiatrie und von einigen Patienten bekannt war, daß bei der «Bewußtseinsspaltung» die Gegenstände der Umgebung wie in die Ferne gerückt und kleiner erscheinen. Abgesehen davon, daß man die Empfindung haben kann, neben sich zu stehen. Die eigene Stimme klingt hohl, man ist «nicht ganz mit seinen körperlichen Empfindungen identisch». Meine Frage lautete also: «Wie erlebt man die Gegenstände der Umgebung?» Nun hier wieder eine Gegenfrage: «Haben Sie einmal durch ein umgekehrtes Opernglas geschaut?» Ich bejahte dies. Daraufhin Frau N.: «Dann wissen Sie, daß man alles kleiner und weit entfernt sieht.» Das war die zweite Testfrage, die sie positiv beantwortete. Und nun kam meine dritte Frage, mit der ich prüfen wollte, ob die Schilderung meiner Patientin auf einem wirklichen Erlebnis beruhte.

Ich hatte mich schon immer für Symbolik und mythische Bilder interessiert. So wußte ich, daß im Märchen der Schornstein, durch den «Hexen» hinausfahren, ein Schlüsselbild für die Große Fontanelle ist. Die dritte Frage lautete also: «Da Sie wiederholt diesen Zustand des Außerhalb-des-Körper-Seins erlebt haben, können Sie mir sicher sagen, wie man seinen Körper verläßt, zum Beispiel durch den Mund, durch andere Körperöffnungen?» Ohne sich zu besinnen, kam die Antwort: «Durch die Große Fontanelle.»Ich war sprachlos und stellt nun meine Fragen immer genauer. Dieser erste «Anfall» endete damit, daß, wie sie mir erzählte, im Haus eine Tür heftig zugeschlagen wurde. In dem Augenblick kam Frau N. damals wieder zu sich mit einem rasenden Herzanfall. Von sich aus schilderte sie nun den Zustand außerhalb des Körpers so, daß er sehr verführerisch sei, man fühle sich warm und wohl, leicht und aller Schwere enthoben. Man sehe seinen Körper liegen, man wüßte zwar, daß er zu einem gehöre, sei aber wenig an ihm interessiert. Da dieser Zustand einige Male spontan eingetreten sei, hat man ihr berichtet, daß ihre Angehörigen einmal dazukamen, als sie «wie tot» dalag. Man konnte kaum noch Atemzüge feststellen und den Puls nicht fühlen. Der Körper habe sich dabei jedoch nicht kalt, sondern warm angefühlt. Dieser Zustand, so fuhr Frau N. fort, sei nicht ungefährlich. Die Verbindung zum Körper – gleichsam wie eine «Nabelschnur» – könne unter Umständen abreißen. Als sie dies schilderte, erinnerte ich mich an meine Zeit als Truppenarzt und an den Schockzustand, in dem sich frisch Verwundete oft befanden. Dafür war charakteristisch, daß in der Erregung des Kampfgeschehens selbst bei einer schweren Verwundung kein Schmerz, oft nur ein Schlag empfunden wurde. In dieser Phase sind alle Stoffwechselvorgänge – Niere, Blase, Darm – ruhig gestellt. Der Betroffene ist in gewisser Weise «außer sich». Erst einige Zeit später setzt der Kollaps ein, der Verwundete friert (kalter Schweiß bricht aus) und läßt vielfach unter sich. Der psychische Zustand ist dann umgekehrt wie in der Schockphase. Es besteht Erregung, Aufgeregtheit, Redseligkeit. Uns Truppenärzten war strikte untersagt, im Schockzustand Herz- oder Kreislaufmittel zu geben wie etwa Cardiazol oder Sympathol (erst im Kollapszustand kamen Arzneimittel in Frage, die den jetzt eingetretenen, extrem hypotonen Zustand zu beheben vermochten.)

Heute würde ich jedem Unfallarzt und Chirurgen zur Verhütung und Behandlung eines Kollapses *Veratrum album*, eine nierenwirksame Liliacee, empfehlen.

Der Leser dieses Berichtes wird nun fragen, ob es eine sinnvolle Grundbehandlung und womöglich Prophylaxe für die von Frau N. geschilderten Zustände gibt. Um dem Leser die Betrachtungsweise eines so tiefgreifenden krankhaften Zustandes, wie sie die durch die Anthroposophie Rudolf Steiners erweiterte und vertiefte Medizin möglich machte, zu verdeutlichen, möchte ich an dieser Stelle als «Pars pro toto» das Heilmittel Silber in potenzierter homöopathischer Form nennen. Dabei weise ich auf das Motto von *Proklos* hin, das ich dem ersten Lebensjahrsiebt vorangestellt habe. Proklos spricht von der *«Mondenphase»* des ersten Lebensjahrsiebts. In der Hippokratischen und Paracelsischen Medizin wurden die Hauptmetalle: Blei, Zinn, Eisen, Gold, Kupfer, Quecksilber, Silber den sieben Planeten zugeordnet, in entsprechender Reihenfolge Saturn, Jupiter, Mars, Sonne, Venus, Merkur, Mond (Erde). Die «Mondwirksamkeit», die dem Metall Silber unterlegt wird, beherrscht die Reproduktionsorgane und den Leibesaufbau (siehe Proklos). Bewußtseinsmäßig verlaufen diese Vorgänge im Tiefschlaf (Nachtphase). Im Seelischen spielen sich diese Vorgänge als Somnambulismus ab. Man spricht dann auch von «Hellfühlen». Ein verwandter Zustand ist die Hysterie. Körperlich empfindet der Patient im ganzen oder im Kopfbereich ein Ausdehnungsgefühl. Auch in anderen Körperteilen, vor allem im Zungen-Lippen-Bereich, im Bereich des Kehlkopfes, aber auch der Extremitäten, kann dieses Ausdehnungs- oder Vergrößerungsgefühl auftreten. Der Patient macht dann die Angabe, zum Beispiel im Mund-Zungen-Bereich ein Kloßgefühl zu haben, ähnlich wie nach einer Betäubungsspritze bei einer Zahnbehandlung oder es wird ein Kloßgefühl im Halsbereich angegeben (Globus hystericus). Selbst im Bereich des Herzens kann ein solches Organausdehnungsgefühl auftreten. Stets ist das erste Mittel Silber: In der Form des Kompositionsmittels der WALA ist es Argentum/Rohrzucker. Vielfach treten solche Empfindungen nach Schockereignissen wie oben angegeben, nach Unfällen, Operationen und Verlusten ein. Die Patienten klagen dann über schwere Einschlafstörungen.

Diese Ausführungen sind mir wichtig, um daran zu zeigen, wie die neue, erweiterte Medizin, wie ich sie in München-Höllriegelskreuth kennenlernte, nicht nur ein neues Verständnis pathologischer Zustände ermöglicht, sondern auch zu einer durchschaubaren Therapie führen kann.

Die Beziehung zu Frau N. fand auch nach der Entlassung aus dem Krankenhaus eine Fortsetzung. Ich besuchte sie in ihrem gepflegten Haus in München. Meine Frau begleitete mich zu solchen Besuchen. Dies ist mir wichtig zu erwähnen, weil nunmehr Frau N. mir ungewöhnliche Dinge aus ihrem Leben berichtete: So saß sie noch als junge Frau im Urlaub im Freien mit einem Bilderatlas über italienische Städte aus dem Mittelalter und der Renaissance-Zeit. In der Betrachtung eines mittelalterlichen Torbogens belebte sich plötzlich das Bild, Menschen in fremder Tracht zogen an ihr vorüber, sie erlebte eine mittelalterliche Szene wie von außen, wie in einem Film. Nach wenigen Minuten verschwindet das Bild, und sie findet sich wieder im Liegestuhl sitzend in ihrem Ferienort. In dieser Form liefen die ersten «Erinnerungen» an frühere Zeiten ab, bis sie eines Tages, wieder im Urlaub, plötzlich von einem Schwindel ergriffen wurde, alles um sie herum war in einen Nebel gehüllt, und sie fühlte sich so, als ob sie in einen dunklen Schacht versinken würde. In der Tiefe angelangt, befand sie sich in einer längst vergangenen Zeit auf einer Burg (sie meint, zur Zeit der Bauernkriege) in Süddeutschland. Mit einem Bruder und ihren Eltern muß sie fliehen zu Verwandten nach Südfrankreich. Die Burg wurde niedergebrannt. So erzählte sie. Bei dieser Art Rückschau war sie im Gegensatz zu dem ersten Erlebnis so beteiligt, als ob es in der Gegenwart geschehen wäre. Sie schilderte mir nun nach und nach eine Reihe solcher Rückerinnerungen bis in die ferne Vergangenheit. Meine Frage war schließlich: Gibt es eine innere Logik in der Reihenfolge dieser Rückerinnerungen? Darauf sagte Frau N.: «Eine schreckliche Logik.»

Ich wollte es damit bewenden lassen und fügte noch eine letzte Frage an. Sie lautete: «Fühlen Sie sich durch Ihre Vergangenheit belastet? Gibt es eine Hoffnung, aus der – wie Sie sagen – schrecklichen Logik herauszukommen?» Darauf kam für mich eine doch höchst bedeutsame Antwort. Sie sagte: «Erst seit kurzem sagt mir eine innere Stimme: Habe Geduld, bald wirst Du auch die andere Seite Deines Lebens erkennen.» Nun war es für mich von großem Interesse, daß diese innere Stimme mit der Zeit zusammenfiel, in der sie ihre erste Berührung mit der Anthroposophie hatte, was sie mir erst im Laufe unserer Gespräche wie beiläufig bekundete. Vielleicht noch eine Bemerkung: Schicksalhaft begegnete sie so gut wie in jeder Phase ihrer geschilderten Vergangenheit ihrem derzeitigen Mann, einmal als Vater, dann als Freund, als Geschwister – offenbar ist der bedeutsame menschliche Lebensumkreis relativ eng gezogen.

Im Anschluß an die Schilderung der ungewöhnlichen Krankheitszustände, vor allem die «Rückblicke in die eigene Vergangenheit» der Patientin N. sei noch ein Erlebnis mit einem Patienten geschildert, das die Kenntnisse des jungen Arztes auf dem Gebiet der Psychosomatik und der Psychopathologie auf eine schwere Probe stellte. Es wurde ein Unternehmer eingewiesen zur Entziehung vom Morphium-Abusus. Wir hätten, streng genommen, diesen «Fall» in unsere offene internistische Klinik nicht aufnehmen dürfen. Nun war es geschehen, der Patient lag in unserem «Fürstenzimmer», trat selbstbewußt auf und hatte das mir schon bekannte gerötete Gesicht, glänzende Augen, lebhafte Bewegungen und überschüttete mich mit einem Redeschwall. Aus der Vorgeschichte wurde sehr bald klar, daß er mit seiner Firma in einer schwierigen Situation war. Er litt unter Magenkoliken mit Verdacht auf Magengeschwür, der sich nicht bestätigte, und bekam an einem Wochenende – nicht von seinem Hausarzt, sondern vom Sonntagsdienst-Arzt – eine Morphium-Injektion. Danach fühlte er sich so wohl, daß er sich in den nächsten vierzehn Tagen bei wiederholten Magenkoliken nochmals Morphium geben ließ. Er fühlte sich nach den Injektionen in gehobener Stimmung, zeigte Standfestigkeit bei seinen Verhandlungen mit Gläubigern und beim Rechtsanwalt und war voller Optimismus. Er konnte selbstverständlich nicht wissen, daß er das neue Selbstbewußtsein der Wirkung des Morphiums verdankte. So gewöhnte er sich an die Injektionen und schien auf diese Weise die kritische Situation seiner Firma zu meistern. Er wurde süchtig, keiner der von ihm aufgesuchten Ärzte schrieb ihm die erforderlichen Rezepte, so daß er sich schließlich zur Entziehung in die geschlossene Abteilung einer psychiatrischen Klinik begeben mußte. Dort verstand er es, sich weiter heimlich Morphium zu beschaffen. Nun sollte ich mit dem «Problemfall» fertig werden. Das Ärztekonsil beschloß, ihn im Laufe von acht Tagen mit täglich reduzierter Morphium-Gabe zu entziehen. Allein dieser Entschluß zeugte von unserer Unerfahrenheit. Unser Patient hatte inzwischen bis zu drei, manchmal vier Ampullen 0,025 Pantopon gespritzt, eine Menge, die bei erstmaliger Gabe bereits lebensgefährlich ist. Schon am dritten Tag wurde der Patient unruhig, er konnte nicht mehr einschlafen und war die ganze dritte Nacht in einem Erregungszustand. Im ganzen Leib empfand er ein Brennen. Was war zu tun? Da fiel mir eine Stelle aus einem Arbeitervortrag von Rudolf Steiner ein, in welchem er auf eine Anfrage sich zur Wirkung des Morphiums äußerte und etwa sagte, daß der Morphinist die Süßigkeit seines Blutes genieße und er dadurch über sein gewöhnliches Maß hinaus ein falsches Selbstbewußtsein erlange. Diesen Schluß zog ich allerdings. Nun kannte ich ein in die Vene injizierbares Honigpräparat von der Firma Woelm-Eschwege mit enteiweißtem, 10%igem und 20%igem Honig. Was lag näher, als den Versuch zu machen, die Morphiumwirkung durch diesen Honig zu ersetzen. Am dritten Abend der völligen Schlaflosigkeit nahm ich eine 50 Kubik-Spritze, ließ sie mit dem 20%igen injizierbaren Honig füllen und infundierte vorsichtig und sehr langsam die ganze Menge in die Vene. Der Patient blieb ruhig und antwortete auf meine Frage, daß er nichts spüre. Ich ließ mir die zweite 50 Kubik-Spritze reichen, setzte sie an die Nadel an und setzte die Honig-Infusion fort. Bei knapp 100 Kubik vertiefte sich die Atmung des Patienten, er schloß die Augen und war eingeschlafen. Die Nachtschwester berichtete, daß er zwar mehrmals aufgewacht, aber ruhig geblieben sei. Nun bekam mein Morphinist Abend für Abend diese Injektion, die ich schließlich bis auf 150 Kubik steigerte. Nur einige Male gebrauchte die Nachtschwester außerdem noch einige Tropfen Somnifen, um den Patienten einigermaßen ruhig durch die Nacht zu bringen. Die extreme Unruhe und vor allem das Gefühl, als brennte der ganze Darm wie Feuer, ließ von Tag zu Tag nach. Nach vierzehn Tagen war auch dieses Symptom verschwunden, der Patient im ganzen ruhiger, jedoch so schwach, daß er nicht mehr aus dem Bett aufstehen konnte. Der Patient nahm sichtlich an Gewicht ab, das einzige, was er mit Heißhunger zu sich nahm, waren am Tag etwa sechs bis acht Pfund frische Erdbeeren mit Eßlöffeln Traubenzucker. Jede andere Nahrung lehnte er ab. Der starke Durst wurde mit Tees, Gemüse- und Obstsäften gestillt. Trotz der nun eingetretenen extremen Schwäche war der Patient voll wach, gesprächsbereit und berichtete klar und logisch über seine vor allem betrieblich kritische Situation. Labormäßig war bis auf eine Leukozytose kein pathologischer Befund zu erheben.

Nun kommt die Geschichte, weshalb ich diesen «Fall» so ausführlich schildere. Eines Morgens bat mich mein Patient mit ernster Miene um ein Gespräch. Die Schwester sollte hinausgehen. Da begann er mit folgender phantastischer Geschichte: «Heute Nacht war der Teufel bei mir.» Ich muß ihn mit großen Augen angesehen haben, denn er wiederholte: «Herr Doktor, ich hatte Besuch vom Teufel.» Ich ging auf den vermeintlichen Scherz ein und sagte: «Wie sah er denn aus?» Daraufhin mein Patient: «Wie sollte er aussehen? Wie eben der Teufel aussieht.» Daraufhin meine Rückfrage: «Wie sieht er denn aus?» Der Patient: «Schwarz, Hörner, Schwanz, Pferdefuß, glühende Augen.» So war mir der Teufel auch vertraut. Auffallend war nun, daß der Patient sehr ernst blieb und mit fast flehendem Blick sagte: «Herr Doktor, glauben Sie mir nicht?» «Doch, ich glaube Ihnen.» Dann sprach er weiter: «Der Teufel hatte in der Hand eine Schachtel Morphium-Ampullen und bot sie mir an.» Ich stellte dann die Frage, wie er darauf reagiert hätte. Er sagte, er hätte das Angebot abgelehnt. Nun war ich doch neugierig, worauf er abzielte und fragte: «Wie ging denn die Sache weiter?» Darauf der Patient: «Er verschwand, sagte jedoch, er käme wieder.» Ich ließ mich nun auf die phantastische Angelegenheit ein und stellte die Frage, was er zu tun gedächte, wenn der Teufel wiederkäme. Darauf mein Patient: «Herr Doktor, Sie müssen mir eine Schachtel Morphium geben, damit ich dem Teufel sagen kann: ‹Ich brauche Dein Morphium nicht, ich habe schon welches!›» Hielt mich mein Patient für so naiv, daß ich diesen Trick nicht durchschaute? Ich sagte: «Warten wir ab, ob er tatsächlich wiederkommt, dann können wir weitersehen.» Am nächsten Morgen war mein erster Gang zu meinem «Fabulierer». Er richtete sich im Bett etwas auf und sagte: «Er war wieder da und bedrohte mich, falls ich sein Morphium nicht annähme. Bitte, Herr Doktor, geben Sie mir eine Schachtel Morphium ins Zimmer, so daß ich ihm sagen kann: ‹Ich brauche Dein Morphium nicht, ich habe schon welches›. Ich sehe Ihnen an, daß Sie mir nicht vertrauen; stellen Sie die Morphium-Schachtel auf den Schrank, daß man sie sehen kann, das wird genügen.» Nun wurde die Sache ernst. Mein Patient war so schwach, daß er nicht alleine ohne Unterstützung auf seinen Beinen stehen konnte. Er hatte einmal den Versuch gemacht und war zusammengebrochen. Er war also nicht in der Lage, selbst an den Schrank zu gehen und das Morphium herunterzuholen. Die ganze Geschichte wurde mir unheimlich. «Gut, ich gehe auf Ihren Vorschlag ein», sagte ich. Nun nahm ich Betula e cort., 1%ig, Ampullen, deren Inhalt dieselbe gelbliche Farbe hatte wie das Opiat, löste von den Original-Morphium-Ampullen das Etikett (damals gab es keine bedruckten Ampullen), und klebte es auf meine 1%igen Ampullen auf. Da die Originalschachtel geöffnet war, entnahm ich eine Ampulle, um meine Attrappe glaubwürdiger zu machen. Diese Schachtel stellte ich nun auf den Schrank, so daß sie der Patient vom Bett aus sehen konnte. Der nächste Morgen kam. Ich war aufs höchste gespannt zu erfahren, was sich in der Nacht abgespielt hatte. Schon bei meinem Eintreten richtete sich der Patient auf und sagte: «Wir hatten vollen Erfolg, Herr Doktor. Der Teufel war da, mußte aber wieder abziehen, als er meine Morphium-Ampullen auf dem Schrank sah, ich danke Ihnen!» Was sollte ich nun sagen?

Später, als mein Patient längst wieder auf sein konnte und seine ersten Spaziergänge machte, haben wir noch einige Male über diese nächtliche Szene gesprochen. Er blieb dabei: «Ich bin dem Teufel begegnet!» Ich erfuhr noch, daß der Entziehungserfolg ein halbes Jahr anhielt. Dann ging die Firma in Konkurs, und Herr S. soll rückfällig geworden sein. Ich habe nichts mehr von ihm gehört. Fazit: Ich mußte an das Shakespeare-Zitat denken: «Es gibt mehr Dinge zwischen Himmel und Erde, als sich eure Schulweisheit träumen läßt.»

Hauschkas hatten einen großen menschlichen Umkreis, es kamen damals schon Besuche aus ganz Deutschland und dem Ausland, um Hauschkas nach dem Krieg wiederzusehen. So besuchte uns ein Bruder von Dr. Hauschka, der als Fünfzehnjähriger bereits nach Amerika ausgewandert und inzwischen ein erfolgreicher Industrieller geworden war. Es war eine mächtige Gestalt, noch größer und kräftiger als Dr. Hauschka selbst. Aus Österreich kam eines Tages ein Herr *Schauberger,* der sich mit hydrodynamischen Experimenten beschäftigte, um eine der Schwerkraft entgegengesetzte Energie nachzuweisen. Der Explosion stellte er die Implosion entgegen. Jahre später sollte in der *Firma Voith* in Heidenheim eine Strömungsmaschine gebaut werden, um diese Kräfte zu nutzen. Dem Diplomingenieur der Firma Voith, *Professor Marcinowski* in Heidenheim, ist der Bau einer solchen Strömungsmaschine nicht gelungen. Ein anderer Besuch, der sich einige Male wiederholte, hat uns sehr berührt. Es war die Frau des Obergruppenführers *Ohlendorf*, der, von den Alliierten zum Tode verurteilt, im Gefängnis in Landsberg am Lech seine letzte Stunde erwartete, die mehrmals aufgeschoben wurde. Ihm wurde die Beteiligung an Polizeieinsätzen gegen Partisanen auf der Krim zum Verhängnis. Was mag in der Seele eines Menschen vor sich gehen, der mehrmals an verschiedenen Abenden mitgeteilt bekommt, daß er die letzte Nacht vor sich habe.

1950/51 ging die Zeit für den Ärztekreis um Frau Dr. Hauschka und Dr. Hauschka in Höllriegelskreuth ihrem Ende zu. Der Trägerverein der Klinik (das Krankenhaus war eine Stiftung einer *Gräfin Wallerstein*) beanspruchte die Klinik und wählte einen Internisten, *Dr. med. Oemichen*, als Nachfolger von Frau Dr. Hauschka. Frau Dr. Hauschka, Herr Dr. Hauschka, *Frau Mewes*, die noch während des Krieges in den Lebens- und Arbeitsumkreis von Herrn und Frau Dr. Hauschka eintrat und schon im Böhmerwald, dann in Höllriegelskreuth in der Laboratoriumsbaracke mitarbeitete, übersiedelten nach *Eckwälden/Bad Boll* und konnten hier mit Unterstützung von *Dr. Michael Geraths*, dem Leiter des Heilpädagogischen Institutes Eckwälden eine neue Wirkungsstätte für die Heilmittelherstellung aufbauen. Ich selbst blieb noch ein Jahr als Assistent bei Dr. Oemichen. Auch hier waltete eine gewisse «Logik», denn mein Nachfolger in Höllriegelskreuth war der von mir hochgeschätzte Inaugurator der Wiener Homöopathischen Schule, *Dr. med. Matthias Dorcsi.* Eine ähnliche Verknüpfung zur klassischen Homöopathie hatte sich zuvor über *Dr. med. Otto Ei-*

chelberger ergeben, der eines Tages in Höllriegelskreuth auftauchte und durch uns – so kann man getrost sagen – sowohl die Homöopathie *Hahnemanns* als auch die durch Rudolf Steiner erweiterte und vertiefte Menschen- und Naturanschauung zum Inhalt seines Lebenswerkes machte. Dr. med. Otto Eichelberger wurde zu einem führenden Lehrer der Homöopathie in Deutschland und ist durch grundlegende Bücher, die im Haug-Verlag, Heidelberg erschienen sind, in der Öffentlichkeit bekannt geworden.

Ehe ich die für mein Leben entscheidende Phase von *Höllriegelskreuth* hinter mir lasse, möchte ich doch noch am Beispiel der *Herstellung eines Mistelpräparates zur Malignombehandlung* auf die neue Heilmittelbehandlung kurz eingehen. Rudolf Steiner hat die Mistelpflanze als *das* «Natursimile» des Tumorgeschehens geschildert. So, wie der Tumor sich aus dem Gesamtlebenszusammenhang isoliert und ein eigenwilliges «autonomes» Organleben entfaltet, so sei die Mistelpflanze gleichsam ein lebendes Fossil aus früher Vergangenheit der Erdentwicklung, wie stehengeblieben. Sie kann sich nicht auf der Erde verwurzeln, sondern schwebt gleichsam zwischen Himmel und Erde als ein eigenwilliger, sich außerhalb der Jahreszeiten stellender, runder, in sich abgeschlossener Busch. Ihre Autonomie zeigt sie vor allem auch darin, daß sie im Schatten der Bäume Chlorophyll bildet, das bis in den Senker (»die Verwurzelung») in die Äste des jeweiligen Wirtsbaumes vordringt. Die dichotome Stengel- und Blattbildung erinnert an das Keimblattstadium. Blühen (noch im Tiefwinter) und Fruchten im Übergang von Herbst auf den Winter (um die Zeit der Wintersonnenwende) sind Zeichen ihrer «Autonomie». Rudolf Steiner schildert die Mistel so, daß sie sich gegen kosmische Einwirkungen auf der einen Seite und gegen irdische Einwirkungen auf der anderen Seite emanzipiert (inzwischen gibt es zahlreiche eingehende Studien über die Besonderheiten der Mistel in der medizinisch-pharmazeutischen anthroposophischen Literatur).

In Höllriegelskreuth stellten wir ein Mistelpräparat, vorwiegend aus der Apfelmistel, dann aber auch aus der Tannen- und Kiefernmistel nach dem rhythmischen Verfahren, wie es Dr. Rudolf Hauschka inauguriert hatte, her (siehe das LA- und WA-Verfahren). Die Mistel durfte bei der Ernte den Boden nicht berühren und wurde in Tüchern aufgefangen. Auch sollte sie nicht mit Eisen in Berührung kommen – sie war eine kultische Pflanze der keltischen Priesterschaft Hibernias.

In der germanischen Mythologie hatten alle Wesen erklärt, dem Sonnensott Baldur nichts zuleide zu tun, nur die Mistel hatte man nicht gefragt. So wurde Baldur durch einen Mistelpfeil von dem blinden Hödur unter Anleitung des den Göttern widerstrebenden Loki getötet.

Nach den damaligen Regeln der *Mistelherstellung* in Höllriegelskreuth machte der Mistelansatz eine milchsaure Gärung durch. Diese zog sich jedoch über ein Jahr hin. Die Vorschrift war, daß vor Ablauf eines Jahres der abgepreßte Mistelsaft noch nicht weiter zum Heilmittel verarbeitet werden durfte. Nach einem wichtigen Hinweis Rudolf Steiners sollten der zur Zeit der Wintersonnenwende hergestellte Wintersaft und der zur Zeit der Sommersonnenwende hergestellte Sommersaft gemischt werden. Der Wintersaft sollte in eine horizontale Wirbelbewegung gebracht und der Sommersaft hineingetropft werden. Dies geschah in Höllriegelskreuth ohne Maschine von Hand. Ich lege großen Wert auf diese Tatsache, da mir bis heute die maschinelle Mischung der beiden Säfteformen nicht als letzte Lösung erscheint (ich komme später auf die Herstellung der Iscucin-Viscum-Präparate der WALA zu sprechen). Diese durchgegorenen und von Hand gerührten und gemischten Mistelsäfte waren durch die vorherrschende milchsaure Gärung frei von pathogenen Keimen, was später durch die Untersuchungen des hygienischen Institutes der Universität Tübingen überprüft wurde. So wagten wir es, die fertig potenzierten Viscum-Präparationen ohne Hitzeanwendung, das heißt ohne das spätere Tyndallisier-Verfahren, zur Anwengung zu bringen. Die Ampullen wurden mit den Kürzeln N.T. gekennzeichnet. Echte Tumorheilungen und Tumorrückgänge konnten wir bei unseren Patienten beobachten.

An dieser Stelle greife ich bewußt der Entwicklung vor: In den siebziger Jahren traten Frau *Dr. med. Maria Günczler,* Wien, und *Dr. med. Dietrich Boie*, Marburg, zusammen mit *Professor Dr. med. Wrba* vom Krebsforschungsinstitut der Universität Wien an die WALA heran mit der Anfrage, ob es uns möglich wäre, große Mengen Mistel-Grundsubstanzen für ihre Forschungen bereit zu stellen. Sie hatten mit einem nicht tyndallisierten Spezialpräparat der WALA überraschende, eindrucksvolle Tumorrückgänge erlebt. Professor Wrba ging so weit, zu sagen, wenn das WALA-Verfahren weiterhin zu einem Ausgangsprodukt führe, das keine pathogenen Keime mehr enthielte, und sich die überraschenden Tumorrückgänge unter Anwendung dieser Präparate bestätigen sollten, wäre es durchaus denkbar, daß bei strenger Abwägung des Nutzen-Risiko-Verhältnisses eine Sondergenehmigung für die nicht tyndallisierten Mistelpräparate der WALA erreicht werden könnte (ich komme später auf die Begegnung mit Dr. Günczler und Dr. Boie zur Gründung eines Vereins zur Erforschung der Tumortherapie mit *Viscum album-Präparaten* zurück).

Bevor ich die nächsten Seiten meines Lebensbuches aufschlage, möchte ich doch noch die Aufmerksamkeit des Lesers auf die schicksalsbildende Kraft eines Zentrums lenken, wie sie die beiden Persönlichkeiten *Frau Dr. med. Mar-*

garethe Hauschka und *Dr. rer. nat. Rudolf Hauschka* in die Äthergeographie von Höllriegelskreuth einprägten.

Meine Absicht war, meine im Allgäu zurückgebliebene Familie wieder zusammenzuführen. Durch eine Patientin bekam meine Frau das Angebot, die wirtschaftliche Leitung eines Kinderheimes in der Nähe von Höllriegelskreuth zu übernehmen. Später wurde der Familie im Personalbau des Krankenhauses eine Wohnmöglichkeit zur Verfügung gestellt. Frau Dr. Hauschka forderte meine Frau auf, bei ihr eine Ausbildung in der Maltherapie zu machen, was ihren künstlerischen Möglichkeiten entgegenkam.

Beim Umzug half uns ein Patient, *Hermann Mahle* – Mitbegründer und Inhaber der Weltfirma Mahle-Leichtmetallkolben, Stuttgart-Bad Cannstatt. Es ergab sich daraus eine jahrelange freundschaftliche Beziehung.

Begegnung mit Dr. Bühler

Burghalde in Bad Liebenzell-Unterlengenhardt

Zur Geschäftsführerin der Klinik Höllriegelskreuth, Frau *Wilma Leimann*, entwickelte sich ein freundschaftliches Verhältnis. Manche gemütliche Kaffeestunde verbrachte ich bei ihr in ihrer kleinen Dachgeschoß-Wohnung und wir planten die Zukunft. In diese Planung war für Frau Leimann (genannt «Lei») der Lebensweg *Dr. Walther Bühlers* einbezogen. Zwischen Frau Leimann und Dr. Bühler bestand eine Beziehung, wie man sie sonst bei Geschwistern finden kann. Bis ins Äußere ihrer zierlichen Gestalten und Physiognomien ging die geistige Ubereinstimmung beider. So wurde auch ich mit Dr. Bühler bekannt. Er hielt von Zeit zu Zeit in der Bibliothek der Klinik Vorträge über medizinische Menschenkunde, über das Verhältnis Mensch und Natur und über Kosmologie. Die Begegnung mit Dr. Bühler sollte in großen zeitlichen Rhythmen ihren Fortgang bis heute erfahren.

Sind die nun folgenden Wiederbegegnungen mit Persönlichkeiten aus der Berliner Studienzeit (1935 - 1939) «Zufälle»? In der Berliner Studienzeit nahm ich an den monatlichen Gesprächsabenden im Hause des Kinderarztes *Dr. Zur Linden* teil. Durch seine Beziehungen hatte er die Hoffnung, die Berliner Waldorfschule wieder eröffnen zu können. Zu dem Gesprächskreis gehörte auch ein Hauptmann im Generalstab, *Ogilvie*. Mit ihm wanderte ich oft spät in der Nacht durch die Straßen Berlins. Wir sprachen, wie es nicht anders sein konnte, über die Zukunft Deutschlands. Ogilvie sah damals schon voraus, daß eine militärische Auseinandersetzung mit der Sowjetunion unvermeidlich sei. Meine Ansichten über eine solche Möglichkeit habe ich bereits erwähnt. Sie spielten auch in diesen Gesprächen eine gewichtige Rolle. Ogilvie nannten wir nur den «Hauptmann von Kapernaum».

Zurück nach Höllriegelskreuth: Es mag das Jahr 1948 oder 1949 gewesen sein, als ich zur Pforte gerufen wurde, um einen Herrn Ogilvie zu begrüßen. Der geneigte Leser kann sich vorstellen, wie uns beiden bei der Wiederbegegnung zumute war. Ogilvie brach in sein mir bekanntes hinreißendes Lachen aus. Wir fielen uns in die Arme mit den Worten: «Wer hat recht behalten?» Ogilvie war inzwischen auf dem Priesterseminar in Stuttgart gewesen und zum Priester geweiht worden.

Von der Privatstation einer städtischen Münchner Klinik wurde uns ein Patient überwiesen, der auf eigenen Wunsch die Klinik gewechselt hatte. Er kam im eigenen großen Wagen. Beim Aussteigen half ich ihm, und es kam mir Acetongeruch entgegen. Es handelte sich um einen kräftigen Mann, der aber offensichtlich stark abgenommen hatte. Die bisherige Diagnose lautete: pektanginöse Beschwerden, Herzneurose. Der Patient klagte über ein Beklemmungsgefühl in der Herzgegend. Es bestand ein ausgesprochener Roemheld-Komplex. Bei der Untersuchung zeigte sich ein leicht erhöhtes Bilirubin im Blut, eine mäßig erhöhte Blutsenkung, es bestand jedoch keine Acholie, jedoch Appetitlosigkeit und große allgemeine Schwäche. Die Diagnose mußte schleunigst geklärt werden. Dazu bat ich den Chef der Ersten Medizinischen Klinik der Universität München und den Chefchirurgen einer nahegelegenen chirurgischen Privatklinik zum Konsilium. Zu meiner Überraschung begrüßte ich bei der Pforte *Prof. Ernst von Bergmann*, dessen Vorlesungen ich in Berlin mit größtem Interesse gehört hatte. Prof. von Bergmann gilt (neben dem Heidelberger *Prof. Victor von Weizsäcker*, dem Onkel unseres Bundespräsidenten Richard von Weizsäcker) als Mitbegründer der Psychosomatik, wenn man nicht bereits *Hahnemann* als den «Vater der Psychosomatik» bezeichnen will. Denn die psychischen Symptome spielen in den Arzneimittelbildern Hahnemanns eine ganz entscheidende Rolle.

Eine letzte sonderbare Wiederbegegnung sei noch erwähnt: Eines Tages meldete sich bei der Aufnahme ein Kollege in Zivil, der einen Arzt zu sprechen wünschte. Ich begrüßte den Kollegen und stellte überrascht fest, daß es mein Jahrgangsstabsarzt von der militärärztlichen Akademie Berlin war, der als Vertreter einer Arzneimittelfirma reiste. Er tat mir aufrichtig leid, und ich widmete ihm eine Stunde, um seine Erlebnisse zu erfahren und ihm meine glückliche Rückkehr aus dem Krieg zu schildern.

Ich war nun als einziger in der Klinik zurückgeblieben. Mein Lebensweg hatte sich für die nächsten zwölf Jahre von der Höllriegelskreuther Lebensgemeinschaft mit *Frau Dr. Hauschka, Frau Mewes, Herrn Dr. Hauschka, Herrn Max Kaphahn* äußerlich getrennt. Wir blieben jedoch über die Arbeitsgemeinschaft Anthroposophischer Ärzte, Stuttgart, deren Leitung *Dr. med. Eberhard Schickler* innehatte, durch die vom ihm eingerichteten großen Comburg-Tagungen verbunden. Dort trafen wir uns jährlich. Auf einer der Comburg-Tagungen stellte Dr. Schickler die Frage an mich, ob ich dem erweiterten Mitarbeiterkreis des Vorstandes der Arbeitsgemeinschaft beitreten würde. Ich nahm diese Aufforderung um so lieber an, als ich dadurch mit der älteren anthroposophischen Ärztegeneration in Kontakt kam. Es waren dies Persönlichkeiten wie *Dr. Friedrich Husemann, Dr. Karl König*, der ältere *Dr. Rudolf Treichler*, an den ich mich noch von der Waldorfschulzeit her erinnerte, *Dr. Sieweke, Dr. Alexander Leroi*, dann die nächste Ärztegeneration, die mir altersmäßig schon näher stand, wie *Dr. Gisbert Husemann*, schließlich meine Generation, *Frau Dr. Leroi, Frau Dr. Alla Selawry* und selbstverständlich *Dr. Walther Bühler*, von dem ich noch zu berichten haben werde.

Die Parze spann ihren Schicksalsfaden, der mich nach Höllriegelskreuth geführt hatte, weiter: Frau Dr. Hauschka und Herr Dr. Hauschka beriefen mich 1952 in den WALA-Ärztekreis, der jährlich über die Pfingsttage in Eckwälden zusammenkam, um an neuen Heilmittelrezepturen zu arbeiten. Der Kreis bestand – außer Hauschkas – aus *Dr. med. Johann Matthias Bansa, Dr. med. Ernst Deterding, Dr. med. Helmut Fisseler, Dr. med. Herbert Spannagel, Dr. med. Gustav Brunk* und, nicht zu vergessen, der ungewöhnlich ideenreiche *Dr. Heinrich Kupfermann.* Wenn ich diesen Namen niederschreibe, taucht in der Erinnerung unsere erste Begegnung in Rußland, in Spas-demensk, im Winter 1941/42 auf. Dort begegnete ich einem wenig älteren ärztlichen Kollegen auf dem Dorfplatz. Wir stellten uns einander vor: Es war Dr. Heinrich Kupfermann, der damals schon tiefer als ich in die Anthroposophie eingedrungen war. Rund zwölf Jahre blieb diese Beziehung im Dunkel, um für einige Jahre jährlich in Eckwälden ins volle Tageslicht gemeinsamer Ideenbildung zu rücken.

Frau *Wilma Leimann* hatte mit dem Weggang von Hauschkas aus Höllriegelskreuth die Geschäftsführung abgegeben und war zum *Klinisch-Therapeutischen Institut Burghalde in Unterlengenhardt-Bad Liebenzell* übersiedelt. Ich selbst bekam das Angebot des *Kolbermoor-Konzerns*, nebenberuflich die ärztliche Betreuung mehrerer Niederlassungen von *Augsburg* aus zu übernehmen. Es war vorgesehen, daß ich daneben eine Privatpraxis ausüben könnte. Das Angebot war vor allem auch finanziell für mich so günstig – wir waren immerhin inzwischen eine sechsköpfige Familie geworden – daß ich es als Sprungbrett benützen wollte. Daß mir gleichzeitig eine große Sechs-Zimmer-Wohnung in der vielversprechenden «Gesundbrunnenstraße 7» zur Verfügung gestellt wurde, begünstigte den Entschluß.

Ich hatte jedoch kaum in Augsburg etwas Fuß gefaßt, als mich ein Telefonanruf von Frau Wilma Leimann aus Unterlengenhardt erreichte mit der Anfrage, ob ich bereit wäre, neben Dr. Walther Bühler die Burghalde ärztlich zu betreuen, da der zweite Arzt, *Dr. Hans Heinrich Krause* die Absicht habe, die Burghalde zu verlassen und sich in Stuttgart als praktischer Arzt niederzulassen. Augsburg war mir fremd geblieben, ich hatte noch nicht viele menschliche Kontakte anknüpfen können, so daß ich diesem Schicksalswink folgte und bald danach Frau Wilma Leimann, Dr. Bühler und der Besitzerin der Burghalde, *Frau Berger*, meine schriftliche Zusage machte.

Ein ärztlich-medizinisches Erlebnis während des Augsburger Intermezzos möchte ich an dieser Stelle einfügen, und zwar deshalb, weil es deutlich macht, daß man in seinem Leben in Situationen geraten kann, die man selbst nicht überblickt und man nachträglich von Glück spricht, daß nichts Schlimmeres passiert ist. Es war ein Ereignis, das ich mit der Metapher «Der Reiter auf dem Bodensee» bezeichnen möchte. Die Geschichte ist bekannt: Bei Eiseskälte reitet bei Nacht ein mit der Gegend nicht vertrauter Mann über eine Ebene – weit und breit kein Haus, keine Bäume. Schließlich sieht er nach mehrstündigem Ritt Lichter, er trifft auf Menschen und erkundigt sich, was das für eine endlose Ebene sei, über die er soeben geritten sei. Da erfährt er: «Du bist über den Bodensee geritten.» In diesem Augenblick stürzt der Reiter vor Schrecken vom Pferd.

Ich wurde zu einem zehnjährigen Kind gerufen, das über Schluckbeschwerden und Kopfschmerzen klagte. Die Temperatur war nicht sehr hoch, etwa um 38° C. Was der Mutter jedoch auffiel, war, daß sich das Kind nicht im Bett aufrichten wollte. Die Untersuchung ergab folgendes: leicht gerötete Tonsillen, das Kind richtete sich nur mühsam mit meiner Hilfe im Bett auf, konnte mir aber die rechte Hand nicht geben. Beim Beugen des Kopfes gab das Kind Schmerzen im Nacken an. Auch der linke Arm schien kraftlos. Welche Diagnose sollte ich stellen? Weit und breit war nichts von einer Grippe bekannt, es war ein Einzelfall. Trotzdem stellte ich die Diagnose «Grippe» mit der Besonderheit der Symptome, die dem homöopathischen Arzneimittelbild Gelsemium zugeschrieben werden. Therapie: Gelsemium D30 zweitägig, innerlich jeden dritten Tag Phosphor D20.

Und nun der Verlauf: Bereits nach der ersten Injektion berichtete die Mutter, daß die Kopfschmerzen nachgelassen hätten und die «Lähmung» des rechten Armes etwas besser sei. Jedoch am injektionsfreien Tag war der Zustand wieder wie vorher. So ging es 14 Tage hin und her: Besserung, Verschlechterung, Besserung, Verschlechterung. Mir wurde unheimlich. Reichte meine Diagnose «Gelsemium-Grippe» aus? Schließlich, nach etwa 14 Tagen – wurden die Intervalle der Besserung länger, die Lähmungen gingen langsam zurück, der Kopfschmerz ließ nach, ebenso der Meningismus. Nach etwa drei Wochen konnte das Kind wieder aufstehen. Rückblickend konnte ich mir diese «Infektion» nicht erklärten. Etwa sechs Wochen nach Ausbruch der Erkrankung bekam ich einen Anruf der Mutter: «Herr Doktor, nun weiß ich, was meine Tochter hatte. Heute bekam ich die schreckliche Nachricht von Freunden aus unserem Ur-

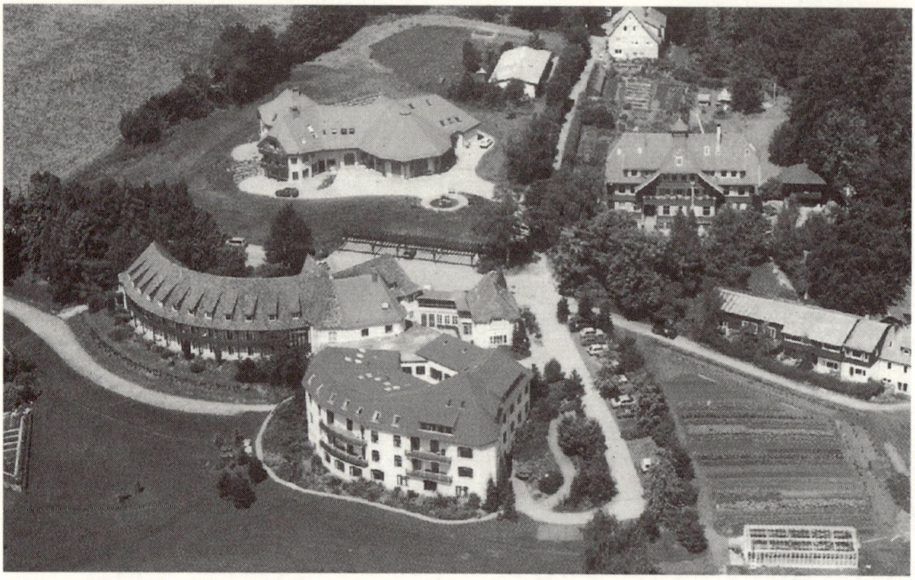

47. Im Vordergrund das heutige Paracelsus-Krankenhaus in Unterlengenhardt/Bad Liebenzell, das zusammen mit Frau Dr. Bühler und Herrn Dr. Bühler geplant und mit Unterstützung von Frau Gretl Schopf gebaut wurde. Im Hintergrund die «Burghalde»

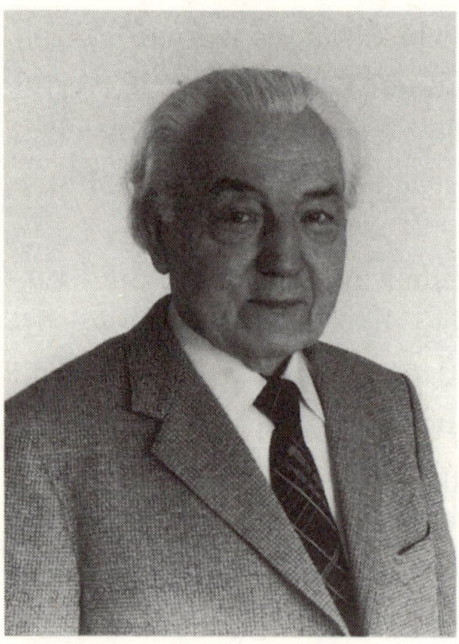

48. Dr. med. Walther Bühler

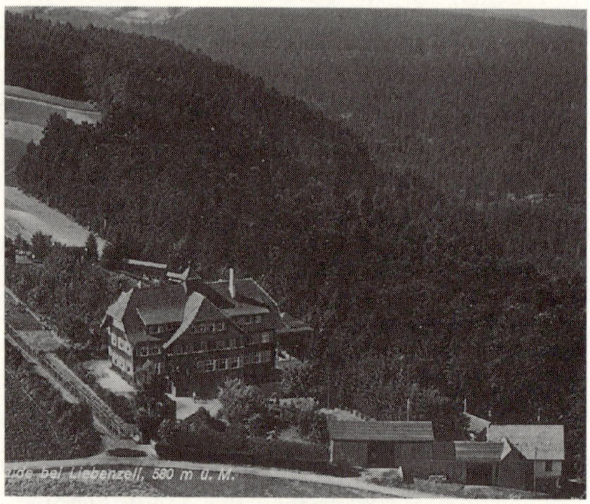

49. Klinisch-therapeutisches Institut Burghalde, Wirkstätte von Dr. med. Walther Bühler und Dr. med. Heinz-Hartmut Vogel, ehemals Wirkstätte von Dr. med. Eugen Kolisko

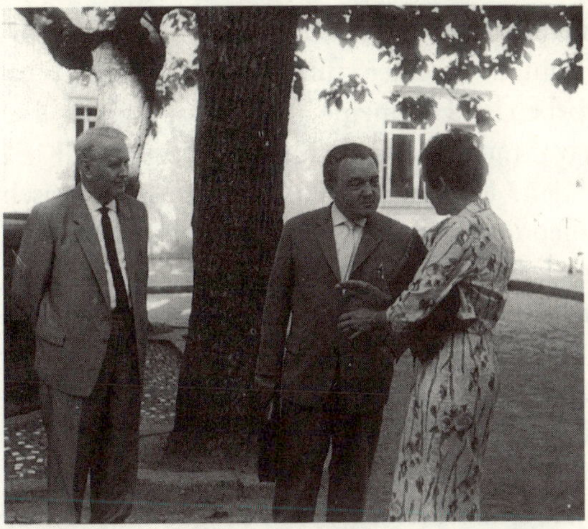

50. Von links: Dr. med. Rudolf Treichler, Psychiater und leitender Arzt der Friedrich Husemann-Klinik, Buchenbach bei Freiburg und Dr. med. Walther Bühler

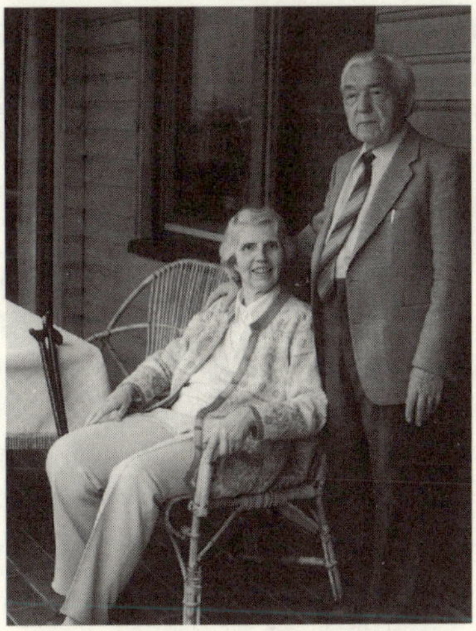

51. Dr. med. Gunda Bühler, Dr. med. Walther Bühler

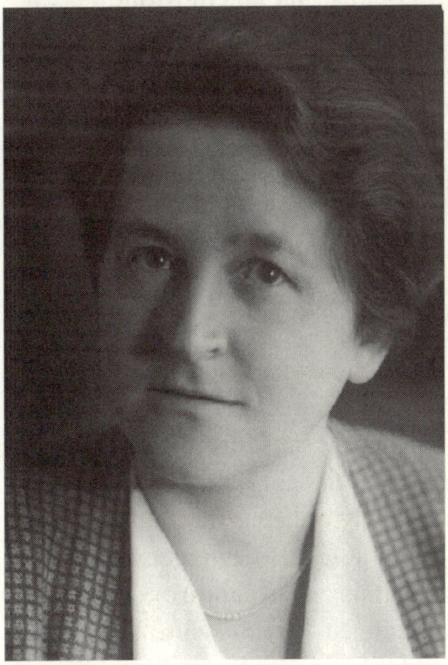

52. Geschäftsführerin des Klinisch-Therapeutischen Institutes Burghalde, Wilma Leimann

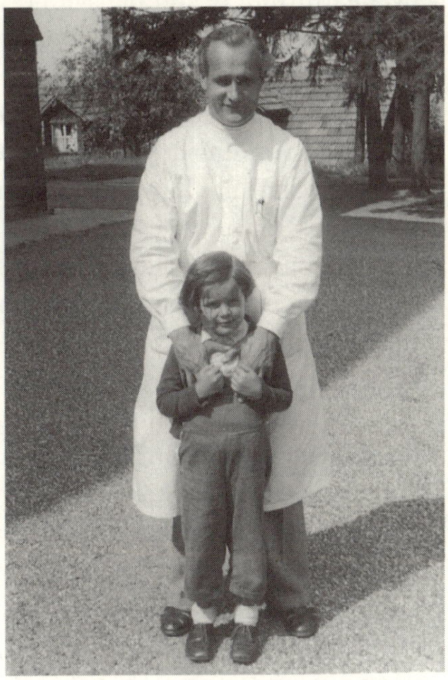

53. In Unterlengenhardt mit Andreas

laubsort, wo meine Tochter mit einem gleichaltrigen Mädchen Tag für Tag zusammen war, daß unsere kleine Freundin an einer stürmisch verlaufenen Kinderlähmung im Krankenhaus gestorben ist. Hat meine Tochter Kinderlähmung durchgemacht?» Diese Nachricht traf mich wie ein Schlag. Hatte ich ein Kind mit Poliomyelitis epidemica behandelt? Ich war tatsächlich traumwandlerisch über das dünne Eis einer unzureichenden Diagnose gegangen und nicht eingebrochen. Beim schlimmen Ausgang der Erkrankung hätte ich womöglich meine Approbation riskiert, denn jeder besorgte Arzt hätte selbstverständlich die kleine Patientin ins Krankenhaus eingewiesen.

Meine Beziehung zu Dr. Bühler war über Frau Leimann zustande gekommen. Frau *Dr. Gunda Bühler* kannte ich bereits und war von der Schulzeit her mit ihr per Du. Die Schwester von *Frau Berger, Fräulein Christern*, war in der Waldorfschule meine Handarbeitslehrerin. Auch schien mir ein guter Stern über der Burghalde zu walten, wenn ich daran dachte, daß mein hochverehrter Lehrer in der Waldorfschule, *Dr. Eugen Kolisko*, bevor er nach England auswanderte, die Burghalde ärztlich geleitet hatte. Dies schienen mir alles gute Vorzeichen zu sein. Als ich mit meiner Familie im Auto abends durch Unterlengenhardt fuhr, stand der Mond voll am Himmel mit einem Mondregenbogen als Aura. Ich bezog die Wohnung von *Dr. Krause* im Untergeschoß der «Villa» Berger. Mit Frau Dr. Bühler und Dr. Bühler teilte ich die ärztliche Arbeit. Wenn ein Patient nicht ausgesprochen einen der Ärzte wünschte, übernahm einer von uns dreien den neueingelieferten Patienten in der Reihenfolge unserer Diensteinteilung. Ich konnte nun meine fünfjährige Klinikerfahrung einbringen. Dr. Bühler prägte durch seine regelmäßigen Vorträge im Hause die geistige Atmosphäre. Die Zusammenarbeit und die gemeinsamen Patientenbesprechungen und gegenseitigen Patientenvorstellungen gaben dem Haus einen einheitlichen Stil.

Die Rechtsform, in der die Klinik betrieben wurde, zeigte mir bald eine Schwäche. Eine Privatklinik war gegenüber öffentlichrechtlichen Krankenhäusern und Kuranstalten (etwa der Landesversicherungsanstalt) in einem erheblichen finanziellen Nachteil. Dr. Bühler und mir wurde sehr bald bewußt, daß ein Haus, wie wir es führten, nur als gemeinnützige Krankenanstalt auf die Dauer zu halten war. Der wirtschaftliche Träger mußte also ein gemeinnütziger Verein sein. Alle späteren erfolgreichen Kliniken auf anthroposophischer Grundlage hatten als Träger solche gemeinnützigen Vereine. Zum Beispiel das gemeinnützige Gemeinschaftskrankenhaus Herdecke, die Filderklinik, die Klinik Öschelbronn.

So kam es, daß das Ehepaar Bühler und ich an weitere Zukunftspläne für eine Klinik in Unterlengenhardt dachten. Frau Dr. med. Bühler hatte eine wohlhabende Patientin, Frau *Gretel Schopf*. Mit ihr wurden diese Krankenhauspläne besprochen. Für die Zukunft wurde von ihr eine Stiftung ins Auge gefaßt.

Zur gleichen Zeit reifte in Frau Wilma Leimann der Gedanke eines gemeinnützigen Laienvereins heran. Von uns Ärzten wurde dieser Gedanke enthusiastisch aufgegriffen. Es sollte eine Laienbewegung zur Verbreitung einer umfassenden hygienischen Lebensauffassung, die nach Rudolf Steiner Mitteleuropa zu erfüllen hätte, entstehen. Welchen Namen sollte der Verein erhalten: Verein für anthroposophisch erweiterte Medizin? Schließlich blieb es bei dem derzeitigen Vereinsnamen: Verein für ein erweitertes Heilwesen, gemeinnütziger e.V. Frau Leimann wurde Geschäftsführerin, Dr. Bühler erster Vorsitzender. Bis heute hat Dr. Bühler die Ziele des Vereins mit dem vollen Einsatz seiner Persönlichkeit in der Öffentlichkeit vertreten und den Verein mit Umsicht erfolgreich geleitet. Durch ihn kam der Verein zu seiner heutigen Bedeutung in der Öffentlichkeit.

Zurück zur Klinik. Die Eigentümer der Burghalde mußten erkennen, daß das «Klinisch-Therapeutische Institut» als privates Unternehmen, ohne Gemeinnützigkeit und ohne steuerabzugsfähige Spenden auf die Dauer nicht zu halten war. Es waren deshalb Überlegungen im Gange, das Haus einer öffentlich-rechtlichen Körperschaft zur Nutzung zu verpachten. Die ärztlichen Pläne, eine neue Klinik als *Stiftung des bürgerlichen Rechtes* mit der finanziellen Unterstützung durch Fräulein Schopf zu gründen, wurden konkreter. Dr. Bühler und ich rechneten bis zur Verwirklichung mit drei bis vier Jahren. Diese Zeit konnte ich jedoch mit meiner Familie finanziell nicht überbrücken.

Heidenheimer Zeit

Siebtes Jahrsiebt (43.-49. Lebensjahr)

> *«In der fünften Periode gehören wir dem Ares (Mars) an, weil sich in diesem Alter hauptsächlich die Kraft offenbart und das Vermögen, andere zu überwältigen. Es ist das Kriegsalter für den Mann.» (Proklos)*

Da kam – wieder einmal – der «Zufall» zu Hilfe. Ein Mitglied der *Familie Voith* (Heidenheim) kam in meine Behandlung. Anläßlich eines Besuches des letzten Namensträgers der Weltfirma, *Dr. Hanns Voith*, kamen wir auf die Absicht der Geschäftsleitung zu sprechen, einen anthroposophischen Arzt zur Beratung der Firma in gesundheitlichen Fragen zu berufen. Ich erfuhr, daß der Arzt im neu errichteten «Gesundheitshaus» vormittags eine Sprechstunde für die Mitarbeiterschaft abhalten sollte. Nachmittags könne er dann eine Privatpraxis ausüben. Diese Pläne fanden mein Interesse und ich war bereit, die Aufgabe zu übernehmen.

Luitgard, die nach ihrer Ausbildung in der Maltherapie durch Frau Dr. Hauschka in Höllriegelskreuth an der Klinik in Unterlengenhardt bereits mit Patienten maltherapeutisch gearbeitet hatte, wurde in die Pläne miteinbezogen und stimmte der überraschend auf uns zukommenden neuen Situation zu. Ihr fiel die Entscheidung nicht schwer. Sie stammt selbst aus Heidenheim. Unsere Kinder konnten später dort in die Waldorfschule gehen.

Wieder einmal half *Hermann Mahle* mit einem zinslosen Darlehen die Zeit bis zur Übersiedelung nach Heidenheim zu überbrücken. Ich selbst wohnte vorübergehend im schwiegerelterlichen Haus in Heidenheim und holte ein Vierteljahr später – es war das Jahr 1953 – die Familie nach. Die Firma Voith stellte uns vorübergehend eine firmeneigene Wohnung zur Verfügung.

Mit der Heidenheimer Zeit wurden die bisher in meinem Lebensgang zurückgehaltenen, jedoch schon in den letzten Waldorfschuljahren angeregten sozialen und politischen Interessen neu geweckt. Neben der weitergehenden ärztlichen Tätigkeit sind die nächsten Seiten des «Lebensbuches» der Hinwendung zu den sozialen Fragen der Gegenwart gewidmet.

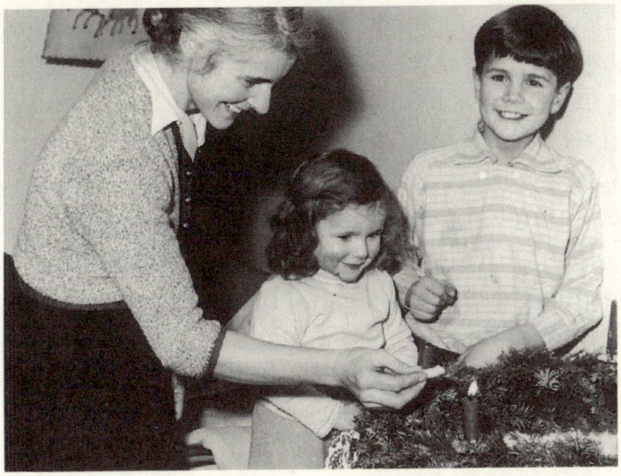

54. Luitgard mit Andreas und dem jüngeren Bruder Markus

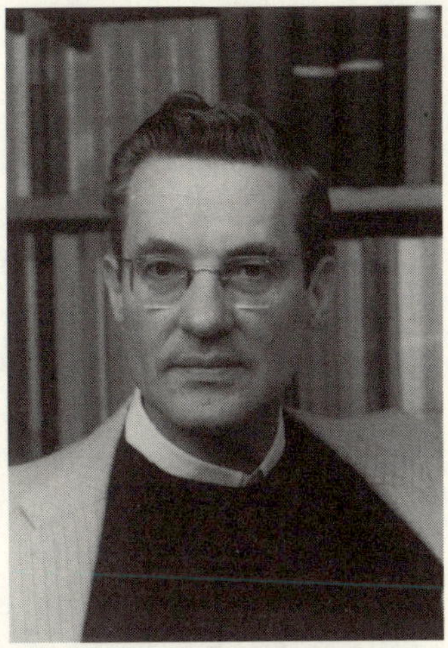

56. Berthold Wulf, Pfarrer der Christengemeinschaft in Zürich

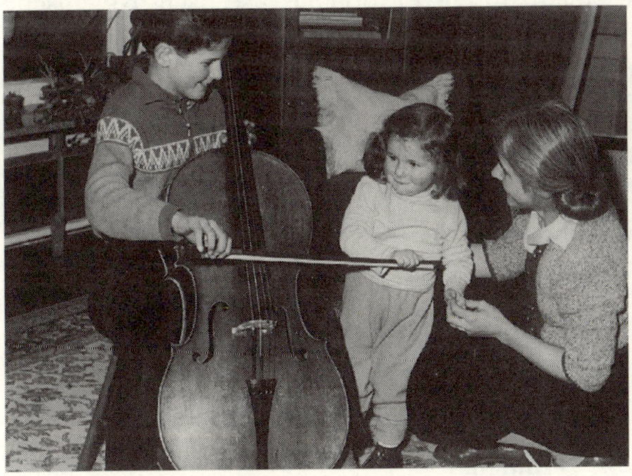

55. Friewart mit Luitgard und Markus.

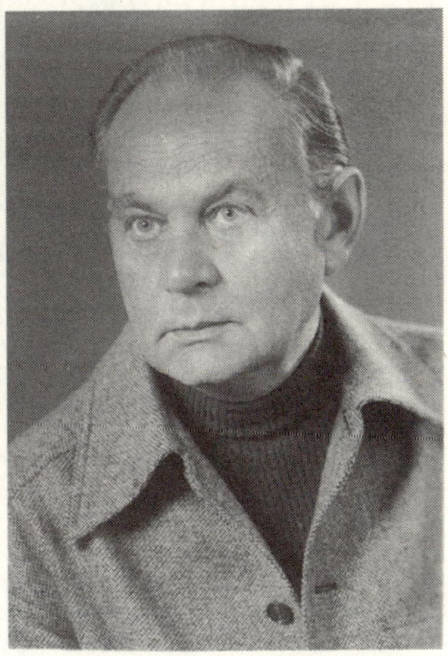

57. Walter Zellmer.

Es war in den ersten Wochen der Heidenheimer Zeit, als ich den Anruf eines Bekannten, eines Oberingenieurs der Maschinenfabrik MAN erhielt. Er hatte eine geschäftliche Besprechung mit einem leitenden Ingenieur der *Firma Voith*, einem Herrn *Walter Zellmer*. Er lud mich mit diesem zusammen zum Mittagessen ein. Dies sollte der Anfang einer bis heute bestehenden freundschaftlichen Beziehung sein, die großen Einfluß hatte auf meine Vorstellungen von einem wirtschaftlichen Unternehmen, auf die arbeitsrechtlichen Verhältnissen der Mitarbeiter zum Unternehmen; über Eigentums- und Beteiligungsfragen bis zum Fundamentalproblem der systemimmanenten Gegnerschaft der Arbeitervertreter auf der einen Seite und der Vertreter des Kapitals auf der anderen Seite; Vorstellungen über das Lohnverhältnis als unzeitgemäßes Restrelikt aus der Zeit der Leibeigenschaft: das Lohnverhältnis als «gemietete Arbeit» *(John Stuart Mill: «Politische Ökonomie – über die Zukunft des Arbeiterstandes»).*

Eine zweite Persönlichkeit tritt aus der Vielzahl menschlicher Beziehungen in dieser Zeit hervor. Es ist der damals noch jugendliche Nachfolger von *Wolfgang Schickler* im Priesteramt der Heidenheimer Christengemeinschaft: *Berthold Wulf*. Schon bei der ersten Begegnung wanderten wir durch die Nacht, in ein mehrstündiges Gespräch vertieft. Es ging um Gott und die Welt. Es ist nicht möglich, irgendein Thema zu nennen, das uns bei unseren Gesprächen besonders beschäftigt hätte. Man kann eher sagen, alle Fragen haben uns beschäftigt: soziale Fragen, medizinische Probleme, seelisch-hygienische Lebensfragen. Der Leser wird sich erinnern, daß ich während der ersten Nachkriegsjahre in München-Höllriegelskreuth Gespräche im Jesuitenkolleg Pullach führte. So kreisten unsere Gedanken um den Menschen selbst, seinen religiösen Seinsgrund, seine Ontologie, sein Selbstverständnis, seinen Standort in der Schöpfung. Motive, die dem *Weltbild Goethes* zugrunde liegen: Der Mensch im Mittelpunkt von Vergangenheit und Zukunft:

«Dann ist Vergangenheit beständig,
Das Künftige voraus lebendig,
Der Augenblick ist Ewigkeit.»

Aus dem Gedicht «Vermächtnis» von Goethe, mit dem Anfang:

«Kein Wesen kann zu Nichts zerfallen!
Das Ew'ge regt sich fort in allen,
Am Sein erhalte dich beglückt!
Das Sein ist ewig: Denn Gesetze
Bewahren die lebend'gen Schätze,
Aus welchen sich das All geschmückt.»

Von nun an führte ich im Laufe der Zeit nicht nur Gespräche mit leitenden Angestellten der Firma, sondern auch mit einzelnen Arbeitern und nicht zuletzt mit dem Vorsitzenden des Gesamtbetriebsrates *Nicoletti* (das Heidenheimer Werk umfaßte damals etwa 8.000 Mitarbeiter). Völlig neue Ideen lagen in der Luft: «Der Vorgesetzte – der Assistent des Untergebenen» *(Herbert Groß)* war ein Schlagwort.

Seminar für Freiheitliche Ordnung

Um den «roten Faden» dieses Ideenweges aufzuzeigen, der mit den Vorträgen von *Dr. Walter Johannes Stein* im Stuttgarter Gustav-Siegle-Haus seinen Anfang nahm, ist nochmals auf den Einfluß meines Bruders *Diether* hinzuweisen. Er verfolgte die Realisierungsansätze *Rudolf Steiners* auf sozialem Gebiet seit der Gründung des *Bundes für Dreigliederung* 1919 und den Versuch, durch Zusammenschluß verschiedener Unternehmen den oft als ruinös empfundenen Konkurrenzkampf in der Wirtschaft zu überwinden. Es kam zu dem Unternehmensverbund *«Der kommende Tag»*. Ich nenne nur einige Unternehmensbeispiele: eine Knopffabrik, eine Kartonagenfabrik, einen Verlag und das Klinisch-Therapeutische Institut in der Gänsheidestraße in Stuttgart unter der Leitung von *Dr. med. Palmer.* (Die Schwester von Dr. Palmer war meine Patentante.) Durch einen gemeinsamen Kapitalfonds bürgte jede Firma für die andere. Ob es nun an den Unternehmensführungen im einzelnen lag, oder ob der Übergang von der Nachkriegsinflation durch den tief eingreifenden Währungsschnitt 1924 zur Rentenmark eine Rolle spielt, sei dahingestellt. Es kam zu einer tiefgreifenden Krise im «Kommenden Tag». Das florierende Klinisch-Therapeutische Institut wurde mit in den finanziellen Strudel gezogen. *Emil Leinhas* war als erfahrener Bankkaufmann Geschäftsführer des «Kommenden Tages». Ich habe durchaus schon bewußt miterlebt, wie aus einer Billion Reichsmark eine Rentenmark wurde. Sämtliche Sparguthaben verloren ihren Wert. Man kann sich fragen, ob es unseren Währungshütern *(Helferich)* nicht bewußt gewesen sein sollte, daß mit der totalen Entwertung der Kaufkraft der Reichsmark sämtliche Sparguthaben und vor allem auch die «kleinen» Guthaben vernichtet wurden. Fleiß und das Sparen wurden bestraft. Mit einem Federstrich konnte der Staat dem Volk gegenüber seine Schulden zurückzahlen. Ein selbst erlebtes Beispiel: Mein *Apothekeronkel Weber* in Lich hatte vor dem Ersten Weltkrieg einem Pharmaziepraktikanten für sein Studium 1.000 Goldmark geliehen. Nach dem Ersten Weltkrieg bat er um Rückzahlung. Der Wechselkurs zwischen Schweizer Franken und der inflationierten Reichsmark war schließlich etwa 1:1 Billion. Der Pharmaziestudent zahlte mit wenigen Rappen das Vorkriegsdarlehen zurück. Letzten Endes finanzieren die Staaten auf diese Weise Rüstungen und Kriege, auch die Mitfinanzierung des Golfkrieges durch Deutschland, der Wiederaufbau Ostdeutschlands, der Abzug der Roten Armee aus Ostdeutschland wird, genau besehen, durch die Fortsetzung der Inflation, auch wenn sie zur Zeit nur knapp 3% (5%) pro Jahr beträgt, vom Volkseinkommen finanziert. Durch meinen Bruder Diether und dessen Studium des *«Nationalökonomischen Kurses»* von Rudolf Steiner und der *«Natürlichen Wirtschaftsordnung» Silvio Gesells* lernte ich nach und nach das ungeheuerliche soziale Unrecht, das mit unserem Währungssystem zusammenhängt, kennen. Auch die unverdienten, spekulativen Gewinne der Bodeneigentümer durch die ständig steigende Nachfrage nach Grund und Boden gehören zu diesem Unrecht.

Ich unterbreche diesen düsteren Abschnitt meiner biographischen Betrachtungen mit einer humorvollen Szene im «Kommenden Tag». Rudolf Steiner wohnte einer Aufsichtsratssitzung bei, die Emil Leinhas leitete. Die zweite Frau von Emil Leinhas hieß mit ihrem Mädchennamen *Flossi Sonnklar*. Rudolf Steiner soll die Bemerkung gemacht haben: «Um uns herum herrscht finstere Nacht, allein im kommenden Tag ist alles sonnklar.»

Begegnung mit Professor Diehl und Dr. Winkler

Wiederum durch meinen Bruder Diether lernte ich schon im Winter 1946/47 *Professor Paul Heinrich Diehl* kennen. Er war Bürgermeister von Gräfelfing bei München und Gymnasialprofessor für Deutsch und Geschichte am Pasinger Gymnasium. Durch ihn und seinen Kollegen, *Professor Dr. Ernst Winkler,* Mathematiker und Physiker, Autor einschlägiger Fachbücher für das bayerische Gymnasialschulwesen, lernte ich erstmalig den wohl bedeutendsten Sozialdenker unseres Jahrhunderts, *Silvio Gesell*, kennen. Einmal im Monat hielt Professor Diehl im Nebenraum einer Münchner Gaststätte Vorträge über die Grundlagen einer sowohl freiheitlichen als auch sozial gerechten Gesellschaftsordnung. Nachdem ich durch *Diether Vogel* und die Vorträge von *Walter Johannes Stein* die Idee der *«Dreigliederung des sozialen Organismus»* (Rudolf Steiner) in großen vagen Umrissen schon früher in mich aufgenommen hatte, bekam sie durch Professor Diehl und Professor Winkler Leben und konkrete Gestalt. Professor Diehl war ich bis zu seinem Tode in seinem 92. Lebensjahr auch ärztlich auf das engste verbunden. Ebenso mit Dr. Winkler, der bis heute, noch im 90. Lebensjahr, mit wachem Geist die gegenwärtige erlebte Geschichte, vor allem Mitteleuropas zwischen Ost und West, mit größter innerer Anteilnahme verfolgt. Neben zahlreichen Aufsätzen zur sozialen Frage hat er seine Gedanken in

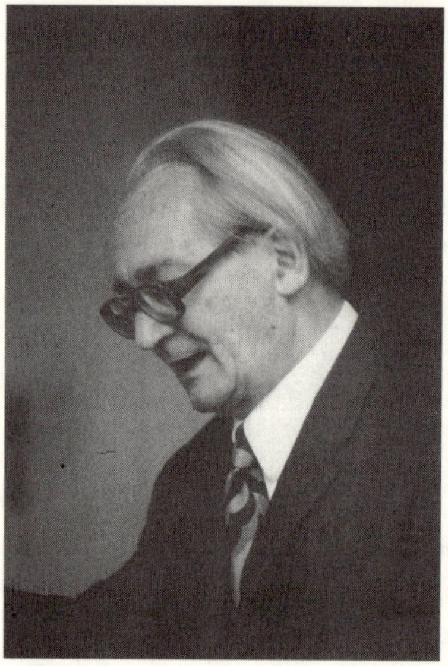

58. Dr. phil. Ernst Winkler, Mathematiker und Physiker, München

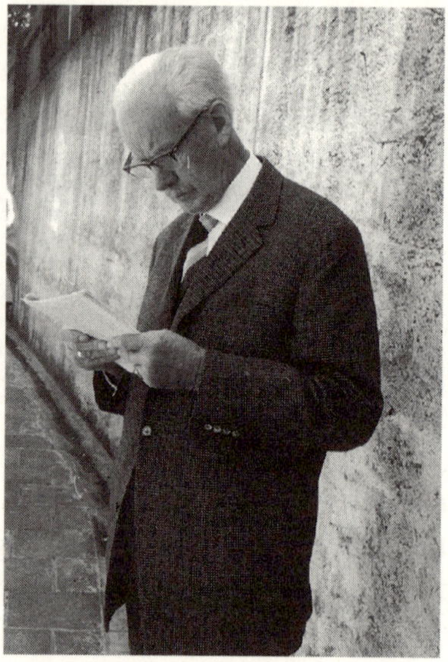

59. Dr. phil. Paul Diehl, Professor für Deutsch und Geschichte, Bürgermeister in Gräfelfing

seinem Hauptwerk: *«Die Theorie der natürlichen Wirtschaftsordnung»* niedergelegt.

Ernst Winkler ist eine Kapazität, nicht nur auf seinem eigenenFachgebiet der Mathematik und Physik, er ist philosophisch interessiert und hat sein Interesse auf die Universalität der Wissenschaft vom Menschen gerichtet. Diether Vogel gab ihm Steiners «Philosophie der Freiheit» – zur Beurteilung. Nach der Lektüre meinte er, er habe in der Konsequenz der Gedankenführung keine Sprünge gefunden!

Herr Winkler verfügte über einen spirituellen Humor. In einem Gespräch mit der Biologin Frau Professor v. P., Lehrstuhlinhaberin für Biologie an der Freien Universität Berlin, über die Abstammung des Menschen, das «Missing link», über das biogenetische Grundgesetz nach *Haeckel*, und die Auffassung *Teilhard de Chardins («Der Mensch im Kosmos»)* waren wir uns einig, daß der Affe kein Ahne des Menschen sein kann. Er konnte nur ein später (oder früher) Seitenzweig eines Mittelstammes sein. Dabei kamen wir auf die Amphibien – gleichsam auch eine «Mitteform» der Tierbildung – zu sprechen. Da schmunzelte Winkler und sagte zur Frau Professor: «Auch Sie waren einmal ein Frosch, sogar ein Nackefrosch!»

Winkler war im Begriff, sich bei *Sommerfeld* zu habilitieren, der jedoch vor Abschluß der Habilitation verstarb. Die Arbeit über Astrophysik konnte nicht abgeschlossen werden.

Eine für den jungen Winkler charakteristische Anekdote: Winklers Vater, ein Pfarrer auf dem Land, unterrichtete seinen Sohn nach der vierklassigen Grundschule zwei Jahre lang privat zu Hause in den ersten Gymnasialfächern. Mit sechzehn Jahren sollte der Junge ins nächstgelegene Gymnasium aufgenommen werden. Nach der Aufnahmeprüfung sprach der Direktor mit Vater und Sohn über das Aufnahmeergebnis und düpierte beide mit der mit ernster Miene vorgebrachten Bemerkung: «Sehr verehrter Herr Pfarrer, Sie werden ja nicht glauben, daß Ihr Privatunterricht für das Gymnasium ausreichend war!» Als er den Schrecken, den er damit angerichtet hatte, bemerkte, korrigierte er ganz schnell mit den Worten: «Herr Pfarrer, Ihr Sohn wird in seiner Klasse Primus sein.»

So wäre über manchen Freund etwas Persönliches zu berichten. Von Professor *Diehl* sagte ich schon, daß er Bürgermeister von Gräfelfing war. Er vertrat, wie *Silvio Gesell* und andere Bodenreformer, die Auffassung, daß der Grund und Boden nicht Privateigentum sein dürfe. In das Eigentum könne nur übergehen, was durch eigene Arbeit entstanden ist. So hatte er für seine Gemeinde ein Vorkaufsrecht für Grund und Boden eingerichtet. Der Baugrund wurde dann von der Gemeinde einem Bauwilligen im Erbbaurecht verpachtet. Damit wurde der Grund und Boden der Spekulation entzogen. Professor Diehl hatte sich in der Zeit der Herrschaft des Nationalsozialismus in Schriften und Reden gegen den Machtanspruch der Nationalsozialisten gewandt und nur dem Eingreifen eines alten Freundes, der Einblick in seine Akten hatte und diese verschwinden ließ, verdankt Professor Diehl, daß er vor Konzentrationslager und Schlimmerem bewahrt blieb.

Von Professor Diehl hörte ich zum ersten Mal den Namen *Otto Lautenbach*. Er war im Gymnasium sein ehemaliger Schüler, der in der sozialen Bewegung eine Schlüsselstellung einnehmen sollte. Otto Lautenbach rief im Jahr 1952 zur Gründung der *«Aktionsgemeinschaft soziale Marktwirtschaft»* (ASM) auf. Diether Vogel hatte bereits Kontakt zu Lautenbach und nahm mich zur Gründungsversammlung nach Heidelberg mit. Lautenbach gelang es damals, die führenden Nationalökonomen Deutschlands und der Schweiz an einen Tisch zu bringen. Es genügt, die Namen des Vorstandes, des Beirates und der Ehrenmitglieder zu nennen, um die geschichtliche Bedeutung dieser Konferenz abzuschätzen.

Vorstand: Vorsitzender: Otto Lautenbach, Herausgeber der «Blätter der Freiheit», Bad Nauheim – stellvertretender Vorsitzender: Wilhelm Blum,

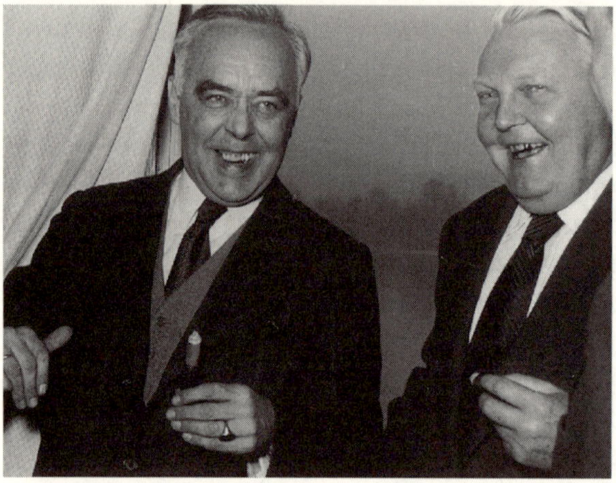

60. Prof. Dr. jur. Franz Böhm, Universität Frankfurt/Main (links), Bundeswirtschaftsminister Prof. Dr. rer. pol. Ludwig Ehrhard.

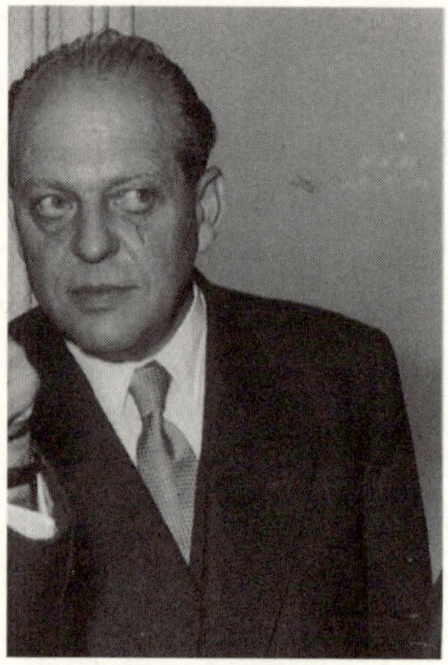

61. Otto Lautenbach, Begründer der «Aktionsgemeinschaft Sozial Marktwirtschaft e.V.», Heidelberg.

Direktor der Frank'schen Eisenwerke AG, Adolfshütte, Niederscheid (Dillkreis) – Dr. Johann Lang, Anwalt des Deutschen Genossenschaftsverbandes (Schulze-Delitzsch) e.V., Bonn – Walter Hoch, Druckerei Martin Hoch, Ludwigsburg – Dr. G.W. Kalbfleisch, Rechtsanwalt und Notar, Gießen – Dr. Alexander Meier-Lenoir, Rechtsanwalt, Wiesbaden – Heinrich Schwab, Firma Heinrich Schwab, Import, Gießen – Professor Dr. Ernst Winkler, München-Pullach. Geschäftsführer: Wolfgang Frickhöffer, der nach Otto Lautenbachs und Professor Alexander Rüstows Tod der nachfolgende Vorsitzende der ASM wurde.
Beirat: Professor Dr. Paul Heinrich Diehl, Bürgermeister, München-Gräfelfing – Walter Großmann, Rektor a.D., Hanau – Dr. Hans Ilau, Frankfurt – Universitätsprofessor Dr. Franz Böhm, Frankfurt – Adolf Lindenkohl, Bankkaufmann, Essen – Dr. Oswald Mirbach, Vogeler & Co. K.G., Düsseldorf – Dr. Volkmar Muthesius, Wirtschafsjournalist, Frankfurt – Universitätsprofessor Dr. Alexander Rüstow, Heidelberg – Diplom-Kaufmann K.K. Schürer, Wirtschaftsprüfer, Coburg – Dr. med. Heinz-Hartmut Vogel, Heidenheim; Ehrenmitglieder: Franz Böhm, Ludwig Erhard, Wilhelm Röpke, Alexander Rüstow.

Nach dem zu frühen Tod *Otto Lautenbachs* übernahm *Wolfgang Frickhöffer* die Geschäftsführung, *Professor Rüstow* und *Professor Böhm* bildeten den Vorstand. Heute ist *Professor Dr. rer. pol. Joachim Starbatty,* Universität Tübingen, erster Vorsitzender der «Aktionsgemeinschaft soziale Marktwirtschaft».

Die Freiburger Schule, die in *Walther Eucken* ihr geistiges Zentrum hatte, versammelte damals die führenden Repräsentanten der Lehre einer entmonopolisierten Wirtschaftsordnung (Ordoliberalismus). Diese Ideen mündeten in eine neue soziale Geld- und Bodenordnung, wie sie *Silvio Gesell* und seine Schule vertraten. So soll auch auf meine Begegnung mit *Max Kaphahn* in Höllriegelskreuth in diesem Zusammenhang hingewiesen werden. Max Kaphahn ist in seiner Berliner Zeit in den zwanziger Jahren Silvio Gesell begegnet, der ihm sein Hauptwerk: *«Die natürliche Wirtschaftsordnung»* persönlich signiert überreichte. Max Kaphahn hat mir diese Ausgabe hinterlassen.

Parallel zu diesen für mein weiteres Leben richtungweisenden Begegnungen im Rahmen der jährlich in Bad Godesberg im Hotel «Dreesen» stattfindenden größeren Veranstaltungen der *«Aktionsgemeinschaft soziale Marktwirtschaft»*, bei denen fast immer *Professor Ludwig Erhard* anwesend war, ist eine zweite frühe Nachkriegsversammlung in Stuttgart zu nennen. Sie fand in dem ehemaligen Studentenhaus neben der Waldorfschule in der Haußmannstraße statt und vereinigte die namhaften Vertreter der *Dreigliederungsbewegung*, die – wie schon erwähnt – *Rudolf Steiner 1919 ins Leben gerufen hatte.* Aus dem Gedächtnis nenne ich nur einige hervorragende Persönlichkeiten: *Emil Leinhas, Folkert Wilken, Hermann Mahle, Karl Heyer, Hanns Voith, Herbert Hillringhaus, Fritz Götte* und eine erstaunlich zahlreiche Jugend. Der Saal war überfüllt. Aus dieser Versammlung, sie muß im Jahr 1948 oder 1949 stattgefunden haben, ging auf Initiative von *Hermann Mahle* das *«Dreigliederungskollegium»* hervor, das in den folgenden Jahren etwa viermal jährlich in Mahles Gartenhaus in Stuttgart am Bismarcksturm tagte. Ich war damals wohl das jüngste Mitglied dieses Kreises. Eine gewisse Tragik waltete über diesen ersten Nachkriegsversammlungen: Die *Heidelberger Initiative Otto Lautenbachs* mit den einflußreichen Vertretern der *«Freiburger Schule»* und die *Stuttgarter «Dreigliederungsinitiative» Hermann Mahles* fanden nicht zueinander – trotz wiederholter Versuche einer Begegnung. So hielt *Emil Leinhas* einen überzeugenden Vortrag über die Idee der Dreigliederung des sozialen Organismus anläßlich einer Tagung von Lautenbachs *Wirtschaftswissenschaftlicher Gesellschaft e.V.* (Vorläufer der Aktionsgemeinschaft Soziale Marktwirtschaft e.V.) in Heidelberg der in den Grundzügen bei den Teilnehmern zu einer vollen Übereinstimmung führte. Ich selbst habe damals das Ergebnis dieses Konsenses in einem ersten Aufsatz zur sozialen Frage in der Zeitschrift *«Die Drei»* («Liberalkapitalismus, Zentralverwaltungswirtschaft und assoziative Wirtschaftsstruktur» in «Die Drei», Stuttgart, 1952) unter der Redaktion von Dr. Schwebsch veröffentlichen können.

An dieser Stelle sei es mir erlaubt, einen Traum bald nach *Paul Heinrich Diehls* Schwellenübertritt wiederzugeben. Ich träumte, daß ich mit *Dr. Steiner* verabredet war. Ich trat in einen länglichen, niedrigen Saal, an dessen Ende sich eine Bühne befand. Auf der Bühne standen zwölf weiße Gestalten, schräg vor der Bühne Rudolf Steiner, der sich mir zuwandte und, ohne meine Begrüßung abzuwarten, sagte: «Ich freue mich, daß Professor Diehl an Ihren Seminaren in Herrsching teilnimmt.» Darauf nannte er einen zweiten Namen, der mir jedoch entfallen ist. Nach dieser Anrede sagte er, ich solle ihn in seiner Wohnung besuchen. Damit war ich für den Augenblick entlassen. In diesselbe Zeit fällt ein zweiter Traum: Ich begleitete Rudolf Steiner auf einem Höhenweg und es war mir, wie das manchmal der Fall ist, im Traum bewußt, daß ich träume, und dabei war ich überrascht, daß Rudolf Steiner genauso aussah, wie ich ihn mir aus Bildern vorgestellt hatte: zierliche Gestalt, etwas kleiner als ich, mit seinem langen Gehrock. Ich sagte: «Herr Dr. Steiner» (und war mir bewußt, daß ich im Traum nicht einfach sagte: Herr Doktor) «die Übungen, die Sie in dem Buch *‹Wie erlangt man Erkenntnisse der höheren Welten›* empfehlen, sind nicht leicht durchzuführen.» Darauf schaute er mich mit einem Lächeln liebevoll an und sagte: «Dies bemerkt zu haben, bedeutet auch schon etwas.»

Es folgten in den Jahren 1952 und 1954 die großen Arbeitstagungen der *«Aktionsgemeinschaft Soziale Marktwirtschaft»* (ASM) in Bad Godesberg «vor den Toren Bonns». Tagungsthemen wie *«Entscheidung für die Freiheit»* oder *«Wir fordern von Regierung und Bundesrat die Vollendung der sozialen Marktwirtschaft»*, ließen die politische Öffentlichkeit aufhorchen. Besonders die letztgenannte Tagung mit mehr als 600 Teilnehmern aus Politik und Verwaltung, Wirtschaft und freien Berufen bewirkte – nicht zuletzt durch die die Öffentlichkeit aufrüttelnden Erklärungen des *Bundeswirtschaftsministers Professor Ludwig Erhard* – eine außerordentliche Resonanz in Presse und Rundfunk des In- und Auslandes.

Anläßlich des Kongresses der *Internationalen Freiwirtschaftlichen Union (INWO)* in Interlaken/Schweiz im Juni 1954 mit dem schon vom Tode gezeichneten *Otto Lautenbach* wurde mit den dort anwesenden Freunden

Prof. Dr. phil. Paul Heinrich Diehl, München, dem Lehrer Otto Lautenbachs – Alois Dorfner, Vorsitzender der Freiwirtschaftsbewegung Österreich, Linz/Donau – Heinz-Peter Neumann, Direktor der LVA, Berlin – Hans Hoffmann, Dipl.-Ing., Bern – Friedrich Salzmann, Redaktor, Radio

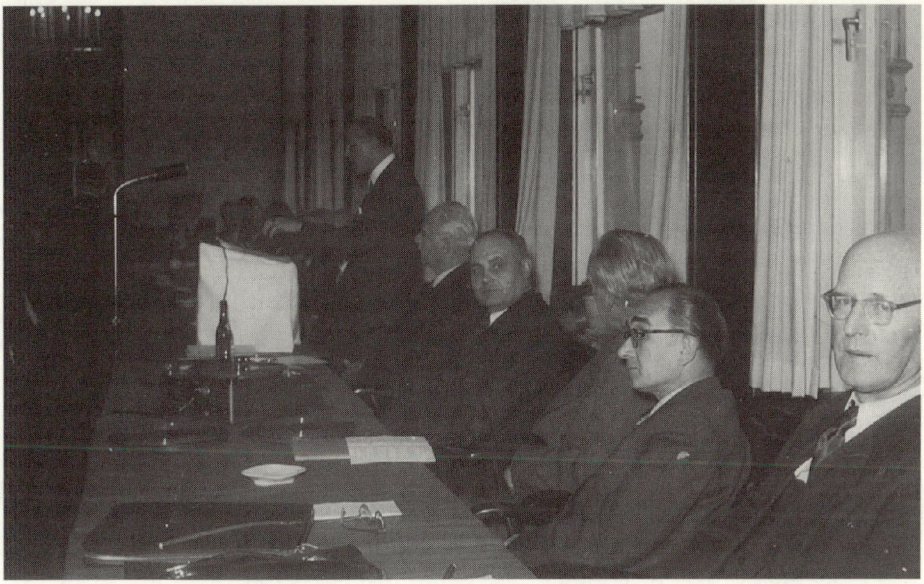

62. Otto Lautenbach (ganz links), Diether Vogel (dritter von links); Tagung im Rheinhotel «Dreesen», Bad Godesberg, Aktionsgemeinschaft Soziale Marktwirtschaft

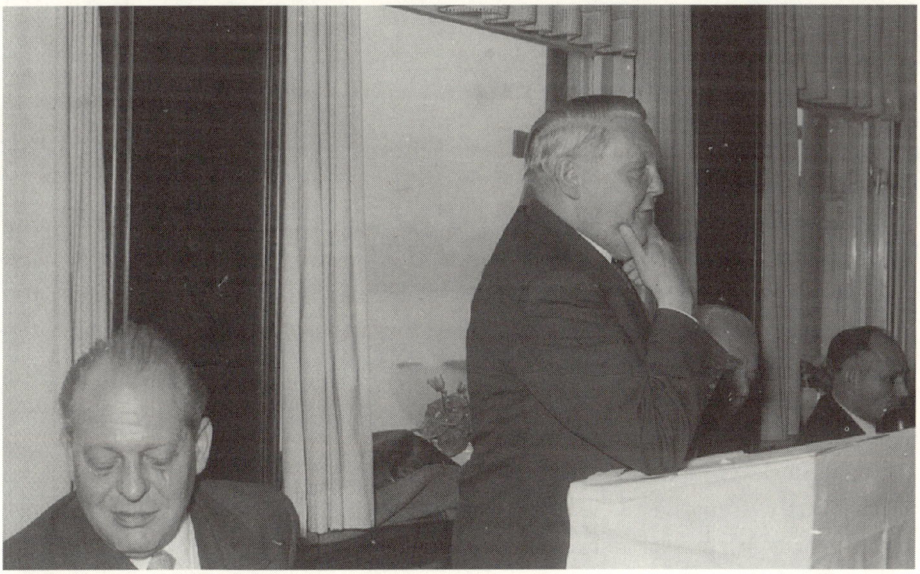

63. Otto Lautenbach (links), Prof. Dr. Ludwig Erhard, Diether Vogel (ganz rechts)

Beromünster, Bern – Werner Schmid, Nationalrat, Zürich – Fritz Schwarz, Großrat, Bern – Fritz Penserot, Kirn/Nahe – Diether Vogel, Bad Kreuznach – Helene Vogel-Klingert (Ehefrau von Diether Vogel), Lehrerin, Bad Kreuznach – Dr. med. Heinz-Hartmut Vogel, Heidenheim/Brenz – Dr. rer. nat. Ernst Winkler, München,

der Entschluß gefaßt, die Initiative Otto Lautenbachs in einer neuen Form weiterzuführen. Die Gründung des Seminars als eingetragener Verein wurde in Heidenheim vorbereitet. Damals entstand die erste Schrift: *«Beiträge zur Situation der menschlichen Gesellschaft»* mit folgenden Aufsätzen:

Einleitung: Friedrich Salzmann
Dr. H.-H. Vogel: Freiheitsbewußtsein und Verfassung
Nationalrat Werner Schmidt: Freiheitsrechte in der direkten Demokratie
Diether Vogel: Staat und Bürger: Ein Versuch zur Bestimmung der Grenzen des Staates (W. v. Humboldt) – Der Kampf um die Begrenzung der Wirksamkeit des Staates
Friedrich Salzmann: Bildung und Erziehungsmonopol
Dr. Lothar Vogel: Freiheit der Erziehung, Freiheit der Kultur
Diether Vogel: Ausblick auf eine Wissenschaft der Freiheit
Dr. Ernst Winkler: Die Freiheit und Würde des Menschen
Otto Lautenbach: Aus dem Manifest der Freiheit und sozialen Gerechtigkeit – Zur Geschichte der sozialen Freiheitsbewegung

Den Druck übernahm mein ehemaliger Schulkamerad *Heiner Neumeister* aus Kassel.

Neben der aus dem Jahre 1952 stammenden Manuskriptvervielfältigung von Diether Vogel: *«Die freiheitliche Ordnung von Kultur, Staat und Wirtschaft»* bildete diese Schrift die Grundlage der späteren Herrschinger Seminare.

Das große Werk *Diether Vogels: «Selbstbestimmung und soziale Gerechtigkeit – die freiheitliche Ordnung von Kultur, Staat und Wirtschaft»* ist posthum 1990/1991 im Novalis-Verlag, Schaffhausen, erschienen. Ich möchte es als das *Standard-Werk der Dreigliederung des sozialen Organismus* bezeichnen.

Im Jahr 1957 begegnete *Eckhard Behrens*, ein Jurastudent auf der Suche nach sozialwissenschaftlicher Orientierung, den *Brüdern Vogel*. Im Sommer 1958 veranstalteten sie gemeinsam ein Jugendseminar in der *Freien Waldorfschule am Kräherwald* in Stuttgart. Die kontinuierliche Fortsetzung dieser Tagungsarbeit führte 1961 zur Gründung des *Seminars für freiheitliche Ordnung* e.V. unter der Rechtsberatung des Juristen und – von diesem Zeitpunkt an –

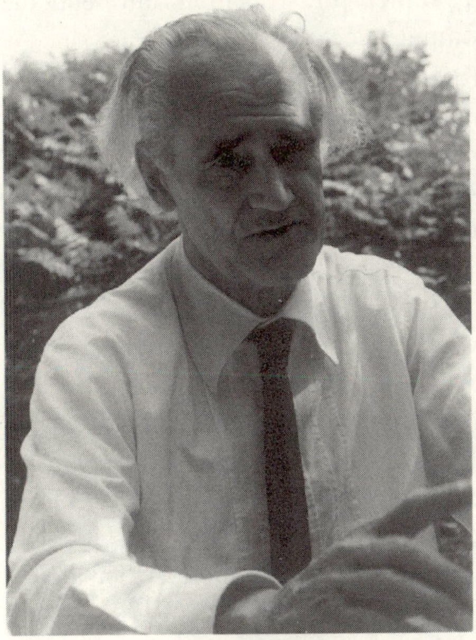

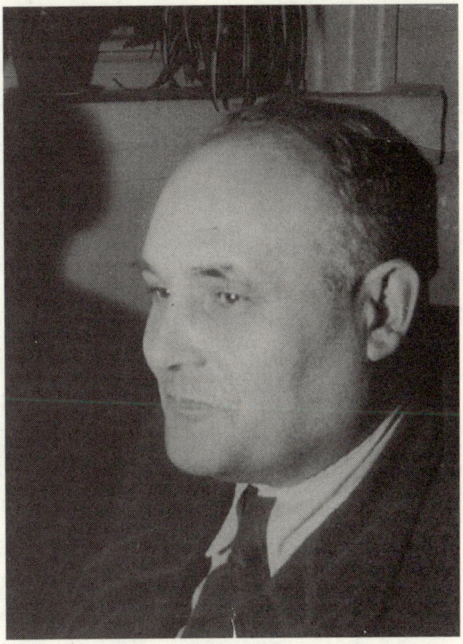

64. Dr. med. Heinz-Hartmut Vogel (oben links)
65. Diether Vogel (oben rechts)

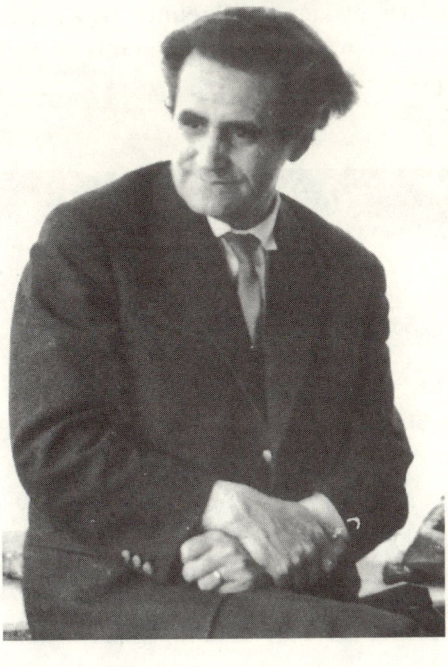

66. Dr. med. Lothar Vogel

ständigen Mitarbeiters des Seminars, *Heinz-Peter Neumann* aus Berlin. Zu den ersten Seminarteilnehmern gehörten die Jurastudenten *Jobst von Heynitz* und *Fritz Andres.* Auf den Schultern dieser genannten Jurastudenten ruht heute die Arbeit des Seminars für freiheitliche Ordnung.

Als Nachfolgeorgan für die mit dem Tode Otto Lautenbachs nicht mehr weitergeführten *«Blätter der Freiheit»* wurde die *Schriftenreihe FRAGEN DER FREIHEIT – Beiträge zur freiheitlichen Ordnung von Kultur, Staat und Wirtschaft* – durch *Dr. med. Lothar Vogel* 1956 ins Leben gerufen. Die *«Fragen der Freiheit»*, in denen die wichtigsten Vorträge und Arbeitsergebnisse veröffentlicht werden, erscheinen nunmehr unter der Herausgeberschaft des *Seminars für Freiheitliche Ordnung e.V.*, begründet durch *Diether Vogel, Lothar Vogel* und *Heinz-Hartmut Vogel* seit 1957 im 37. Jahrgang. Sie dokumentieren die Ergebnisse der Bemühungen des Seminars. In ihrem Duktus und ihrer Offenheit gegenüber den positiven sozialen Erscheinungen unserer Zeit ist es seit jeher das Anliegen der Herausgeber, sie zu einem *Archiv der «freiheitlichen Stimmen der Gegenwart»* zu machen. Die Gesamtverzeichnisse für die Hefte 1-100 und 101-227 erschließen die reichhaltige Fülle dieses «Archivs». Im Heft 185 der *FRAGEN DER FREIHEIT* wurde die bis dahin geleistete Arbeit dokumentiert.

Unter dem Vorsitz von *Diether Vogel*, unterstützt von seiner Frau *Helene Vogel-Klingert*, und unter Mitwirkung seiner Brüder und Freunde wurde das Seminar im Sinne einer «Schule der Freiheit» wie sie Otto Lautenbach vorschwebte – bis zu Diether Vogels Tod 1969 weitergeführt.

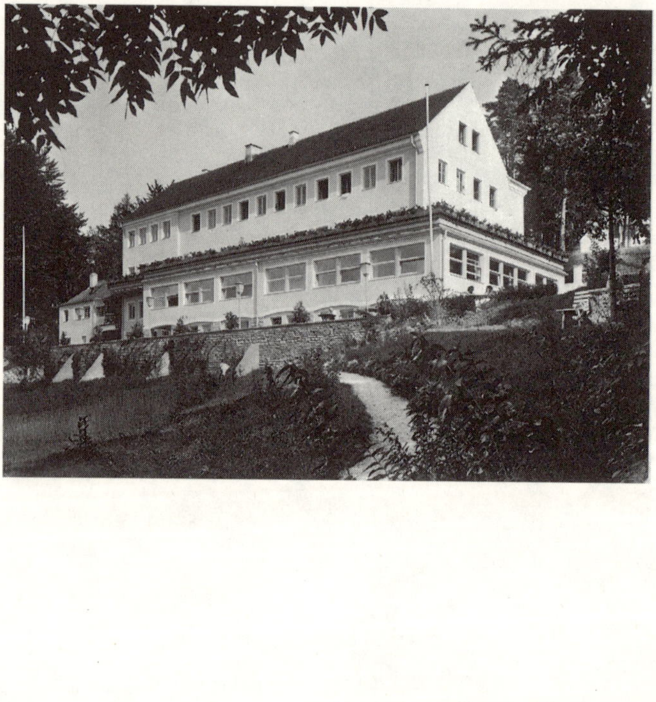

67. Tagungsstätte des Seminars für freiheitliche Ordnung für die Sommertagungen in Herrsching, Ammersee in den Jahren 1962 bis 1981

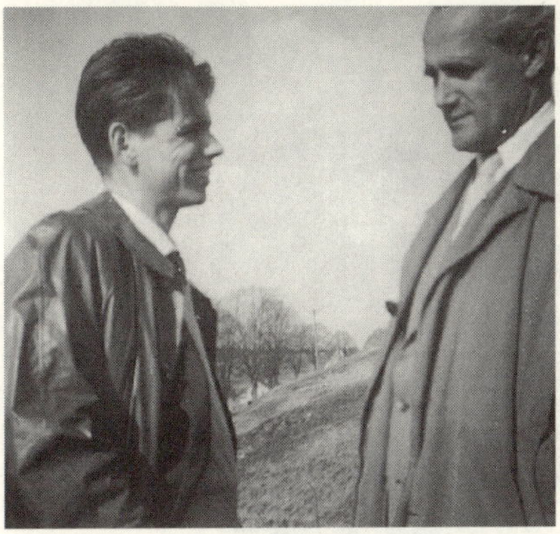

68. Dr. Heinz-Hartmut Vogel im Gespräch mit Eckhard Behrens in Heidenheim/Brenz

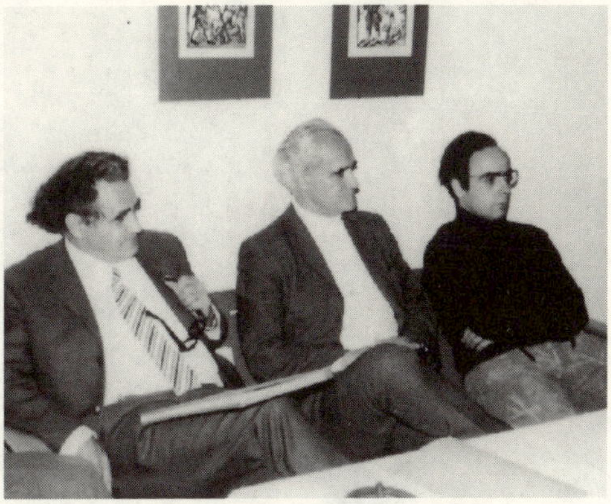

69. Im Gespräch in Herrsching 1973: Dr. Lothar Vogel, Dr. H.-H. Vogel, Fritz Andres, Jura-Student, heute im Vorstand des Seminars für freiheitliche Ordnung

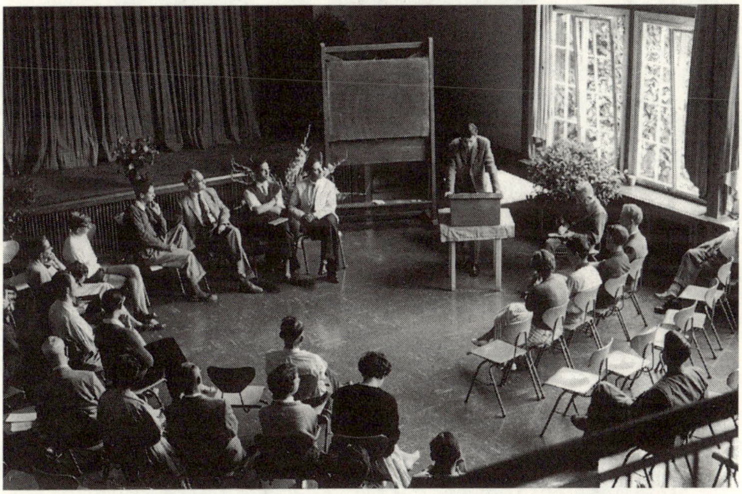

70. Wochenend-Arbeitsgemeinschaft des Seminars für freiheitliche Ordnung im Goethesaal in Heidenheim/Brenz

Bis zur Neuwahl des Vorstandes 1987 (Generationswechsel) setzten der nachfolgende Vorstand

Dr. med. Heinz-Hartmut Vogel, Dr. med. Gerhardus Lang und Frau Helene Vogel-Klingert die Seminararbeit fort (1969-1987).

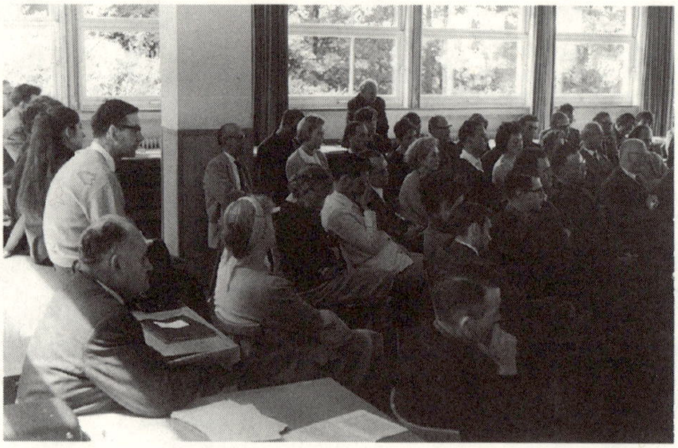

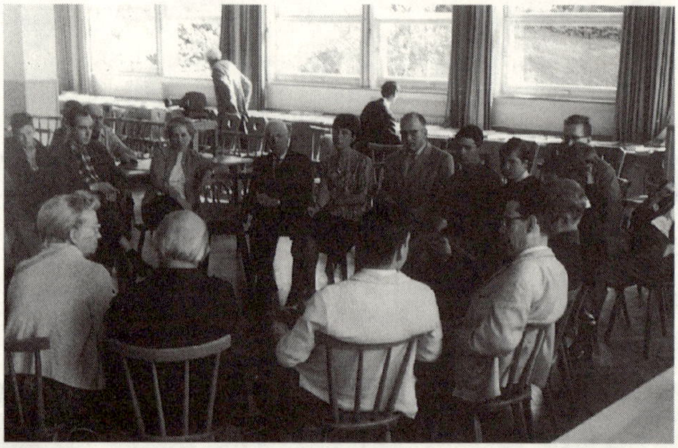

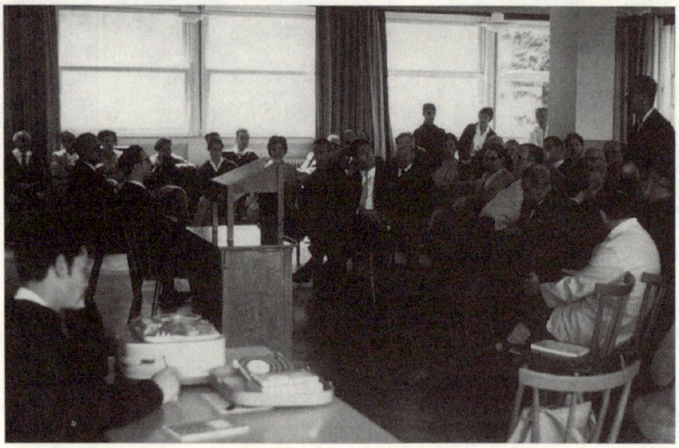

Anläßlich der Sommertagungen des «Seminars für freiheitliche Ordnung e.V.» in Herrsching am Ammersee. Abbildungen 71, 72, 73: Arbeit im Plenum oder in Gruppen

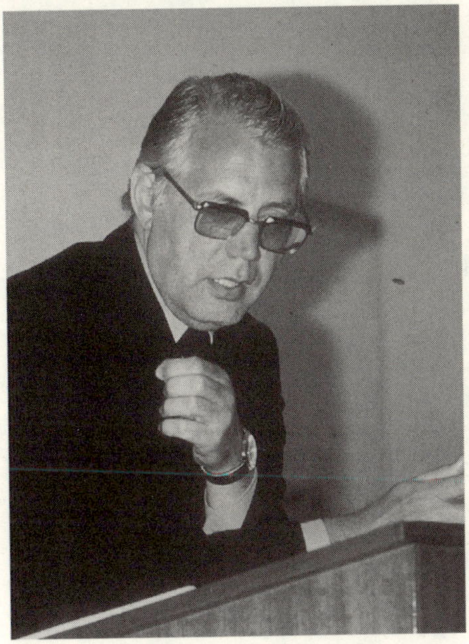

74. Heinz-Peter Neumann, Direktor der LVA Berlin, beim Vortrag in Herrsching

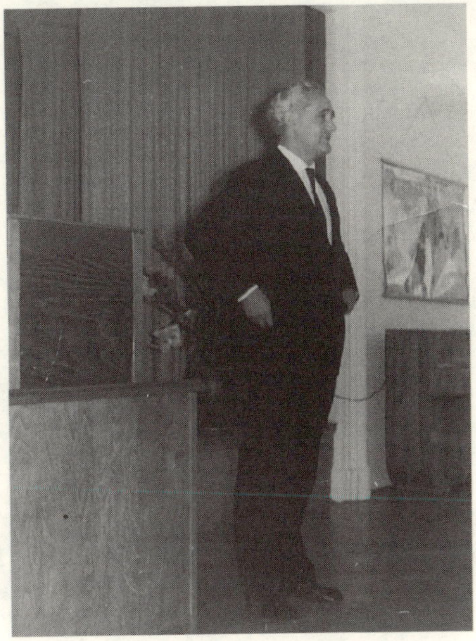

75. Dr. Heinz-Hartmut Vogel

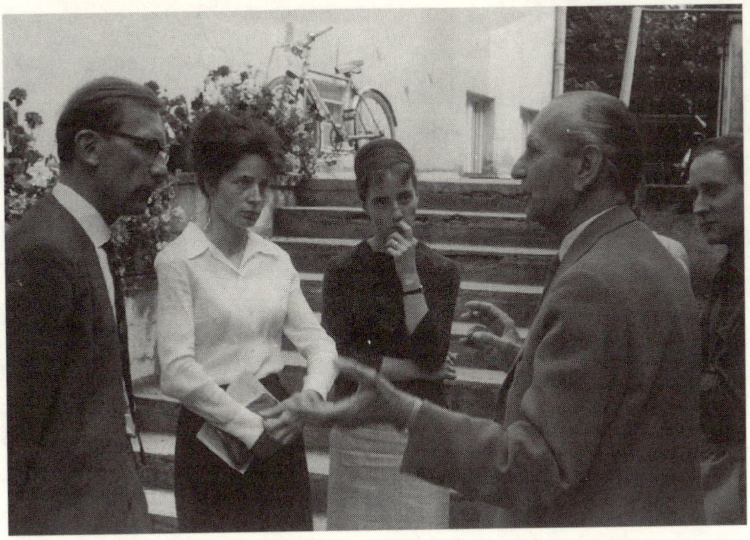

76. Max Kaphahn (rechts), Geschäftsführer der Firma WALA Heilmittel in Eckwälden, im Gespräch mit Seminarteilnehmern in Herrsching

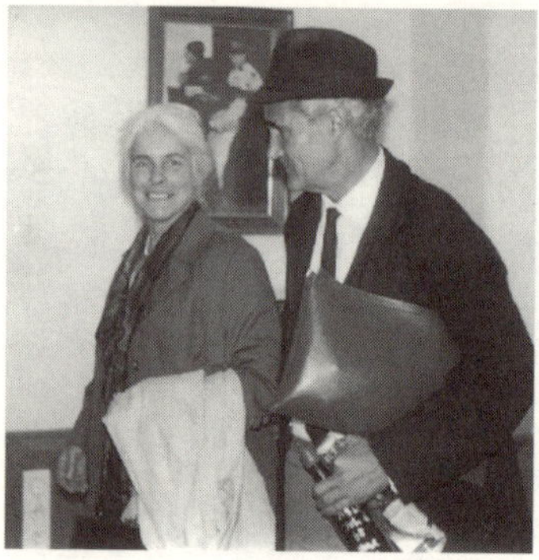

77. Luitgard Vogel und Dr. Heinz-Hartmut Vogel

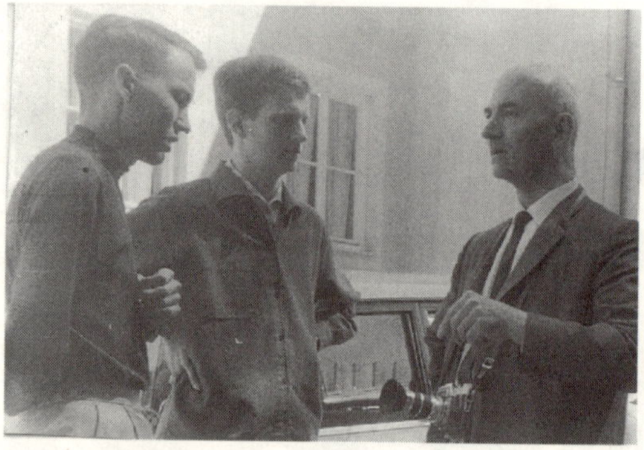

78. Hans Hofmann, Bern (rechts), im Gespräch mit jüngeren Teilnehmern

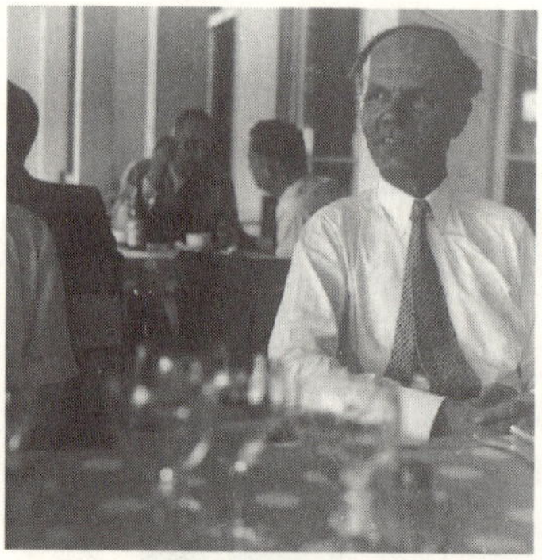

79. Nationalrat Werner Schmid, Zürich

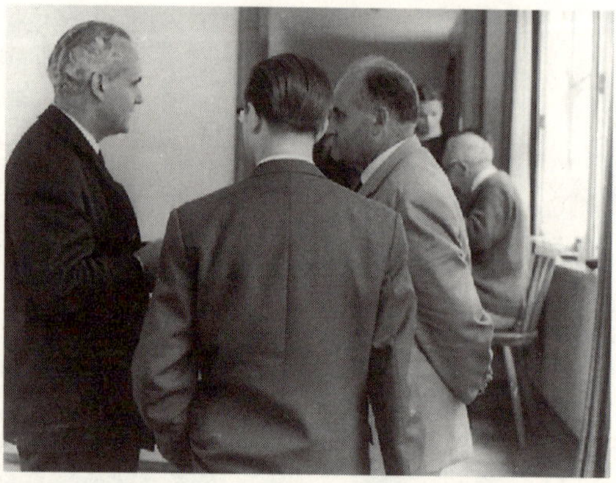

80. Dr. Heinz-Hartmut Vogel, gegenüber Diether Vogel

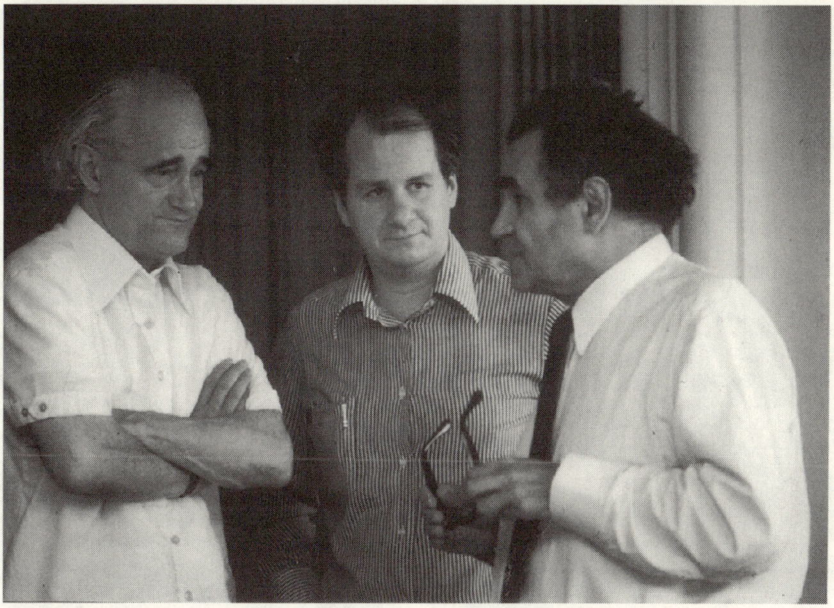

81. Dr. H.-H. Vogel, O. M. von Lepel, Dr. Lothar Vogel

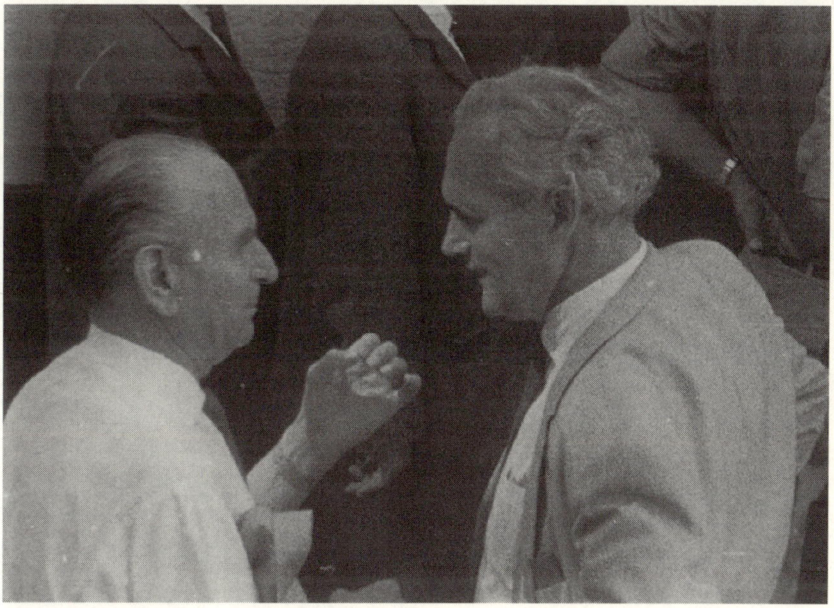

82. Max Kaphahn, Dr. H.-H. Vogel

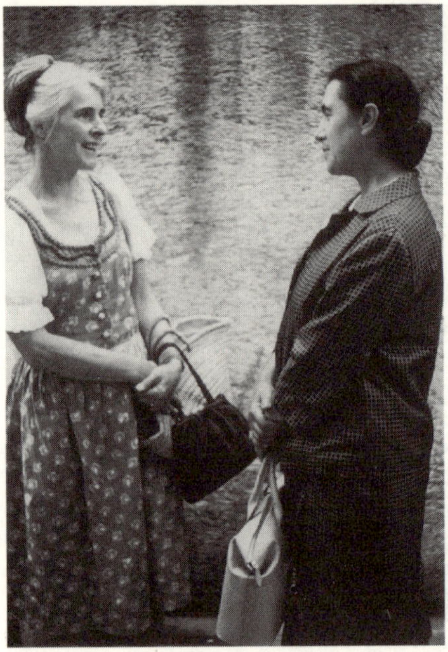

83. Luitgard Vogel (links) im Gespräch mit Frau Winkler

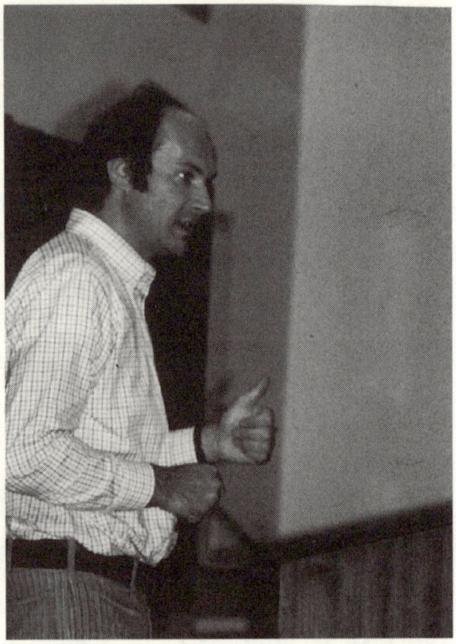

84. Professor Dr. rer.-pol. Joachim Starbatty beim Vortrag in Herrsching

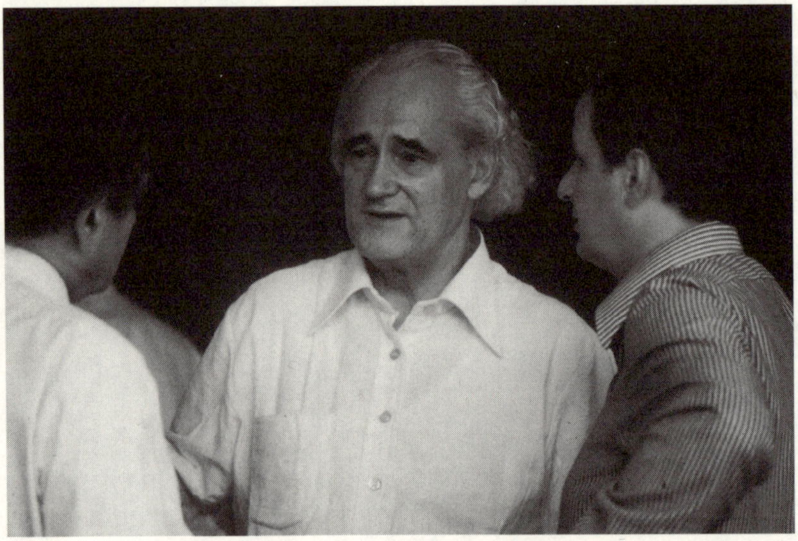

85. Dr. med. Lothar Vogel, Dr. H.-H. Vogel, O.M. von Lepel in Herrsching/Ammersee

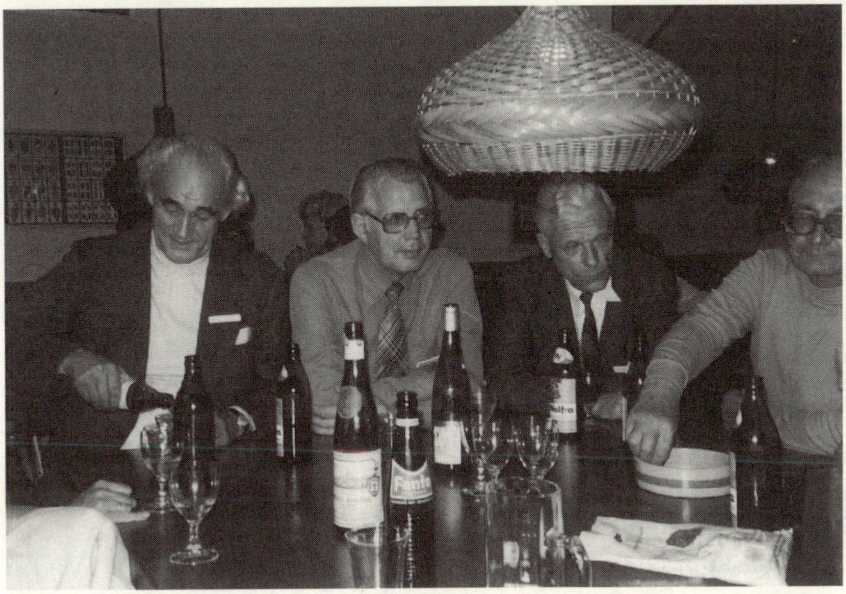

86. Dr. H.-H. Vogel, Heinz-Peter Neumann, 1. Vorsitzender der Bundeszentrale für politische Bildungin Bonn, Dr. Ernst Winkler (von links nach rechts)

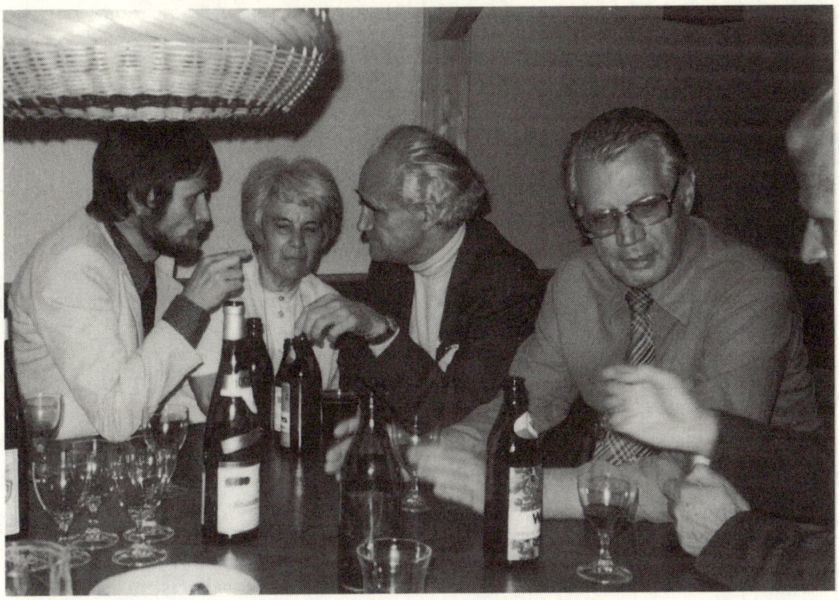

87. Jobst von Heynitz, Helene Vogel, Dr. H.-H. Vogel, H.-P. Neumann

Kuratorium

Während dieser Zeit wurde ein Kuratorium für das «Seminar für freiheitliche Ordnung» berufen, das sich aus nachstehend aufgeführten Kuratoriumsmitgliedern zusammensetzt:

Prof. Dr. jur. Christian Fläming, TH Darmstadt – Prof. Dr. phil. Johannes Flügge †, Freie Universität Berlin – Bundesverfassungsrichter, Senatspräsident Prof. Dr. jur. Willi Geiger †, Karlsruhe – Prof. Dr. med. Siegfried Häussler †, Lehrstuhl für Allgemeinmedizin, Universität Ulm – Prof. Dr. med. Klaus Heinkel †, Chefarzt der Med. Klinik Stuttgart-Bad Cannstatt – Bundesverfassungsrichter Anton A. Henneka †, München – Prof. Dr. med. Herbert Hensel †, Direktor des Physiologischen Institutes der Universität Marburg – Prof. Dr. jur. Martin Kriele, Universität Köln, Verfassungsrichter des Landes Nordrhein-Westfalen – Klaus Nöldner, Dipl.-Volkswirt, Hauptgeschäftsführer des Hartmannbundes, Bonn – Friedrich Salzmann †, Redaktor Radio Beromünster, Nationalrat, Bern – Dr. Peter von Siemens †, Siemens AG, München – Prof. Dr. med. K. E. Schaefer †, Universität New York – Prof. Dr. rer. pol. Joachim Starbatty, Universität Tübingen – Prof. Dr. rer. pol. Alfred Schüller, Universität Marburg – Bundesverfassungsrichter Prof. Dr. Erwin Stein †, Kultusminister a.D., Gießen – Prof. Dr. jur. Georg Strickrodt †, TH Darmstadt – Alois Graf Waldburg-Zeil, Vorsitzender des Bundeselternbeirates, Ratzenried – Prof. Dr. phil. Wolfgang von Wartburg, Universität Basel – Prof. Dr. phil. Paul-Ludwig Weinacht, Universität Würzburg.

Bereits der erste Spendenaufruf 1967 war von nachstehenden Persönlichkeiten unterzeichnet:

Prof. Dr. Dr. h.c. Hans Carl Nipperdey, ehemaliger Präsident des Bundesarbeitsgerichtes, Köln – Prof. Alfred Bockemühl, Stuttgart – Prof. Dr. Paul Heinrich Diehl, München – Max Kaphahn, Mitbegründer und Leiter der Wala Heilmittel Laboratorien, Bad Boll-Eckwälden.

Diesem ersten Spendenaufruf folgte 1971 ein weiterer, der im Original auf der folgenden Seite abgebildet ist.

Einen Höhepunkt seit Bestehen des Seminars für freiheitliche Ordnung bildete das von über 100 Teilnehmern besuchte «Währungspolitische Symposion» im Sommer 1981 in Herrsching/A., das zusammen mit dem *«Walter-Eucken-*

SEMINAR FÜR FREIHEITLICHE ORDNUNG

der Wirtschaft, des Staates und der Kultur e. V. – Schriftenreihe Fragen der Freiheit

Geschäftsstelle: 7325 Eckwälden/Bad Boll
Boslerweg 11
Telefon (07164) 2572

An die Freunde
des Seminars für freiheitliche Ordnung

Die Unterzeichneten+) verfolgen seit mehreren Jahren die Arbeit des Seminars für freiheitliche Ordnung der Wirtschaft, des Staates und der Kultur. Das Seminar hat, wie Sie sich überzeugen konnten, eine in sich folgerichtige, geschlossene Konzeption einer freiheitlichen Ordnung entwickelt – eine Aufgabe, die die Spezialwissenschaften im Rahmen der Gesellschaftswissenschaft zu erfüllen bisher versäumt haben.

Es hat sich vor allem die Notwendigkeit erwiesen, die mit der Verfassung von 1949 gegebenen freiheitlichen Grundlagen unserer Gesellschaftsordnung wissenschaftlich zu durchdringen und mehr und mehr in die soziale Wirklichkeit überzuführen. Dies bedarf gründlicher wissenschaftlicher Vorarbeiten (z. B. Ausarbeitung von Gutachten, Heranbildung wissenschaftlichen Nachwuchses usw.).

Die mit der bisherigen Tätigkeit des Seminars verbundene Arbeit wurde ehrenamtlich geleistet. Mit den wachsenden Aufgaben haben Korrespondenz, Organisation, Tagungsvorbereitungen, Dokumentationen erheblich an Umfang zugenommen, was mit zunehmenden Ausgaben verbunden ist.

Die Unterzeichneten wenden sich mit der Bitte an Sie, diese Arbeit weiterhin durch regelmäßige Zuwendungen zu ermöglichen. Dem Seminar ist die Gemeinnützigkeit zuerkannt. Die Zuwendungen sind steuerlich abzugsfähig.

Für Ihre hoffentlich zusagende Entscheidung danken wir Ihnen im voraus bestens

mit freundlichem Gruß

Prof. A. Bockemühl, Stuttgart

Prof. Dr. P. H. Diehl, München

Max Kaphahn, Eckwälden/Boll

Anton Henneka, Bundesverfassungsrichter a. D., München

Friedrich Salzmann, Nationalrat, Redaktor, Kommentator bei Radio Bern

Werner Schmid, Alt-Nationalrat, Zürich

Prof. Dr. Erwin Stein, Kultusminister a. D., Bundesverfassungsrichter a. D., Baden-Baden

+) Professor Dr. Hans C. Nipperdey, ehemaliger Präsident des Bundesarbeitsgerichtes in Kassel, der den ersten Aufruf mitunterzeichnet hatte, ist im November 1968 verstorben.

Fragen der Freiheit, Schriftenreihe für Ordnungsfragen der Wirtschaft, des Staates und der Kultur.,
herausgegeben vom Seminar für freiheitliche Ordnung eV.
Bankkonto: Volksbank Meisenheim 5611 – Postscheckkonto: Frankfurt/M 261404

88. Zweiter Spendenaufruf des Seminars für freiheitliche Ordnung e.V.

Institut» Freiburg veranstaltet wurde, unter der wissenschaftlichen Leitung von Prof. Dr. rer.pol. Joachim Starbatty, damals Ruhr-Universität Bochum.

An diesem Symposion, das aus Anlaß der Änderung der geldpolitischen Konzepte der Deutschen Bundesbank und ihrem Versuch, konjunkturpolitischen Erfordernissen Rechnung zu tragen, stattfand, beteiligten sich mehr als dreißig namhafte Vertreter der nationalökonomischen und juristischen Wissenschaft des In- und Auslandes (so auch der im März 1987 verstorbene Professor *Wolfgang Stützel* aus Saarbrücken) sowie Experten der Deutschen Bundesbank, von National- und Landeszentralbanken verschiedener Länder an der wissenschaftlichen Weiterentwicklung der hochaktuellen Geld- und Währungstheorie für die geldpolitische Praxis, als Referenten und auf dem Podium.

Einige Namen der Mitwirkenden seien hier aufgeführt:

Der Nestor der monetaristischen Schule, Prof. Dr. Karl Brunner (Universität Bern und Rochester), Thema: «Konzepte der Geldordnung in einer freiheitlichen Wirtschaftsordnung» – Prof. Dr. F. J. Thieme, Thema: «Keynesianismus – Monetarismus: Was bleibt?» – Prof. Dr. Wolfram Engels (Frankfurt), Thema: «Zum Konzept der wettbewerblichen Geldproduktion» – Dr. K. Nemitz, Mitglied des Zentralbankrates der Deutschen Bundesbank und Präsident der Landeszentralbank Bremen, Thema: «Lohnpolitik und Geldpolitik: Möglichkeit und Grenzen einer Konsens-Politik» – Dr. Heinrich Irmler, Direktorium der Deutschen Bundesbank: Thema: «Geldpolitik aus der Sicht der Deutschen Bundesbank: historisch und theoretisch» – Dr. B. Buomberger (Schweizerische Nationalbank), Thema: «Geldpolitik bei flexiblen Wechselkursen – die Erfahrung der Schweiz» – Prof. Dr. jur. Dieter Suhr, Augsburg, Thema: «Die Geldordnung aus verfassungsrechtlicher Sicht».

Der Professor für öffentliches Recht an der Universität Augsburg und Mitglied des Landesverfassungsgerichtes Bayern, *Dr. jur. Dieter Suhr* (†1990) vertrat gegenüber den Ökonomen die Auffassung, daß die Währungsordnung und Geldwertstabilität als Rechtsfrage ein verfassungsrechtliches Gebiet sei.

Diese Rechtsauffassung hat er in Zusammenarbeit mit dem Seminar für freiheitliche Ordnung in luzider Weise überzeugend ausgeführt *.

Anläßlich des Generationenwechsels im Vorstand des Seminares für freiheitliche Ordnung am 8. März 1987 im Trithemius-Institut in Boll übergab der

* Siehe Anhang Literatur des Seminars für Freiheitliche Ordnung.

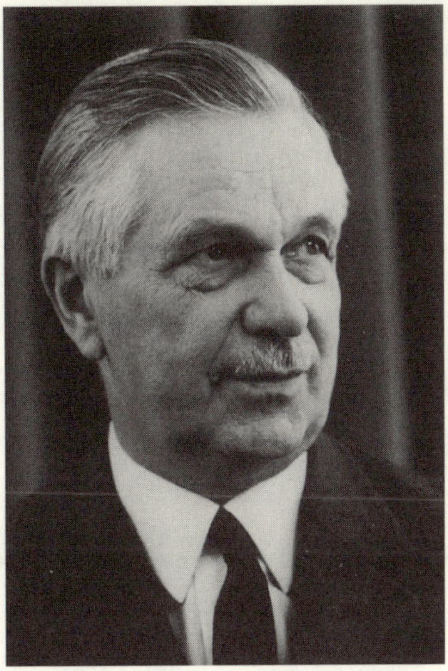

89. Professor Dr. Erwin Stein in Annerod bei Gießen anlässlich seines 75. Geburtstags

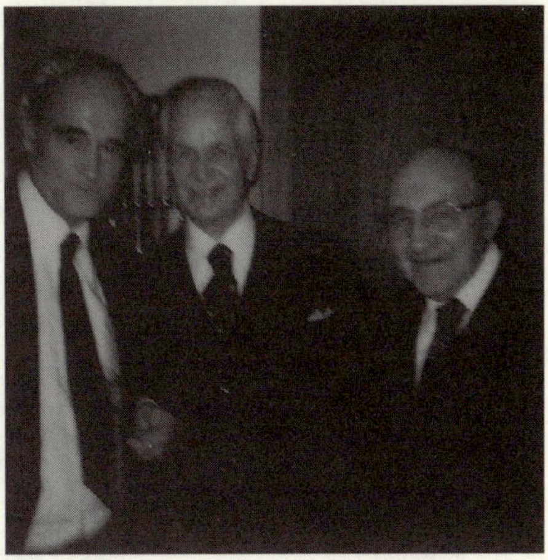

90. Dr. H.-H. Vogel, Prof. E. Stein und der Vorsitzende der Humboldtgesellschaft (von links nach rechts)

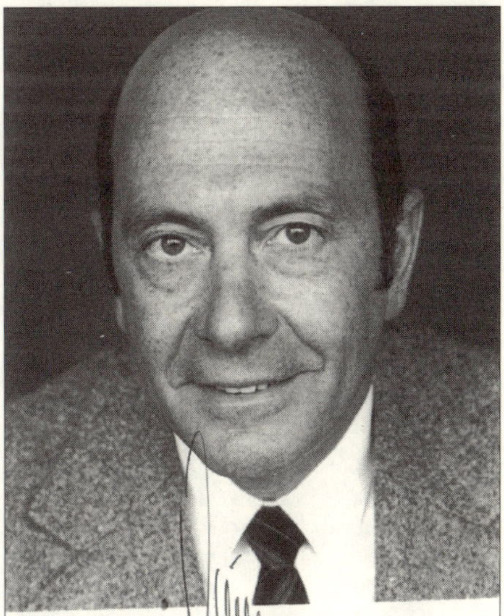

91. Dr. jur. Manfred Woerner als Generalsekretär der Nato, Brüssel

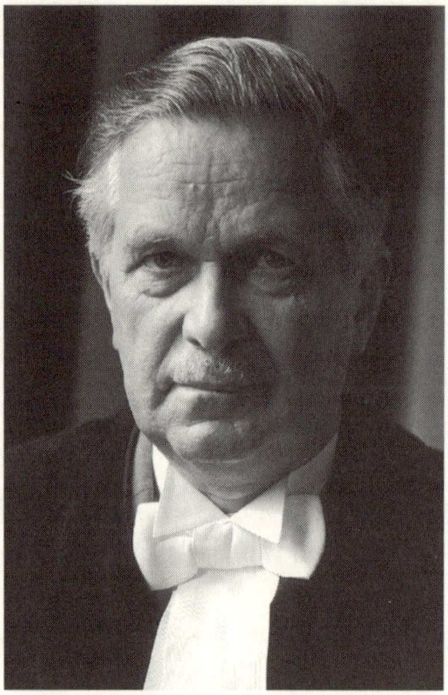

92. Bundesverfassungsrichter Prof. Dr. jur. Erwin Stein

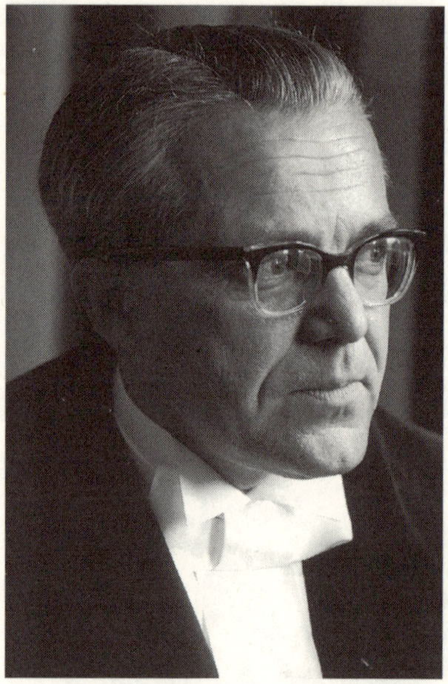

93. Bundesverfassungsrichter Prof. Dr. jur. Willi Geiger

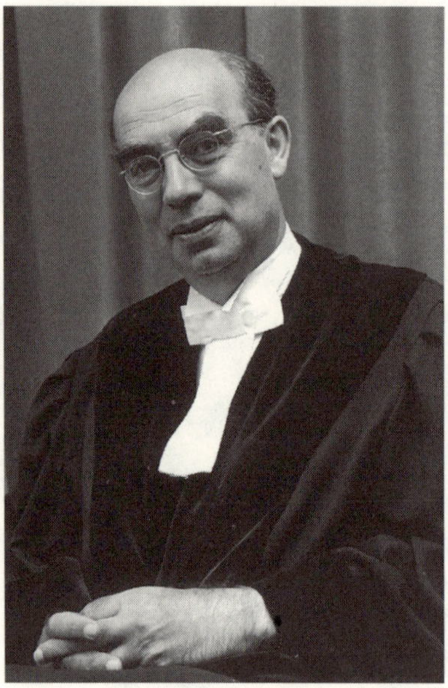

94. Bundesverfassungsrichter Prof. Dr. jur. Gerhard Leibholz

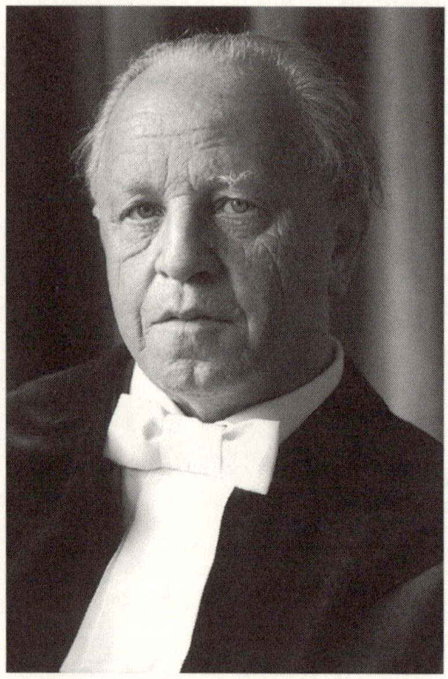

95. Bundesverfassungsrichter Anton A. Henneka

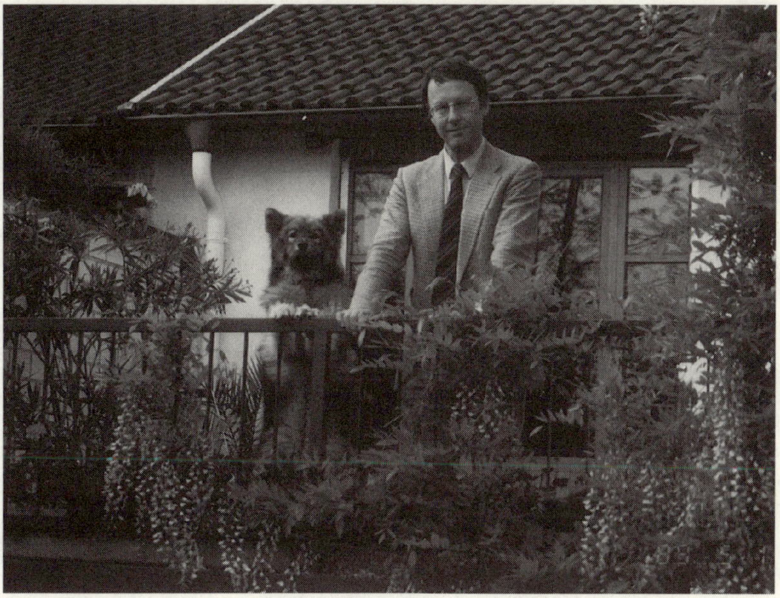

96. Prof. Dr. jur. Dieter Suhr, Universität Augsburg, Landesverfassungsrichter für Bayern

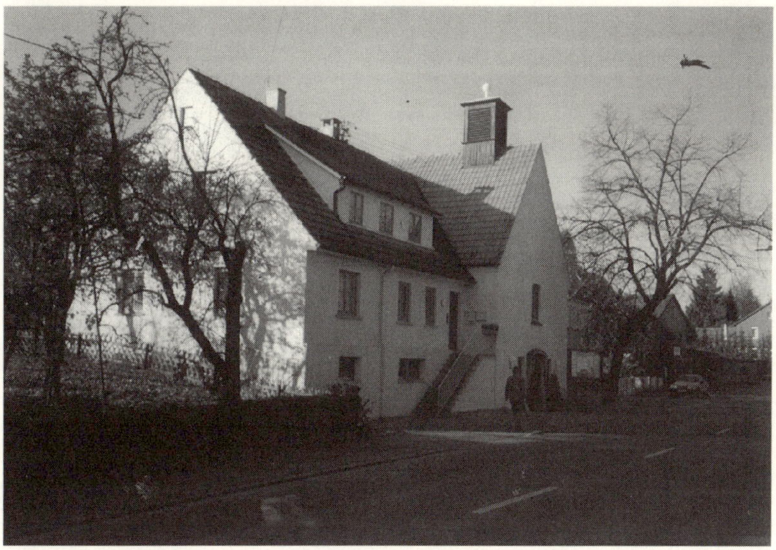

97. Trithemius-Institut in Boll (Vorderansicht)

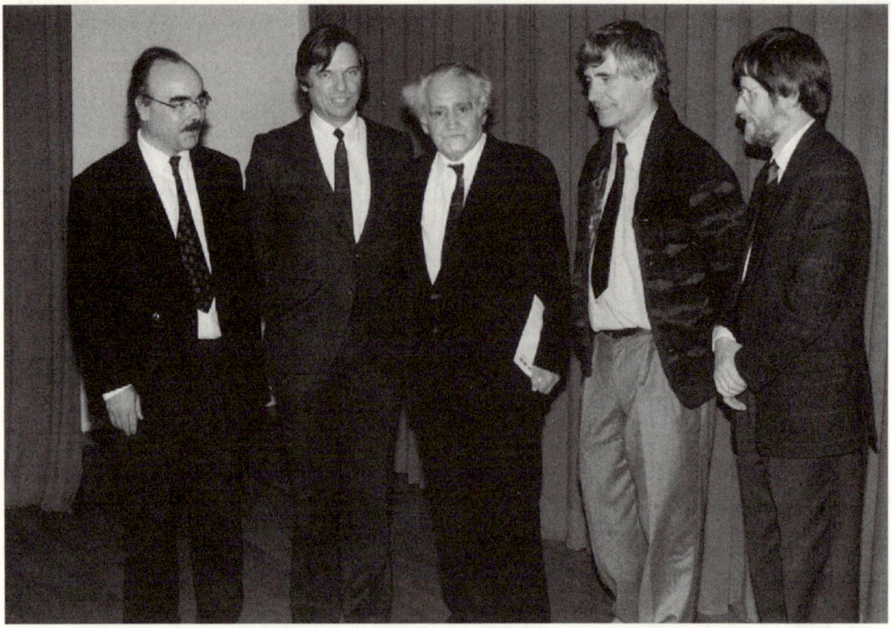

98. Dr. med. Lothar Vogel im Kreis des neuen Vorstandes des «Seminars für freiheitliche Ordnung e.V.» seit 1987: Fritz Andres, Kirn/Nahe, Eckhard Behrens, Heidelberg, Gawan Vogel, Frankfurt, Jobst von Heynitz, München

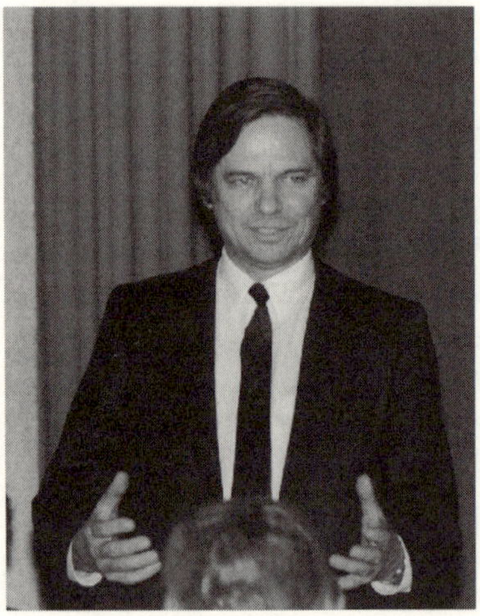

99. Eckhard Behrens

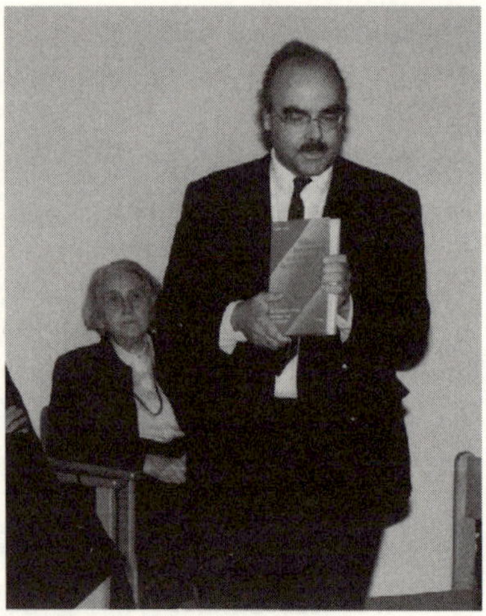

100. Fritz Andres

scheidende Vorstand seinen Nachfolgern eine Würdigung und Zielsetzung der Lebensarbeit des Gründers des Seminars für freiheitliche Ordnung Diether Vogel.*

Die über 42 Jahre geleistete Arbeit fand damit ihre Fortsetzung.

Der neue Vorstand bestand aus:
Fritz Andres, Kirn/Nahe; Eckhard Behrens, Heidelberg; Hugo Schwenk †, Rosenheim; Gawan Vogel, Frankfurt-Messel
Zum Vorsitzenden des Vorstandes wurde Eckhard Behrens und zum stellvertretenden Vorsitzenden Hugo Schwenk bestellt.

Der Leser mag die Frage stellen, wie es dem «Seminar» möglich war, eine so große Zahl bedeutender Persönlichkeiten des öffentlichen Lebens für das Kuratorium des Seminars und für Vorträge und Veröffentlichungen in der Schriftenreihe «Fragen der Freiheit» zu gewinnen. Ich verrate kein Geheimnis, wenn ich unsere Methode preisgebe. Ich habe es mir mit meinen Freunden zur Pflicht gemacht, aufgrund wichtiger Veröffentlichungen in Tageszeitungen (in der «Frankfurter Allgemeine», «Die Zeit» u.a.) zu reagieren, meist durch einen Telefonanruf bei dem Autor. Ein Beispiel: Ich las die Besprechung einer Schrift: *«Das verfassungsrechtliche Verhältnis von Schule und Staat»* von *Prof. Dr. jur. Willi Geiger.* Ich fand heraus, daß Professor Geiger Richter am Bundesverfassungsgericht und Senatspräsident am Bundesgerichtshof in Karlsruhe war. Ich rief beim Bundesverfassungsgericht in Karlsruhe eines Spätvormittages an: «Kann ich Herrn Professor Geiger sprechen?» «Um was handelt es sich und wen kann ich melden?» so die Vermittlung. Ich sagte, ich sei Arzt und wolle Professor Geiger privat sprechen. «Ich verbinde.» Professor Geiger war am Telefon. Ich stellte mich vor, nannte meinen Beruf und erklärte, ich wolle ihm lediglich sagen, daß mir seine Schrift (s.o.) ausgezeichnet gefallen hätte, daß ich selbst eine *staatsfreie Schule*, die freie Waldorfschule in Stuttgart, besucht hätte und mich wunderte, daß der Staat es weiterhin unterließe, Schulen und Hochschulen aus seinem Herrschaftsbereich zu entlassen, zumal die *neunzehn Freiheitsartikel unseres Grundgesetzes* eine ganz andere Sprache sprächen.

Das Gespräch schien ihn zu interessieren, und so lud er mich ein, ihn an einem Samstag vormittag im Gebäude des Bundesverfassungsgerichtes aufzusuchen. Aus dieser Begegnung entstand eine bis zu seinem Tode im Januar 1994

---

* Siehe Anhang Literatur des Seminars für Freiheitliche Ordnung.

dauernde Zusammenarbeit mit dem Seminar. Ähnliches wäre von anderen *Kuratoriumsmitgliedern* zu berichten. Auch mit dem Bundesverfassungsrichter *Prof. Dr. jur. Erwin Stein*, früherer Kultusminister von Hessen, entstand eine ähnliche, lebenslange Beziehung. Während ich dies niederschreibe, fällt mir auf, daß ich vor allem mit Juristen in persönlichen Kontakt kam. Mit Professor Stein feierte ich seinen 75. Geburtstag in seinem Haus in Annerod bei Gießen. Ich saß unter den zahlreichen Gästen, darunter auch dem damaligen Präsidenten des Bundesverfassungsgerichts *Benda*, an einem kleinen runden Tisch. Mein Nachbar war ein groß gewachsener, kräftiger Mann mit einem offenen Gesicht. Bei der Vorstellung hatte ich den Namen *«Börner» nicht verstanden und frug ihn:* «Was machen Sie beruflich?» Darauf mein Gegenüber mit freundlichem Lächeln: «Ich bin Ministerpräsident von Hessen.» So kann es einem ergehen.

Das «Seminar» war stets – und ist auch heute – offen gegenüber den politischen Strömungen, die die Freiheitsrechte des Bürgers, wie sie im Bonner Grundgesetz niedergelegt sind, ernst nehmen. So möchte ich an dieser Stelle – als ein Beispiel für diese Offenheit – über die Begegnung und die Gespräche berichten, die ich mit dem damaligen Bundestagsabgeordneten, *Dr. jur. Manfred Woerner*, teils in seiner Wohnung, teils bei mir zu Hause, führen konnte. Er war und ist bis heute ein konsequenter Vertreter einer Gesellschaftsordnung, die die Freiheitsrechte des einzelnen Menschen in der Rechtsordnung verankert sehen möchte. Alle sozialen Fragen, die uns bedrängen, Einkommensunterschiede, das soziale Gefälle in der Gesellschaft, dürfen nicht dazu führen, daß die Eigenverantwortung des Menschen beeinträchtigt wird. *Ein* Ergebnis unserer Beziehung, die bis heute nicht abgerissen ist, war eine Einladung zu einem Gespräch in Bonn im Büro des damaligen Vorsitzenden der Grundsatzkommission der CDU, *Richard von Weizsäcker*. Lag es an mir oder den allgemeinen Lebensumständen, daß diese Gespräche, die fortgesetzt werden sollten, zunächst ohne Folgen blieben? Anläßlich eines Besuches des derzeitigen Generalsekretärs der Nato, Dr. Woerner in diesem Frühjahr (1994) *in Eckwälden*, wurde uns bewußt, wie wenig im Laufe der letzten zwanzig Jahre von unseren Idealen in der offiziellen Politik aufgegriffen wurde!

Mit *Dr. med. Gerhard Kienle* vom Gemeinschaftskrankenhaus Herdecke, *Mitbegründer der privaten Universität Witten-Herdecke,* suchte ich *Prof. Dr. jur. Gerhard Leibholz* in Göttingen auf, um ihn für ein Gutachten gegen der Referentenentwurf des *Zweiten Arzneimittelgesetzes* der Ministerin, *Frau Focke* (SPD), zu gewinnen. 1976 drohte die Gefahr, daß die *Naturheilmittel auf gesetzlichem Wege* dadurch *vom Markte verschwinden würden*, daß die Zulas-

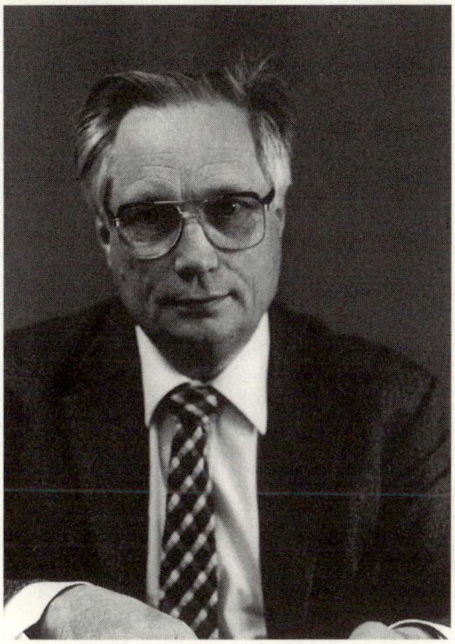

101. Privat-Dozent Dr. med. Gerhard Kienle (†), Mitbegründer der Freien Universität Witten-Herdecke

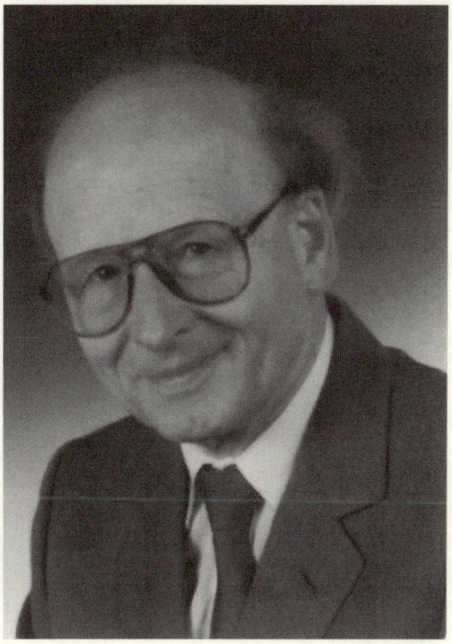

102. Dr. med. Karl-Heinz Gebhardt, erster Vorsitzender der Hufelandgesellschaft für Gesamtmedizin e.V., Karlsruhe

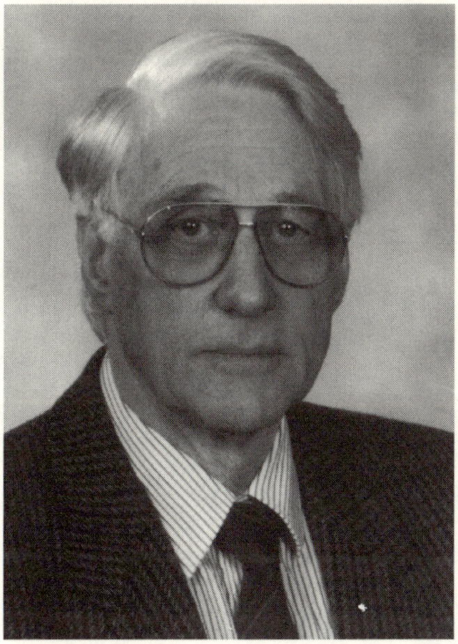

103. Dr. med. Karl Buchleitner, erster Vorsitzender der Aktion für biologische Medizin, Pforzheim, zweiter Vorsitzender der Hufelandgesellschaft für Gesamtmedizin e. V.

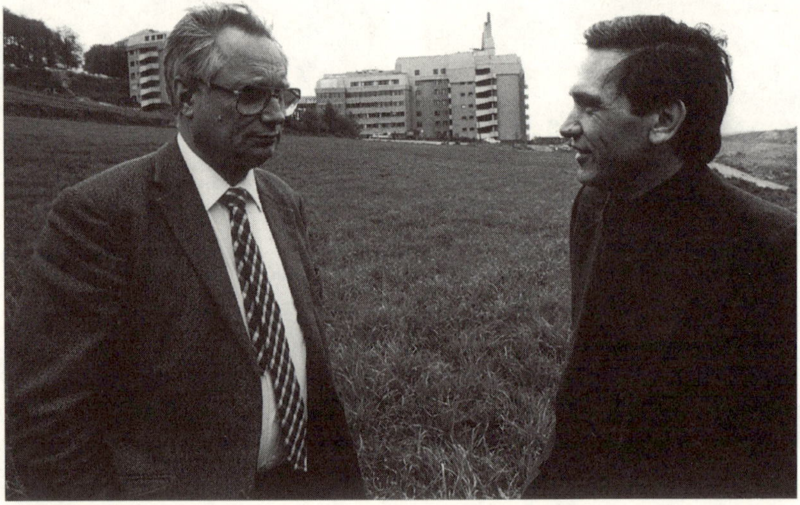

104. Dr. med. Gerhard Kienle zusammen mit dem Präsidenten der Freien Universität Witten-Herdecke, Dr. med. Konrad Schily

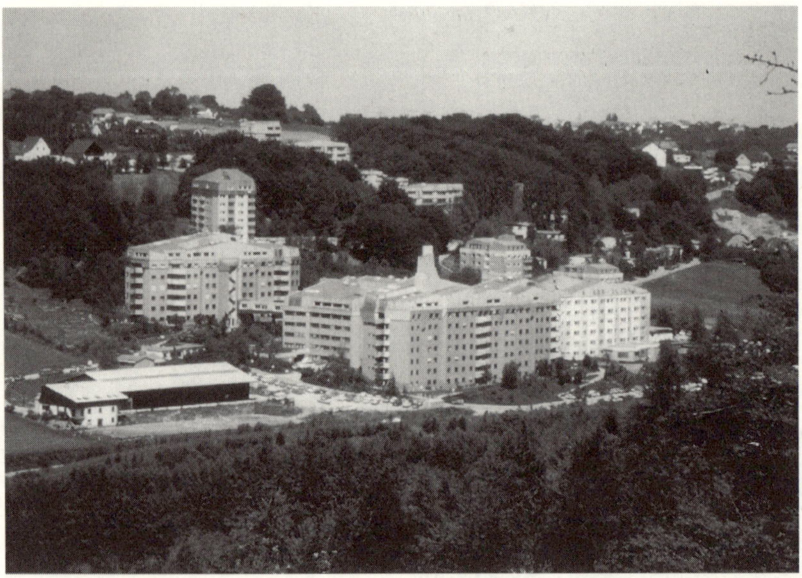

105. Gemeinschaftskrankenhaus Herdecke

sungsanforderungen beim In-Verkehr-Bringen von Heilmitteln für homöopathische, phytotherapeutische und *anthroposophische Präparate* unerfüllbar verschärft werden sollten. *Prof. Leibholz* hat durch sein Gutachten, das der Regierung und sämtlichen Abgeordneten zugeleitet wurde, unterstützt durch die Stellungnahmen der Juristen *Prof. Dr. jur. Martin Kriele* (Universität Köln) und *Prof. Dr. jur. Hans-Ulrich Gallwas* (Universität München) wesentlich dazu beigetragen, daß das Zweite Arzneimittelgesetz entschärft wurde.*

Die Erfahrung hat gezeigt, daß auch Persönlichkeiten mit herausragender Bedeutung sich über jedes positive Echo auf ihre Veröffentlichungen hin freuen. Sie sind, wenn man sie näher kennenlernt, einsamer, als man es bei ihrem Bekanntheitsgrad vermuten würde, und danken es einem, wenn sie sich verstanden fühlen. So könnte ich ähnliche Erfahrungen mit dem bekannten Soziologen Helmut Schelsky, mit dem früheren Vorsitzenden der Grundsatzkommission der CDU, Richard von Weizsäcker, und von anderen Begegnungen berichten.

Zusammen mit *Dr. med. Karl Buchleitner* gelang es – zur Abwehr der drohenden Einschränkungen auf dem Gebiet der Biologischen Medizin im weitesten Sinne – die einschlägigen Ärztegesellschaften in einer Dachorganisation zu vereinigen. Es kam zur Gründung der *«Hufelandgesellschaft für Gesamtmedizin»* mit nunmehr siebzehn Ärztegesellschaften und rund 20.000 Mitgliedern. Erster Vorsitzender wurde *Dr. med. Karl-Heinz Gebhardt* in Karlsruhe, zweiter Vorsitzender ist *Dr. med. Karl Buchleitner.* Den Initiativen und ständigen Kontakten mit dem Gesundheitsausschuß des Bundestages und dem Gesundheitsminister Horst Seehofer wird es zu verdanken sein, wenn bei der Weiterentwicklung des Gesundheitswesens die Therapiefreiheit für die Ärzte und die freie Therapiewahl für die Patienten gesetzlich verankert wird. Vorschläge für eine Reform des Versicherungswesens wurden von der Hufelandgesellschaft ausgearbeitet und sämtlichen Abgeordneten und dem Gesundheitsminister zugeleitet. In jüngster Zeit wurde von Ärzten in München das «Forum Freiheitliche Medizin» gegründet mit Stützpunkten in allen Bundesländern. Es handelt sich um eine Bürgerbewegung, bestehend aus Ärzten, in den Heilberufen Tätigen, Apothekern und Patienten mit dem Ziel, im Gesundheitswesen die freiheitlichen Grundsätze unserer Verfassung zu verwirklichen. Ziel ist ein freivertragliches Patient-Arzt-Verhältnis, freie Wahl der Krankenversicherungen,

---

*In der Schriftenreihe *«Fragen der Freiheit»* Nr. 120/121 wurden die wichtigsten Argumente unter dem Thema *«Arzneimittelgesetz – Prüfstein der Demokratie»* veröffentlicht.

Überwindung des sogenannten «Sachleistungssystems» und des Krankenscheins zugunsten einer verstärkten Selbständigkeit und Eigenverantwortung der Bürger in Fragen ihrer eigenen Gesundheit.*

Ich habe damit in der Biographie bis in die Gegenwart vorgegriffen. Die Wurzeln jedoch dieser gesundheitspolitischen Initiativen, die zur Gründung der Hufelandgesellschaft geführt haben, gehen in die siebziger Jahre zurück. Das Zweite Arzneimittelgesetz wurde 1976 vom Bundestag angenommen. Ich zitiere aus der Rede des damaligen Vorsitzenden des Gesundheitsausschusses des Bundestages, *Prinz Botho zu Sayn-Wittgenstein-Hohenstein:*

»Nach einmütiger Auffassung des Ausschusses kann und darf es nicht Aufgabe des Gesetzgebers sein, durch die einseitige Festlegung bestimmter Methoden für den Nachweis der Wirksamkeit eines Arzneimittels eine der miteinander konkurrierenden Therapierichtungen in den Rang eines ‹allgemein verbindlichen Standes der wissenschaftlichen Erkenntnisse› und damit zum ausschließlichen Maßstab für die Zulassung eines Arzneimittels zu erheben. Der Ausschuß hat sich vielmehr bei der Beschlußfassung über die Zulassungsvorschriften, insbesondere bei der Ausgestaltung der Anforderungen an den Wirksamkeitsnachweis, von der politischen Zielsetzung leiten lassen, daß sich im Zulassungsbereich der in der Arzneimitteltherapie vorhandene Wissenschaftspluralismus deutlich widerspiegeln muß.»

Das «Seminar für freiheitliche Ordnung» mit seinen Beziehungen zu führenden Juristen hat dem Kreis um *Dr. med. Karl Buchleitner* und *Dr. med. Gerhard Kienle* die rechtlichen und damit gesetzlichen Maßstäbe geliefert, um schließlich zu dem Zweiten Arzneimittelgesetz zu führen, das immerhin die Entwicklung für die Zukunft offenhielt. *Dr. Buchleitner* war 1976 federführend für die in allen großen Städten durchgeführten großen Versammlungen mit dem stets gleichen aufrüttelnden Thema: «Sind wir auf dem Wege zur Staatsmedizin?» Der damalige Bundeskanzler *Helmut Schmidt* soll geäußert haben: «Ich kann diese Plakate nicht mehr sehen!» und wollte den Referentenentwurf von Frau Focke vom Tisch haben. Im Wahljahr 1976 kam es so zu einem kleinen «Volksaufstand» für die Freiheit der Medizin und die Erhaltung der Naturheilmittel. Gespräche mit den Fraktionsvorsitzenden, vor allem mit *Karl Carstens* in dessen Wohnung bei Bonn, und nicht zu unterschätzen der Einsatz eines Freundes

---

*Unterlagen bei Hufelandgesellschaft für Gesamtmedizin, Ortenaustraße 10, 76199 Karlsruhe und Forum Freiheitliche Medizin e.V., Postfach 12 08 20, 80033 München 2

von Gerhard Kienle: *Udo Fiebig* (SPD) und die Aktivität des Gesundheitspolitikers *Spitzmüller* (FDP) haben zu dem damaligen Erfolg wesentlich beigetragen. Entscheidende Hilfe erfuhren wir durch unsere ärztlichen Freunde, *Prof. Dr. med. Klaus Heinkel,* Chefarzt der Medizinischen Klinik Stuttgart-Bad Cannstatt, und *Prof. Dr. med. Herbert Hensel,* Direktor des Physiologischen Institutes der Universität Marburg, anläßlich eines Parlamentarischen Abends mit dem gesamten Gesundheitsausschuß des Bundestages. Sie haben, neben den Statements der Juristen *Kriele* und *Gallwas,* die Abgeordneten von unserem Anliegen überzeugt. *Heinkel* und *Hensel* sind nicht mehr unter uns. Im Gedenken an die Bedeutung ihres persönlichen Einsatzes sind sie Lichtpunkte in meiner Biographie.

Zurück zur Heidenheimer Zeit und in die fünfte Periode der Lebensstufen, die *Proklos* dem *Ares* zuordnet und die er die «kämpferische Phase» des Lebens nennt.

Berufung zur WALA nach Eckwälden

Von Heidenheim aus nahm ich an den jährlichen Konferenzen des *WALA-Ärztekreises um Frau Dr. Hauschka* in Eckwälden teil. *Karl Kossmann*, der die Geschäfte der WALA zu leiten hatte, zog mich damals schon (extern) zu Aufgaben heran wie Neuauflage des Heilmittelverzeichnisses, Teilnahme an Ärztekongressen, in denen die WALA vertreten sein mußte. So entstand noch in Heidenheim die erste Schrift der WALA-Schriftenreihe über die Wirbelsäule 1964. Ich war im *fünfzigsten Lebensjahr* (!), das noch unter der Herrschaft der «fünften Ordnung» (vom 42. - 49. Lebensjahr) steht.

Achtes Jahrsiebt (50. - 56. Lebensjahr)

> *»Die sechste Ordnung führt uns in den Herrschaftsbereich des Zeus. Jetzt nämlich neigen wir uns am meisten zum Wachstum in der Weisheit, im gleichen zu tätigem und politischem Leben. Es kommt das Alter, wo die politischen Ideen in uns aufgehen, wo es die Herrschaft gilt, im Hause, im Staat und allerwärts. Denn Zeus ist der große König, der Repräsentant aller praktischen und politischen Weisheit.» (Proklos)*

Was im vorangegangenen Abschnitt an politischer Aktivität über das *Seminar für freiheitliche Ordnung* möglich war, führte auch im engeren Lebenskreis zur Konsolidierung der Familie. Die beiden letzten Kinder, *Markus* und *Regina,* wurden in *Heidenheim* geboren. Mit Hilfe zinsgünstiger Darlehen war es mir möglich, für die große Familie ein Haus zu bauen. Nachdem ich anfangs in Heidenheim meine Praxisbesuche noch mit dem Fahrrad absolvierte, hatte ich nunmehr einen Wagen. Das Leben nahm bürgerliche Formen an, und doch ließ mir eine innere Stimme keine Ruhe. Private Urlaube waren mir fremd. Meinen Jahresurlaub verbrachte ich grundsätzlich bei den großen Sommertagungen des Seminares für freiheitliche Ordnung in Herrsching am Ammersee. Doch wurde mir Heidenheim zu eng. Ein tiefer Einschnitt entstand nach einer Reise mit *Karl Kossmann* nach Wien zur Teilnahme an einem Ärztekongreß. War es die lange Fahrt, das stundenlange Sitzen im Zug, die dortige Unruhe: Schon während der

Tagung spürte ich ein unangenehmes Ziehen im rechten Bein, der Unterschenkel fing an anzuschwellen, ich kam gerade noch nach Hause und mußte mich legen. Diagnose: tiefe Thrombophlebitis der Vena femoralis mit der Komplikation einer peripheren Lungenembolie. Ich erholte mich zwar wieder, spürte aber deutlich, daß ich an einer *Wende* stand. Als dies Warnsignal immer noch nicht ausreichte, kam es nach einer hochfieberhaften Entzündung der Gaumenmandeln und einem zur Überwindung der «Grippe» vorgenommenen Überwärmungsbad in unserer Medizinischen Abteilung der *Firma Voith* zu einem nächtlichen Herzschmerz mit dem äußersten Gefühl der Enge. Es war nicht nur die körperliche Enge, sondern die eng gewordene Lebenssituation. Deutlich empfand ich den *Anbruch einer neuen Lebensphase*. In diesem Augenblick erreichte mich ein Brief von *Dr. Rudolf Hauschka*, ob ich mich nicht ganz für die WALA entscheiden könne. Ich sollte in das Gesellschafterkollegium der *WALA-Heilmittel OHG* eintreten. Dies war das Signal zur Beendigung meiner Heidenheimer Zeit.

1963 faßte ich die Ergebnisse der Herrschinger Tagungen und meine eigenen Gedanken über eine zukünftige Gesellschaftsordnung in dem Buch «*Jenseits von Macht und Anarchie*» zusammen, es erschien in erster Auflage 1963

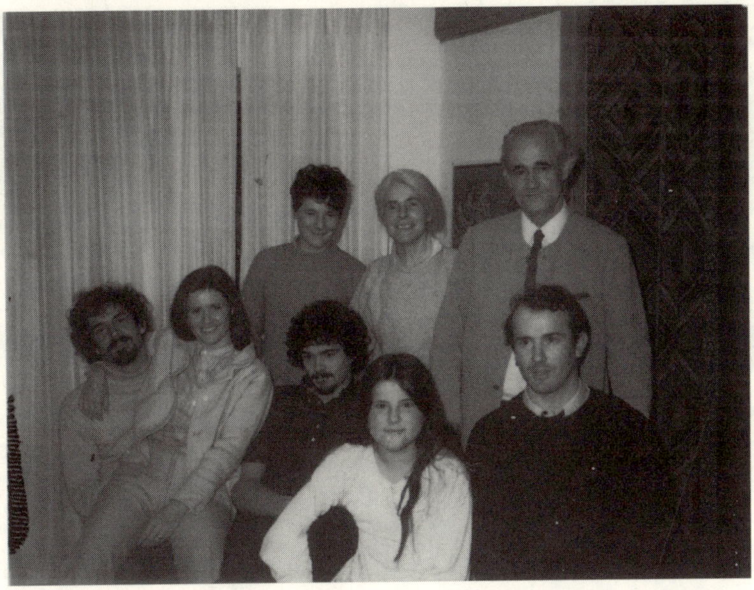

106. Luitgard und Heinz-Hartmut Vogel mit den Kindern Friedwart, Ilona, Horand, Andreas, Regina, Markus (von links nach rechts)

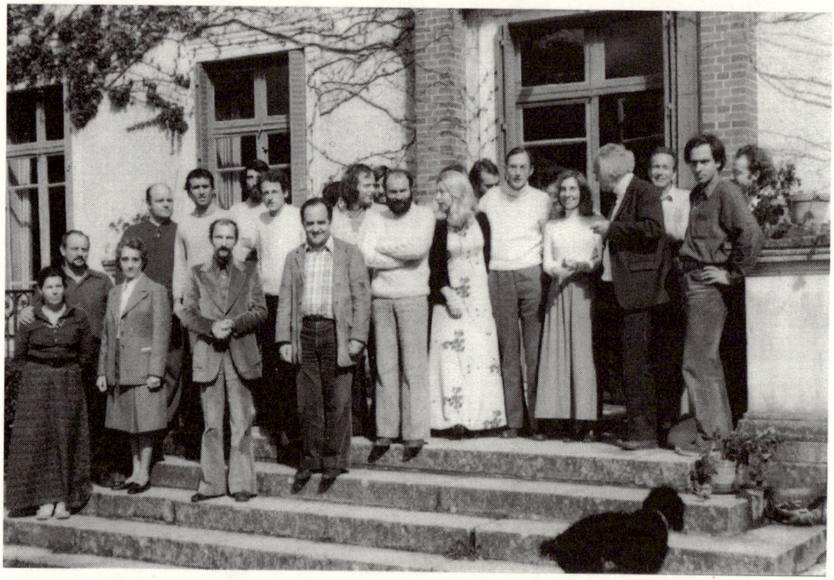

107. Seminar mit französischen Ärzten in l'Ormoy in Mittelfrankreich, südlich der Loire, auf einem bilogisch-dynamischen Gut

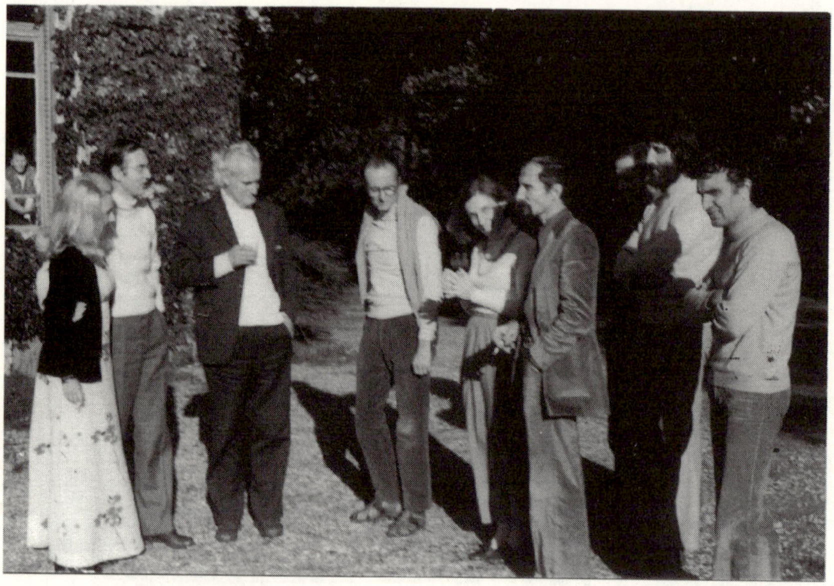

108. (3. und 4. von links:) Dr. H.-H. Vogel, Dr. med. François Junod. Mitte: Madame Opert, Eurythmistin

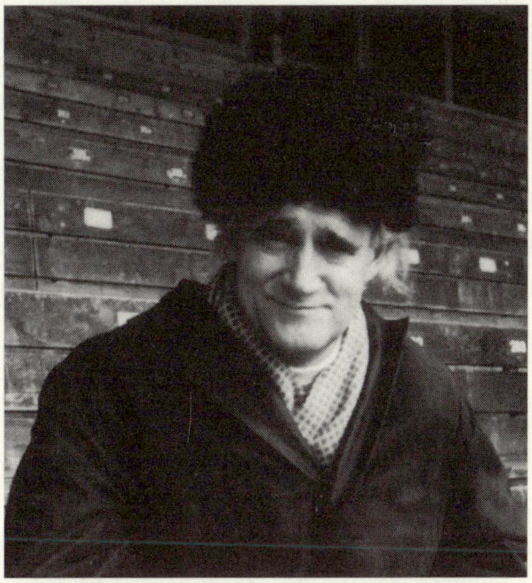

109. Dr. med. H.-H. Vogel anläßlich des «Internationalen Zahnärztekongresses» in Davos

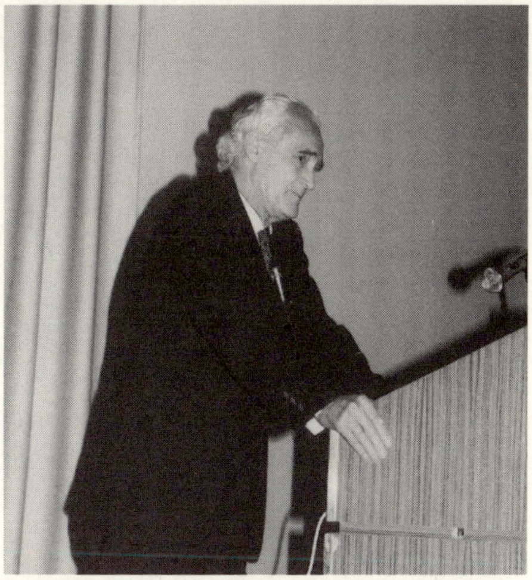

110. Dr. med. H.-H. Vogel beim Vortrag in Davos. Thema: «Parodontose-Therapie

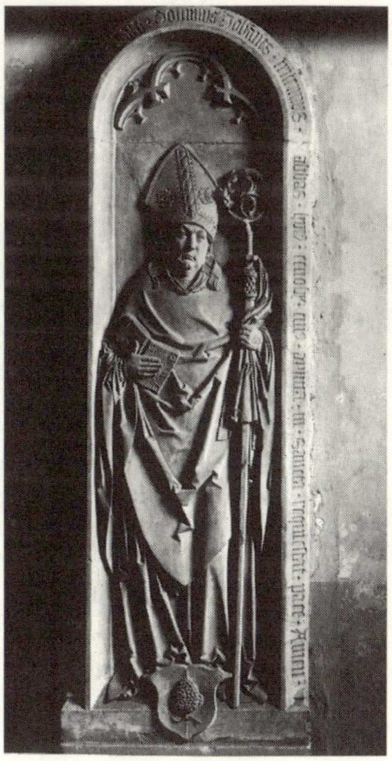

111. Johannes Trithemius, Abt des Klosters Sponheim/Kreis Kreuznach (1462-1556). Grabstele von Tilman Riemenschneider im Dom zu Würzburg

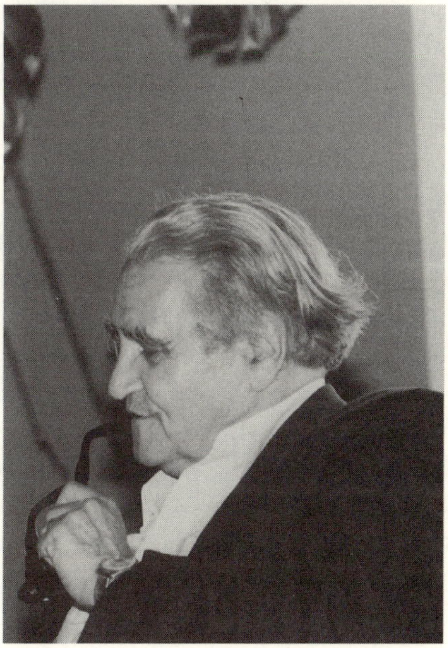

112. Dr. med. Lothar Vogel, Mitbegründer des Seminars für freiheitliche Ordnung

im Westdeutschen Verlag, Köln und Opladen (zweite Auflage 1970.) Um in der Zeit von knapp sechs Wochen nach dem vorangegangenen Winter 1962 auf 1963 das Manuskript fertigzustellen, mußte ich auf dem Eis ausgleiten und durch eine heftige Gegenbewegung drei Querfortsätze der Lendenwirbelsäule (rechts!) abreißen. Dadurch hatte ich Muße, das Manuskript in einem Zuge fertigzustellen. Damit war aber nun wirklich die fünfte Lebensstufe unter dem *Zeichen des Ares* abgeschlossen.

Die Vorbereitungen zur *Übersiedelung nach Eckwälden* kamen in Gang. Bis ich die Familie nachholen konnte, wohnte ich in verschiedenen Privatzimmern. Das Heidenheimer Haus, das inzwischen entschuldet war, mußte verkauft werden. Ich pendelte einige Wochen zwischen Heidenheim und Eckwälden hin und her. Schließlich war es durch die Vermittlung von *Max Kaphahn* möglich, von der Gemeinde Boll ein Grundstück zu erwerben, um für die Familie wieder ein Wohnhaus zu errichten. Wir mußten bis zur Fertigstellung in einer kleinen Wohnung hausen. Der ursprüngliche Plan, nebenher noch in Göppingen eine Praxis zu eröffnen, mußte fallengelassen werden, da dazu keine Zeit blieb. Die WALA nahm mich völlig in Anspruch. Die begonnene Schriftenreihe der WALA sollte fortgesetzt werden, außerdem sogenannte «Hausmitteilungen für Ärzte» mit knappen Darstellungen von typischen Krankheitsbildern und ihrer Therapie mit Heilmitteln, wie sie die WALA herstellte. Ich nahm an sämtlichen, immer häufiger besuchten Ärztekongressen teil. Dazu gehörten vor allem die *«Medizinische Woche»*, Baden-Baden, bei der jährlich die Hufelandgesellschaft für Gesamtmedizin vertreten war, die zweimal im Jahr stattfindenden großen *Kongresse für Biologische Medizin* in Freudenstadt, ausgerichtet vom Zentralverband der Ärzte für Naturheilverfahren. Ich hielt selbst Vorträge auf diesen Kongressen und gab am Stand der WALA den Ärzten in den Pausen Auskünfte über die Besonderheiten der WALA-Heilmittel.

Ich möchte nicht unterlassen, die über zehn Jahre mit großer Umsicht und großem Einsatz von *Gotthardt Jacob* betreuten Tagungen zu erwähnen. Mit ihm zusammen habe ich über mehrere Jahre den *«Internationalen Zahnärztekongreß»* in Davos besucht. Dort konnte ich in einem Vortrag die neu entwickelte Parodontose-Therapie zusammen mit dem Zahnarzt *Dr. med. dent. Winter*, dokumentiert durch Röntgenaufnahmen, demonstrieren.

Das Medizinische Seminar Bad Boll

Im Jahr 1967 hielt ich einen Einführungskurs in die anthroposophische Medizin auf dem *«Jahreskongreß der Deutschen Heilpraktiker»* in *Wetzlar.* Nach dem Vortrag trat die Kongreßleitung an mich heran mit der Frage, ob ich nicht solche Kurse in Zukunft abhalten könnte. Es kam daraufhin zu einem ersten Wochenendseminar, Samstag/Sonntag, im *Evangelischen Gemeindehaus Bad Boll.* Die Seminare sprachen sich herum, zunächst waren fast nur Heilpraktiker und Heilpraktiker-Anwärter die Teilnehmer. Zunehmend besuchten auch Medizinstudenten und Ärzte die regelmäßig eingerichteten Seminare. So entschloß ich mich, mit befreundeten Kollegen zusammen, das «Medizinische Seminar Bad Boll» zu gründen. Das Medizinische Seminar wurde vereinsrechtlich an das *Seminar für Freiheitliche Ordnung e. V.* und das *Kulturanthropologische Seminar von Dr. med. Lothar Vogel*, der dem sogenannten *«Trithemius-Institut»* in *Boll* seinen Namen gab, angeschlossen. Das *Seminar für Freiheitliche Ordnung* war und ist Eigentümer des *Trithemius-Hauses.*

Der Name *«Trithemius»* geht auf den Abt Johannes Trithemius zurück, der schon in jugendlichen Jahren – 22jährig – nach seinem Studium in Heidelberg begann, das Kloster *Sponheim nahe Bad Kreuznach* zu einer Art Universität auszubauen. Er war Lehrer des Mystikers *Agrippa von Nettesheim* und – nicht ganz sicher nachgewiesen – vorübergehend Lehrer des *Paracelsus von Hohenheim.* Der Name Trithemius hängt mit seinem Geburtsort Trittenheim an der Mosel zusammen. Auch hier könnte man sagen: Nomen est Omen. Trithemius war Hermetiker, seine Schriften sind heute noch unter Verschluß. Er wurde später nach Würzburg versetzt. Die Grabplatte mit seiner Abbildung – ein Werk von *Tilman Riemenschneider* – steht im Dom zu Würzburg.

Die drei genannten Seminare sollten eine Art *freie Akademie* sein. Irgendwelche berechtigenden Voraussetzungen, etwa Mittlere Reife oder Abitur zur Teilnahme an den Seminaren gab es nicht. Allein das Interesse an den Themen und an den Seminaren sollte für die Teilnahme ausschlaggebend sein. Da das Trithemius-Institut über das *Seminar für Freiheitliche Ordnung* die Gemeinnützigkeit besaß, konnten Spenden steuerabzugsfähig entgegengenommen werden. Die Organisation übernahm Frau *Vera Knür*, später Frau *Hedwig Straub.* Die Teilnehmerzahlen wuchsen, das evangelische Gemeindehaus wurde zu klein, so daß wir in größere Säle wie den Festsaal der Bad Boller Schule und in die Siller-Halle in Hattenhofen ausweichen mußten. Damit wurde allerdings auch der intime Charakter der bisherigen Seminare in Frage gestellt. Die rund 400 Teilnehmer erzwangen eine Art Kongreß-Stil. Es fehlte an Nebenräumen für Gruppenarbeit. So entschlossen wir uns, die Teilnehmerzahl auf etwa 200 zu beschränken und führten die jährlich etwa sechsmal stattfindenden Seminare als Gäste im Saal der Firma WALA durch. Zwei Dokumente sollen über den Stil dieser Veranstaltungen etwas aussagen:

Prinzipien des Medizinischen Seminars Bad Boll

1. *Das Bad Boller Medizinische Seminar ist eine unabhängige, rechtlich und wissenschaftlich autonome Bildungseinrichtung. Sie wird getragen von den an ihr wirkenden Dozenten.*
2. *Das Bad Boller Medizinische Seminar veranstaltet medizinische Grundlagen- und Fortbildungsseminare auf dem Gebiet der Anthropologie, der allgemeinen Biologie, Chemie und Mineralogie, Substanz- und Heilmittellehre, der Krankheitslehre und Therapie. Die Grundlagenseminare haben propädeutischen Charakter. Sie dienen gleichzeitig der Berufsorientierung und Berufsfindung in den genannten Gebieten.*
   Die Fortbildungsseminare setzen die Teilnahme an den Grundlagenseminaren sowie medizinische Vorbildung und möglichst Praxiserfahrung voraus.
3. *Die Studienseminare werden teilweise in Zusammenarbeit mit der Freien Forschungs- und Studiengemeinschaft UNIVERSITAS (Marburg) und der Hufelandgesellschaft für Gesamtmedizin e.V. (Pforzheim) durchgeführt.*
4. *Staatlich anerkannte Schulabschlüsse werden nicht vorausgesetzt. Entscheidend für die Teilnahme an den Grundlagenseminaren ist allein das Interesse an den Lehrangeboten. Der Studierende prüft selbst – evtl. nach Rücksprache mit einem Dozenten – ob er an den Studienseminaren mit Erfolg teilnehmen kann. Ein vorausgehendes oder begleitendes Krankenpflegepraktikum ist erwünscht.*
5. *Für die Teilnahme an einem oder mehreren Seminaren kann auf Wunsch eine Bestätigung ausgestellt werden. Die Grundlagenseminare sind auf kein bestimmtes medizinisches Berufsziel hin orientiert, es werden deshalb keine qualifizierenden Zeugnisse oder Diplome erteilt.*
6. *Anmeldungen zu den medizinischen Seminaren sind an das Sekretariat zu richten. Sie werden in der Reihenfolge des Posteingangs berücksichtigt.*

7. *Die Studiengebühren richten sich nach dem Umfang der Lehrveranstaltungen. In begründeten Fällen ist Ermäßigung auf Antrag möglich. Quartiere vermittelt das Verkehrsamt Boll.*
8. *Ausführliche Programme für die einzelnen Seminare können vier Wochen vor Beginn angefordert werden.*

Memorandum

Aufgaben und Ziele des Bad Boller Medizinischen Seminars

Dieses Memorandum dient als Dokument, aus dem die Absichten und der Hintergrund hervorgehen sollen, die den Intentionen, die zum Bad Boller Medizinischen Seminar geführt haben, zugrunde liegen.

Aus der langjährigen Zusammenarbeit mit Frau Dr. Margarethe Hauschka und Dr. Rudolf Hauschka im Homöopathischen Krankenhaus München-Höllriegelskreuth (1946-1952) und aus meiner späteren Berufung in das Gründerkollegium des WALA-Heilmittel-«Laboratoriums» ist mir zunehmend bewußt geworden, daß ich auf dem Gebiet der Medizin und des Heilmittelwesens einen ganz bestimmten Beitrag zu leisten habe. Diesen Beitrag kann ich heute in aller Kürze folgendermaßen formulieren:

Die verschiedenen Hinweise Rudolf Steiners vor Ärzten lassen das Pathologische im Menschen als einen Vorgang verstehen, der in der äußeren Natur zum «Auseinanderfallen», das heißt, zur Vereinzelung und Isolierung der Naturerscheinungen in Mineral-, Pflanzen- und Tierformen geführt hat.

Der Mensch ist das Wesen innerhalb der Natur, das die Möglichkeit und das Ziel in sich trägt, den fortschreitenden Zerfallsprozeß in der «gewordenen» Natur mit der Überwindung der Krankheitstendenzen in sich gleichsam stellvertretend aufzuhalten und damit den Keim zu legen für die künftige Erneuerung der «Natur»:

«Die Tiere werden durch ihre Organe belehrt, der Mensch ebenfalls, jedoch mit dem Unterschied, daß er seine Organe wieder belehrt». (Goethe an Humboldt 1832, freies Zitat).

Dieser verkürzt wiedergegebene Gedanke bildet den geistigen Hintergrund des Ähnlichkeitsprinzips Hahnemanns, dem die Homöopathie bei der Heilmittelfindung folgt.

Der Arzneimittelversuch hat die «Verwandtschaft» von pathologischem

Prozeß im Menschen und Naturprozeß verifiziert. Darin liegt die zeitlose Bedeutung der Hahnemannschen «Wiederentdeckung» in der Zeit des endgültigen Niederganges der Medizin und der Naturphilosophie vom Menschen.
Dem empirischen Auffinden der Arzneimittelbilder liegt ein Weltprozeß der Evolution zugrunde, der mit der Entbindung des Schöpfungsgedankens im Menschen zusammenhängt.
Damit ist die Medizin – so pragmatisch sie erscheinen mag – eine am Weltprozeß mitwirkende Handlung.
Daß Hahnemann als Zeitgenosse Goethes dies geahnt hat, könnte aus seiner Miasmenlehre entnommen werden. Auch das Verfahren des Potenzierens, der «Entbindung» der Substanzkräfte zur dynamisierten Arznei, weist auf diesen Zusammenhang hin. Jedoch – und hier liegt unsere Erkenntnisaufgabe – das Auffinden des inneren Zusammenhanges von Pathologie und Naturprozeß ist wissenschaftlich noch zu leisten. An dieser Stelle setzt die von Rudolf Steiner «Goetheanismus» genannte methodisch zu erarbeitende Menschen- und Naturanschauung an.
Mit Entschiedenheit müssen wir uns auf diesem Weg weiterbewegen. Zielbewußter als bisher sind die pathologischen Prozesse auf ihre organtypischen und konstitutionstypischen Sondertendenzen zu untersuchen im Sinne des methodischen Prinzips:

Krankheit als dislozierter Prozeß;
Krankheit als Naturprozeß

In der gewordenen Natur sind die wie abgelegt erscheinenden Naturreiche Mineral-, Pflanzen-, Tierreich im Menschen wiederzufinden als weiterwirkende «werdende Natur», innerhalb der das Wesen Mensch während seines individuellen Lebens, aber auch als im ganzen weiterschreitendes Wesen in Metamorphosen erscheint. Es sind dies die der ärztlichen Beobachtung zugänglichen Erscheinungsformen urphänomenaler Prinzipien, die den differenzierten morphologisch-funktionellen Organbildeprozessen und Naturprozessen zugrunde liegen. Das Heilmittel kann über den Typus «Naturprozeß» und über den Typus «Krankheitsprozeß» erkenntnismäßig gefunden werden. Dieser Erkenntnisvorgang, der die kräftemäßige Übereinstimmung von Krankheit und Naturerscheinung auffindet, ist mehr als nur Heilung am Menschen. Er hat zugleich Bedeutung für den Naturvorgang innerhalb und außerhalb des Menschen, der über das Heilmittel über den kranken Menschen hinaus zu den gemeinsamen Urbildern führt.

Heilmittelfindung

Die Symptomensammlung der traditionellen «klassischen» homöopathischen Schule kann uns dann als Übung dienen, Identität (Ähnlichkeit, Verwandtschaft) von Substanzprozeß und Krankheitsprozeß aufzufinden, wenn es uns gelingt, in den charakteristischen Krankheitszeichen den Typus (Urphänomen) der Natursubstanzen wiederzufinden.

Die uferlosen Symptomensammlungen aufgrund der Arzneimittelprüfungen am «gesunden» Menschen lassen nur zum Teil auf das Wesen der Substanz selbst schließen. Zu einem ganz ungewissen Teil sagen die Symptome, die aus der Arzneimittelprüfung gewonnen werden, nichts aus über den Typus der Substanz selbst, vielmehr etwas über die Person und deren eigentümliche Besonderheiten (Konstitution, Kondition, Disposition). Auf denselben Insult antwortet die Person individuell-spezifisch, ganz abgesehen von dem breiten Feld hysterisch-neurasthenischer Reaktionsweisen.

Das Repertorisieren, das heißt In-Übereinstimmung-Bringen der am Patienten und mit dem Patienten festgestellten Symptome und «Modalitäten» mit den Symptomensammlungen ist keine Erkenntnismethode. Im Gegenteil; dieses Verfahren führt von der unmittelbaren Durchdringung der Phänomene und der Erkenntnis des Krankheitstypus (im Naturtypus) und des Naturtypus (im Krankheitstypus) hinweg. Dabei ist nicht zu übersehen, daß schon das Aufnehmen der Anamnese und die sorgfältige Registrierung der «subjektiven» und «objektiven» Symptome als solche eine bedeutende Leistung des «klinischen Blickes» ist.

Fazit

Unsere Aufgabe im Bad Boller Medizinischen Seminar soll es sein, die Pathologie so zur Darstellung zu bringen, daß sich daraus der Naturprozeß, der die Therapie einleitet, ergibt und die Substanzen so anschauen zu lernen, daß aus ihnen Krankheitstendenzen des Menschen gleichsam «erfunden» werden könnten.

Wenn wir dies in Vorbereitung auf unsere Seminare üben, werden wir nach und nach die homöopathischen Arzneimittelbilder von Symptomen befreien, die nichts über das Wesen (den Typus) der Substanzen aussagen. Dabei ist es durchaus möglich, daß wir bei dieser Bemühung – gleichsam un-

gewollt – etwas über die Art und Weise erfahren, wie *diese oder jene Person mit dieser oder jener Konstitution personenspezifisch auf die verschiedenen einseitigen Naturprozesse – innere (krankheitstypische) oder äußere (naturtypische) – antwortet. Die «klassische» Homöopathie wehrt sich dagegen, typische Krankheitsprozesse anzuerkennen. Darin liegt* ein *Grund für ihr Unvermögen, eine wissenschaftliche Basis zu finden. Denn* Wissenschaft *liegt nur dann vor, wenn sie auf das* Gesetz, *den* Typus, *hinzielt. Die Medizin, und innerhalb der Medizin die Homöopathie, wird zur Wissenschaft, wenn sie sich bemüht, den pathologischen Prozeß im Menschen in seinem Typus (Idee, Gesetz) als Naturprozeß zu erkennen.* Wie *der einzelne Mensch, die Person, auf den Naturprozeß Krankheit reagiert, und* wie *der Arzt ihm neben dem krankheitstypischen Heilmittel* sein *individuumspezifisches (z.B. Konstitutions-) Heilmittel gibt, ist dann wahre ärztliche Kunst.*

Nur was auf dem methodischen Wege zu dieser Wissenschaft liegt, soll in den Bad Boller Medizinischen Seminaren erübt werden. Die Beiträge unserer homöopathischen Freunde liegen bisher – mehr oder weniger bewußt verfolgt – auf einem solchen Wege.

Die Firma WALA

Die WALA als Hersteller von Heilmitteln auf der Grundlage einer durch die Anthroposophie Rudolf Steiners vertieften Menschen- und Naturanschauung wuchs langsam, die Mitarbeiterzahl stieg schließlich auf 80, später auf 120. Das Pionierstadium lag hinter uns, die vielfachen Improvisationen mußten geordneten Strukturen weichen. Immer mehr Fachkräfte wurden erforderlich. Im Jahr 1969, im Todesjahr von Dr. Rudolf Hauschka (28.12.), wurde ein sogenannter geschäftsführender Ausschuß aus der Mitarbeiterschaft gewählt, der die Tagesgeschäfte im Auftrag der Gesellschafter führen sollte. Die Zahl der Mitarbeiter war angewachsen. Die WALA-Familie, in der gleichsam jeder jede Tätigkeit verrichtete, war den differenzierten Aufgaben des Einkaufs, der Materialwirtschaft, der Herstellung, des Vertriebes in der bisherigen Form nicht mehr gewachsen. Herr *Walther Zellmer*, den ich als Fachmann für Ablauforganisation in modernen Betrieben in meiner Heidenheimer Zeit kennengelernt hatte, wurde zu Rate gezogen. Er schlug den Gesellschaftern einen früheren Mitarbeiter aus seiner Organisationsabteilung der *Firma Voith* für eine neu zu bildende Geschäftsleitung vor. Der neue Geschäftsführer, *Werner Hahn,* ein Ingenieur, verfügte über besondere organisatorische Fähigkeiten und verhalf der WALA zu neuen Strukturen und einer überschaubaren Aufteilung von Kompetenzen und Leitungsfunktionen. Es zeigte sich jedoch, daß ein Heilmittelherstellungsbetrieb wie die WALA ohne Pflege und Entwicklung der Gründungsgedanken mit rein organisatorischen Mitteln nicht in die Zukunft geführt werden konnte. So kam es zu einer weiteren Phase der Firmenentwicklung. 1979 war es noch unter Mitwirkung des neuen Geschäftsleiters zur Firmenaufspaltung gekommen. Die WALA trat damals unter folgenden Firmenbezeichnungen auf:

WALA-HEILMITTEL DR. HAUSCHKA OHG
WALA-HEILMITTEL GmbH
DR. HAUSCHKA-KOSMETIK GmbH

Die WALA nahm zwar unter der damaligen Geschäftsleitung die Strukturen eines modernen Betriebes an, es wurden Kostenstellen geschaffen, neue Zuständigkeiten und Kompetenzen. Dabei erwies es sich jedoch, daß wir ohne bewußte Fortsetzung und Weiterentwicklung des Gründungsgedankens und Hin-

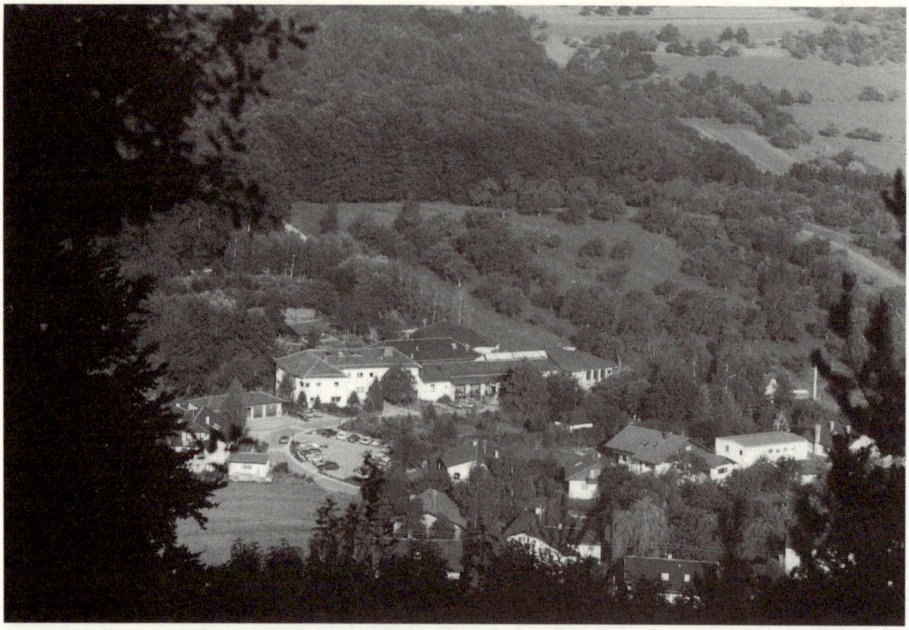

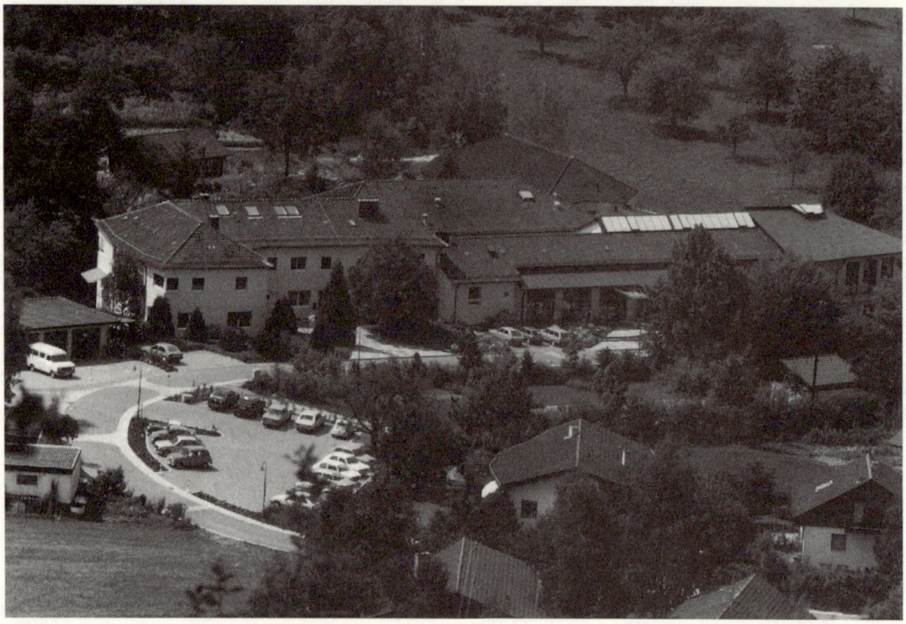

113/114. WALA-HEILMITTEL GmbH, Eckwälden/Bad-Boll

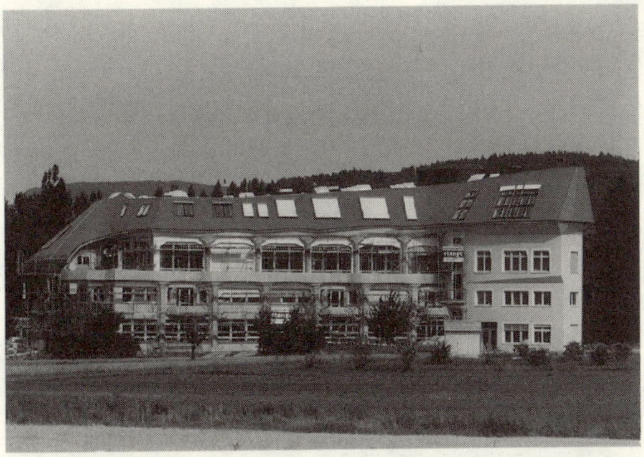

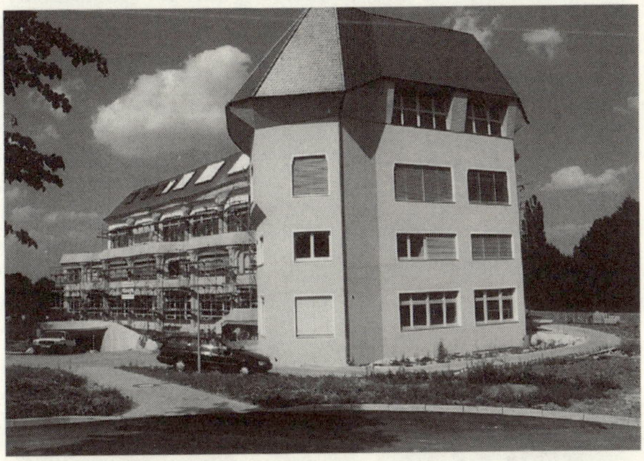

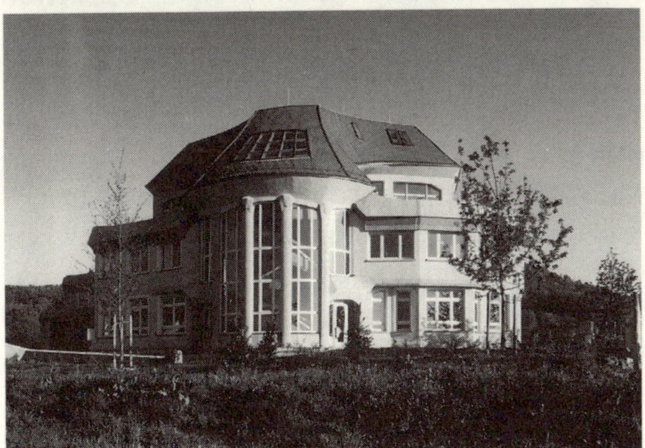

115/116/117. Neubau der WALA-HEILMITTEL GmbH

orientierung der Mitarbeiter auf die Gründungsziele den Fortbestand gefährdeten. Die WALA trat in eine neue Phase ihrer Entwicklung ein, der Geschäftsführer Werner Hahn schied aus, an seine Stelle beriefen die Gesellschafter ein Führungskollegium, bestehend aus den Bereichsleitern Heilmittelherstellung, Materialwirtschaft und Einkauf, Vertrieb und Wissenschaft. Wiederum durch die Mitwirkung des Gesellschafters Karl Kossmann in der neuen, fünfköpfigen Geschäftsleitung schienen die ideellen WALA-Ziele in der Geschäftsleitung ausreichend vertreten zu sein.

Am 17.5.1975 starb *Max Kaphahn*, 1976 trat Frau *Maja Mewes* in den Ruhestand. Am 7.7.1980 starb Frau Dr. med. *Margarethe Hauschka* (ihr Mann war ihr am 28.12.1969 vorausgegangen). Mit Ausscheiden von *Werner Hahn* blieb ich mit *Karl Kossmann* in der Offenen Handelsgesellschaft zurück. Wir beschlossen die Einsetzung von *Malte Koos*, *Hans-Peter Metzeler*, *Dr. Jürgen Scheurle*, *Herwig Judex* und, nach Ausscheiden von Dr. Scheurle, *Dr. Hans-Joachim Strüh* in die Geschäftsleitung.

Stiftung

1986 beschlossen die beiden Gesellschafter die Umwandlung der Offenen Handelsgesellschaft in eine *Stiftung*, die im Laufe der folgenden Jahre durch Zuwahl von *Helmut Hagenauer* und den Arzt *Dr. Wolfgang Schuster* ergänzt wurde. Die WALA-Stiftung wurde als Körperschaft des Bürgerlichen Rechts Eigentümer der WALA.

Daneben wurde eine *Gemeinnützige Stiftung*, die *Dr. Rudolf Hauschka-Stiftung zur Förderung der durch die Anthroposophie Rudolf Steiners erweiterten Medizin* gegründet.

Inzwischen war die Zahl der Mitarbeiter auf über 200 angestiegen. Wir waren nunmehr ein Betrieb mittlerer Größe. Durch die Gründung von Niederlassungen in verschiedenen Ländern wurden immer höhere Anforderungen an Planung und Organisation gestellt. Die Mitglieder der Geschäfstleitung waren gleichzeitig als Leiter ihrer Bereiche für die ständig wachsenden Anforderungen als Spezialisten voll ausgelastet und dadurch den reinen Führungsaufgaben für die Gesamtfirma entzogen. So entschloß sich der Stiftungsvorstand, einen Mitarbeiter des *Niederländischen Pädagogischen Institutes*, Herrn *Bernd Kloke*, zur Beratung zuzuziehen. Nach gründlicher Analyse der bestehenden Verhältnisse durch Herrn Kloke und eingehenden Beratungen sowohl mit den Bereichsleitern als auch mit den Stiftungsmitgliedern reifte der Entschluß, die aus fünf Mitgliedern bestehende Geschäftsleitung auf zwei zu reduzieren. Herr *Peter Kreft*, der mit der WALA seit Jahren in Kontakt stand, wurde für die *neue Geschäftsleitung* gewonnen. Sie besteht nunmehr aus den Personen Malte Koos und Peter Kreft. Beide sind soweit von sonstigen Aufgaben entlastet, daß sie ihre volle Kraft und Aufmerksamkeit der Gesamtfirma, der mittel- und langfristigen Planung, der Koordination der Bereiche und der gemeinsamen Zielsetzung widmen können.

Das WALA-Mitarbeitermodell

Bereits in den siebziger Jahren, damals noch in geringem Umfang, wurden die Mitarbeiter in Form von Gutschriften am Betriebsergebnis beteiligt. Es entsprach den sozialen Zielsetzungen der Gründer der WALA, in Zukunft das Lohnverhältnis, das heißt den traditionellen Gegensatz von Arbeitgeber und Arbeitnehmer, zu überwinden. Ein Fernziel war, daß jeder Mitarbeiter nach Maßgabe seiner Verantwortung mit dem vollen Arbeitsertrag am Leistungsergebnis der Firma Anteil haben sollte, selbstverständlich dies nach Abzug sämtlicher Sachkosten. Der bisherige Lohn sollte damit als Kostenfaktor überwunden werden. An die Stelle einer sogenannten Mitbestimmung trat als ein gewisses Ideal die Selbstbestimmung am Arbeitsplatz. Mitwirkungsrechte der Mitarbeiterschaft sollten sich auf die für jeden geltenden Arbeitsverträge beziehen. Man dachte an eine Art Genossenschaft oder an stille Teilhaberschaft. Diese beiden Rechtsformen schienen uns jedoch deshalb ungeeignet, weil sie an die traditionellen Eigentums- und Entnahme-Rechte gebunden waren. Der Genosse oder stille Teilhaber hätte einen Rechtsanspruch gehabt auf ein Einkommen nach Maßgabe seiner Kapitalbeteiligung. Das jedoch sollte gerade vermieden werden.

So gelang es schließlich, in Verhandlungen mit der Oberfinanzdirektion in Stuttgart, das nunmehr bestehende Beteiligungsmodell einzuführen: Ein wesentlicher Teil des Gewinnes wird den Mitarbeitern gutgeschrieben. Er bleibt in der Firma als Darlehen stehen bis zum Zeitpunkt der Berentung bzw. einer Invalidisierung. Erst dann erfolgt die Auszahlung nacheinander in Teilbeträgen. Dieser gutgeschriebene Teil des Gewinnes fällt nicht unter den Gewinn der Firma und wird auch nicht versteuert. Jeder einzelne Mitarbeiter versteuert dann die Auszahlungsbeträge zusammen mit seiner Rente. Jeder Mitarbeiter erhält über seine Gutschrift und die genannten Bedingungen einen Einzelvertrag. Die Mitarbeiterdarlehen dienen der Investition. Die Höhe der auszuzahlenden Beträge bei Erreichen der Altersgrenze können variabel sein, sie sind abhängig von der jeweiligen Liquidität. Auf das festliegende Darlehenskonto erfolgen prozentuale Barauszahlungen in variabler Höhe, wiederum abhängig von der Liquidität. Genaugenommen sind diese prozentualen Auszahlungen auf das Darlehen keine Leistungen der Firma, sondern selbst Anteile aus dem «Topf» der gesamten Mitarbeitergutschriften. Man sollte diese Auszahlungen nicht mit dem üblichen Begriff «Zinsen» verwechseln. Durch dieses Modell ergibt sich, daß das *Eigenkapital der Stiftung niedriger ist als das Gesamtdarlehen der Mitarbeiterschaft an die Stiftung* bzw. die GmbH.

Der ärztliche Dienst

Alle Teilbereiche der Firma WALA – so auch der *ärztliche Bereich* – sind Dienstleistungen für die *Heilmittelherstellung*. Diese steht *im Mittelpunkt der Firma.* Auch die Geschäftsleitung erfüllt in diesem Sinne Dienstleistungsaufgaben. Es wurde eine Ärzte-Pharmazeuten-Konferenz gegründet, der es obliegt, pharmazeutische Fragen und Forschungen auf diesen Gebieten der Geschäftsleitung vorzuschlagen. Außerdem wurde ein interner Ärztekreis gebildet, der die Geschäftsleitung in allen medizinischen Fragen berät. Zu diesem Inneren Ärztekreis gehören zur Zeit die Ärzte *Georg Soldner* und *Markus Sommer* (München). Zum erweiterten Ärztekreis gehören Dr. med. *Marcus Roggatz*, Hamburg, und Dr. med. *Reiner Sollfrank*, Weiden, Oberpfalz. Zum weiteren Ärztekreis gehört *Walter Kapfhammer*, Paracelsus-Krankenhaus, Bad Liebenzell-Unterlengenhardt.

Die Koordination des engeren und weiteren Ärztekreises der WALA obliegt Frau Dr. med. *Franziska Roemer*, ständige Mitarbeiterin der WALA. Sie erfüllt die laufenden Aufgaben der ärztlichen Abteilung, die medizinisch-ärztliche Korrespondenz, das ärztliche Informationswesen und ist Mitglied der Redaktion des *medizinischen Informationsblattes der WALA* (WALA MED). Frau Dr. Roemer wirkt mit als Vortragende bei Ärztetagungen und medizinischen Fortbildungsveranstaltungen. Ihr steht eine Sekretärin zur Verfügung.

Eigenständiges Medizinisches Seminar Bad Boll

1991 wurde das Medizinische Seminar Bad Boll aus dem Zusammenhang des Trithemius-Institutes herausgelöst und als selbständiger gemeinnütziger Verein beim Registergericht in Göppingen angemeldet. Es wurde ein Vorstand und ein Beirat gebildet. *Vorsitzender* wurde der Münchner Kinderarzt *Georg Soldner. Vorsitzender des Beirates: Markus Sommer.* Im Rahmen der Fortbildungsveranstaltungen der *Gesellschaft Anthroposophischer Ärzte* und der *Medizinischen Sektion am Goetheanum* nimmt auch das *Medizinische Seminar Bad Boll* mit seinen Seminaren in Eckwälden an der ärztlichen Fortbildung im Geiste der von Dr. *Rudolf Steiner* und Dr. med. *Ita Wegman* inaugurierten anthroposophisch-medizinischen Bewegung teil. Neben den medizinischen Fortbildungsseminaren an der Lukas-Klinik in Arlesheim und an der Filderklinik in Stuttgart-Filderstadt hat so das *Medizinische Seminar Bad Boll* seinen festen Platz gefunden. Seiner Tradition treu, wirken seit Jahren an den dreitägigen Seminaren von Freitag nachmittag, 15 Uhr, bis Sonntag mittag, 12 Uhr, auch namhafte *Vertreter der homöopathischen Schule Hahnemanns* mit. Ich nenne einige Lehrer der klassischen Homöopathie: *Dr. med. Otto Eichelberger, Dr. med. Martin Stübler* (†), den bekannten Frauenarzt *Dr. med. Erwin Schlüren*, seinerzeit Chefarzt der geburtshilflich-gynäkologischen Abteilung des Reutlinger Krankenhauses, *Dr. med. Matthias Dorcsi*, Begründer der Wiener Schule der Homöopathie, *Prof. Dr. med. Klaus Heinkel* (†), Chefarzt der Medizinischen Klinik Bad Cannstatt und Präsident der Internationalen Gesellschaft für Gastroenterologie und – last not least – den erfahrenen praktischen Arzt *Dr. med. Helmut Sauer*, den Kliniker *Dr. med. Klaus Fintelmann* vom Rotkreuz-Krankenhaus Hamburg-Rissen, den Münchner Kinderarzt Dr. med. Hermann Stellmann, Frau *Dr. med. Dr. phil. Lore Deggeller*, Konstanz – soweit einige bekannte Persönlichkeiten des Dozentenkreises des Medizinischen Seminars Bad Boll. Einen *Zweig des Medizinischen Seminars Bad Boll* bildeten die *tierärztlichen Seminare,* an denen teils homöopathisch, teils anthroposophisch orientierte Tierärzte wie die *Dres. Schaumann, Spielberger, Greiff, Krüger, Scheck, Frau Dr. Bielitz-Remer* und der Direktor der Bundesforschungsanstalt für Viruserkrankungen der Tiere, *Professor Straub*, Tübingen, teilnahmen. Auf den tierärztlichen Seminaren wurde versucht, den Typus der Tiere – vor allem der Haustiere – herauszuarbeiten, um Überzüchtungen und Einseitigkeiten als Krankheitsdispositionen zu verstehen. Die artgemäße Tierhaltung wurde vom Wesen des Tieres abgeleitet. Lehrreich waren dabei gewisse Übereinstimmungen in der Wahl homöopathischer Arzneimittel bei Mensch und Tier. So können bei einem gestreßten Rind mit erzwungener Milchhochleistung, also einem «Leberstoffwechseltier», Erscheinungen auftreten, die beim Menschen mit Nux vomica behandelt werden.

Die Arbeitsergebnisse des *Medizinischen Seminares Bad Boll* wurden teilweise in der Zeitschrift *«Merkurstab – Beiträge zu einer Erweiterung der Heilkunst...»* veröffentlicht und bilden die Grundlagen für eine geplante Sammelschrift zum Verständnis der durch die Anthroposophie Rudolf Steiners erweiterten Pathologie und Therapie. Es ist beabsichtigt, damit einer Forderung Rudolf Steiners an die Ärzte zu entsprechen und in dem genannten Sinne ein medizinisches *«Vademecum»* zu erstellen.

Biographie und Krankheit

Der *Neuplatoniker Proklos* läßt das Zentralgestirn *Sonne* über die Heptaden 22.-28., 29.-35. und 36.-42. Lebensjahr ihre persönlichkeitsbildende Kraft erstrahlen. Nach ihm folgt vom 43.-49. Lebensjahr die Dynamik des *Ares* (Mars), vom 50.-56. Lebensjahr die Herrschaft des *Jupiter;* vom 57.-63. die Seelenrückkehr mit dem Ausklang der Lebensstufen in den achten Kreis vom 64.-70. Lebensjahr.

Wir befinden uns nunmehr mit dem 54. Lebensjahr noch in der «Jupiter-Periode», der vom 57. bis zum 63. Lebensjahr die Saturn-Periode folgt.

Neuntes Jahrsiebt (57.-63. Lebensjahr)

> *«Die siebte Periode bringt uns unter das Regiment des Kronos, d.h. des Planeten, der in weiter Ferne mit verhülltem Haupte schimmert. Dies ist Kronos, der unoffenbarte Gott, der Knef der Ägypter. In dieser Periode machen wir uns frei vom leiblichen und körperlichen Dasein und wenden uns zu einem höheren, unkörperlichen Leben. Jetzt ist die Zeit des Todes, der Seelenrückkehr. Nun geht es in die elysäischen Felder.*
> *Dies war siderisch der achte Kreis; und wer nicht die sieben Ordnungen durchlaufen hat, der muß wieder wandern, und dann muß er dreimal wandern. Dann geht er als ein stark Geprüfter in die seligen Wohnungen ein.»*
> *(Proklos)*

Während der Sommertagung des *Seminars für Freiheitliche Ordnung* in Herrsching 1968 erkrankte ich – vermutlich nach einer Fischmahlzeit – an einer ausgedehnten Urticaria über den ganzen Körper. Sie klang nach einigen Tagen ohne besondere Behandlung wieder ab. Was mir jedoch und meinen Freunden, auch meiner Frau Luitgard, auffiel und was auch ausgesprochen wurde, war eine an mir ungewohnte, skeptische, bedenkliche Verfassung, die schließlich in eine tiefe Resignation im Gegensatz zu meiner sonst sehr zuversichtlichen Lebenshaltung einmündete. Darüber muß ich mich in diesen Wochen wiederholt geäußert haben. Die Zukunft erschien mir verschlossen; keine Erwartungen, kein Ziel. Ich stand wie vor einer dunklen Wand.

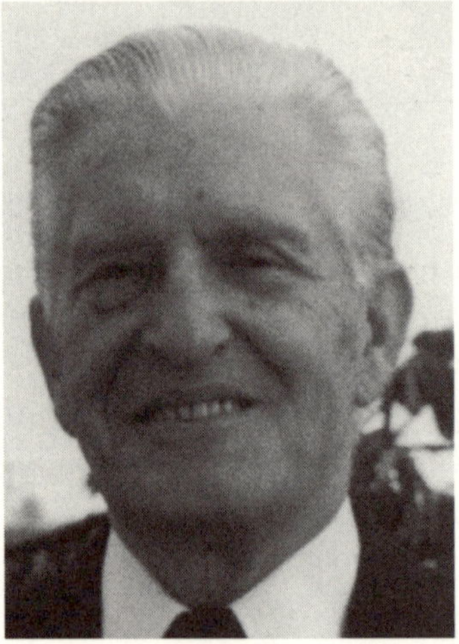

118. Dr. med. Gustav Brunk

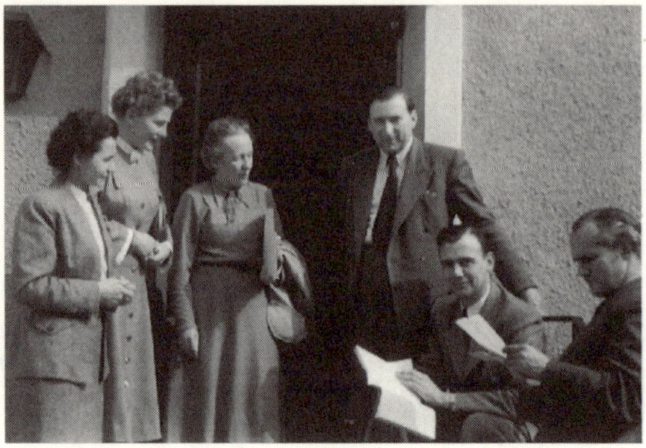

119. Frau Dr. med. Margarethe Hauschka mit dem WALA-Ärztekreis

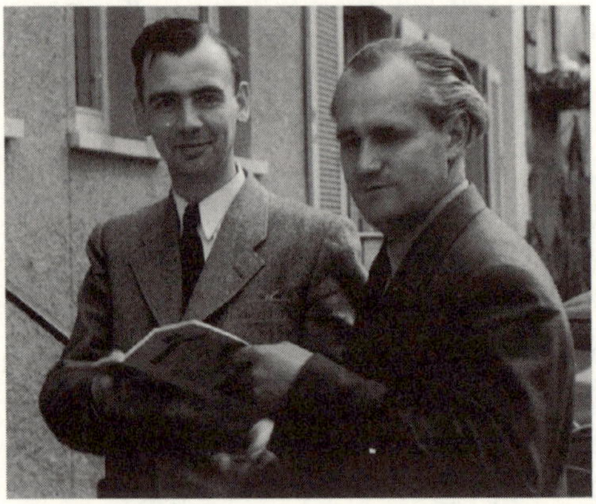

120. Dr. med. Deterding, Dr. med. Heinz-Hartmut Vogel

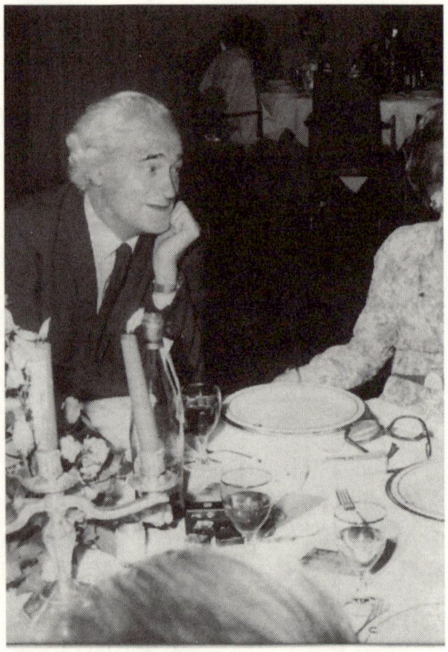

121. Dr. med. Heinz-Hartmut Vogel anläßlich eines medizinischen Seminars in der WALA

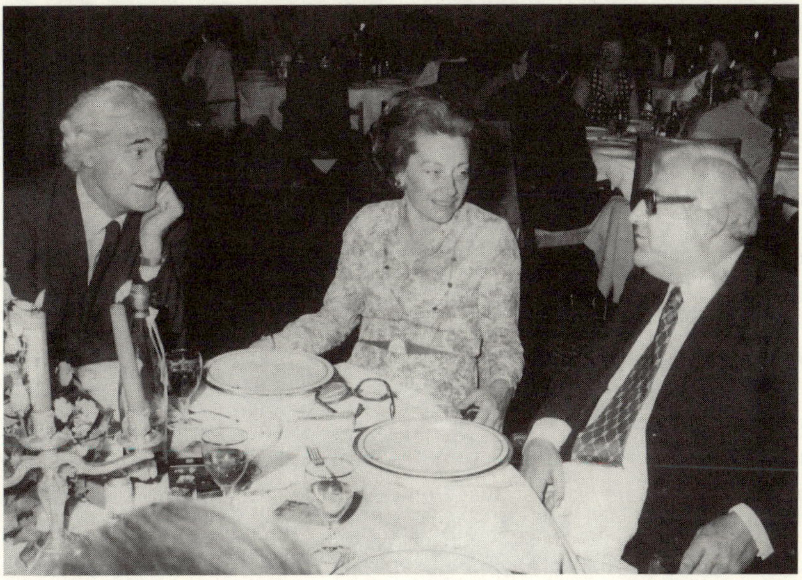

122. Dr. med. Matthias Dorcsi im Gespräch mit Dr. med. H.-H. Vogel anläßlich einer medizinischen Tagung in Wien

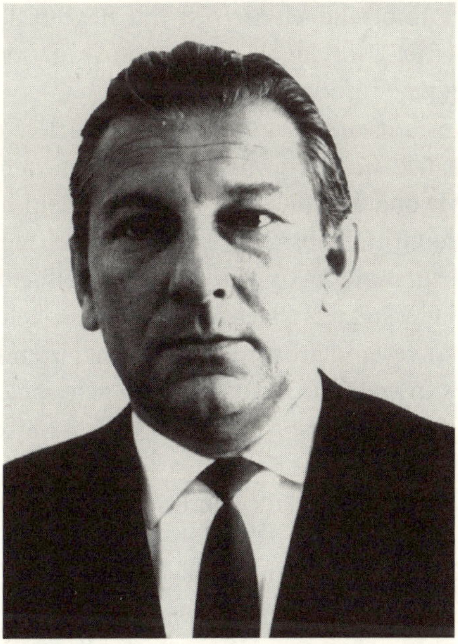

123. Dr. med. Otto Eichelberger, München

In den Monaten September/Oktober 1968 drängte es mich, über das Wesen der Allergie zu arbeiten. Es entstand die Schrift: *Die Allergie – menschenkundliche Gesichtspunkte zur Physiologie, Pathologie und Therapie der allergischen Erkrankungen.*

Das Wesen der Allergie

Die allergischen Phänomene: hyperergische oder hypoergische/anergische pathophysiologische Reaktionen auf exogene und endogene Fremdeinwirkungen, die wir «Antigene» nennen, haben zwei mögliche einseitige *seelisch empfindende* Dispositionen zur Grundlage:

a) eine *nervliche*, zellulär bedingte,«antipathische», abwehrende oder
b) eine vom *Stoffwechsel* ausgehende, humoral bedingte, «sympathische», ausfließende psychophysiologische Ausgangslage.

Wir sprechen von der Doppelnatur des Menschen: dem «oberen» Wahrnehmungs-Nerven-Sinnes-Menschen und dem «unteren», ernährenden Stoffwechselmenschen.

Beide wirken auf den «mittleren» Atmungs- und Zirkulationsmenschen ein. Dieser «mittlere», rhythmische Mensch ist mit Beginn der Embryogenese der physiologisch-organische, individuell-universelle Träger der Entelechie Mensch als einem eigenständigen, autonomen Wesen.

Die organisch-substantielle Grundlage des «mittleren» Menschen ist das Grundsystem oder – wie sie heute die Embryologen nennen – die «extrazelluläre Matrix» (ECM) und als solche identisch mit dem Immunsystem.

Die mesenchymale Grundsubstanz (ECM) durchdringt und vereinheitlicht vom Beginn des befruchteten Eies an von der Zona pellucida als interzellulär/interparenchymatöses Flüssigkeitssystem den ganzen sich entwickelnden embryonalen Körper und vereinheitlicht alle differenzierten Organe. Als Fibrinogen ist später diese extrazelluläre Matrix (mesenchymale Grundsubstanz) an das zirkulierende Blut und dieses rückwirkend an sämtliche Organe angeschlossen.

Dieses System ist identisch mit der von Rudolf Steiner so genannten *Ich-Organisation.* Diese wiederum wirkt über die interstitiell-interzelluläre Matrix und über den hier als Spurenelement nachweisbaren Kieselprozeß als Träger der physischen Wärme integrierend vom Blutsystem aus – in sämtlichen Organen. Die Ich-Organisation gewährleistet die individuelle, autonome Ganzheit des Menschen.

Man kann von einer Stufenreihe sprechen:
1. von der Allergie, ausgelöst von *außen* über Sinnes-Nerven-Reize oder über Stoffwechselreize,
2. von einer Allergie gegenüber der eigenen inneren Organwelt, heute bekannt unter dem Begriff der «Autoaggressionskrankheiten» oder «immunologischen Erkrankungen»,
3. die Allergie gegen das mesenchymale Matrix-Grundsystem selbst, die unter der Krankheitsbezeichnung «AIDS!» (acquired immune deficiency syndrome) zur modernen, selbstzerstörenden «Allergie» geworden ist.

Innerer Organsinn
Rudolf Steiner spricht von der «gegenseitigen Wahrnehmung der Organe» *. Nach ihm handelt es sich um einen «Organsinn», der sich des intermediären/interstitiellen Kieselprozesses im Grundsystem bedient. Dieser Kieselprozeß vermittelt der «Ich-Organisation» über die in den Organen differenzierten Wärmeverhältnisse den «Lebenssinn». Über die im Blut aus sämtlichen Organen zirkulierende Bindegewebsflüssigkeit und die ebenfalls aus der Peripherie der Organe ins venöse Blut zentripetal einströmende Lymphe wird der gesamte Flüssigkeitsorganismus vereinheitlicht.

Allergie 1:
Exogene, nervös-psychogen ausgelöste Allergie und exogen-substantiell bedingte Allergie

Therapie
Das therapeutische Prinzip der Allergie 1 geht davon aus, daß der Empfindungsorganismus sich relativ verselbständigt gegenüber der Ich-Wärme-Organisation (siehe Kieselprozeß). Es kommt zu einer unphysiologischen Überreaktion. Dem kann mit konstitutionell wirksamen, spezifischen potenzierten Heilmitteln begegnet werden.
Beispiele:
Übertätigkeit des Sinnes-Nerven-Systems:
Phosphor, Arsen, Silicea (Quarz), Natrium muriaticum; Natrium phosphoricum

* 2. Medizinerkurs, Dornach 1921.

Übertätigkeit des Stoffwechsels:
Sulfur, Antimonit, Calcium carbonicum, Graphites
Allergie 2:
Autoaggressionserkrankungen
Colitis ulcerosa, Morbus Crohn, Dermatomyositis, Lupus erythematodes visceralis, immunologische Thyreoiditis, Multiple Sklerose.
Das Immunsystem reagiert auf eigene Organe hyperergisch. Zu unterscheiden sind die Phasen:
humoral-ödematöse Frühreaktion und
zellulär-granulomatöse Spätreaktion (Epitheloidzellen).

Frühreaktion:
Apis Gl D30 (D20, D12), zusammen mit dem betroffenen Organ, z.B. Colon Gl D30, Ileum Gl D30, Muskulatur (Gl D30), Cutis feti Gl D30 und – alternierend dazu – Thymus Gl D30, Amnion Gl D30, Lien Gl D30

Thyreoiditis: Thyreoidea Gl D30

Multiple Sklerose: Medulla oblongata Gl D30, später Medulla spinalis (cervicalis) oder Medulla spinalis (tota) Gl D30; Xanthokon D30 (Rotgültigerz), ein Arsen-Silber-Schwefel-Komplexsalz Arnica e radice D30; in besonderen Fällen Rhus tox. D30.

Spätreaktion: Silicea
(Quarz, Opal), Arsenicum album, Mercurius, Phosphor

Allergie 3: AIDS.
Abhängig von den Stadien
Lymphadenitis: Nodi lymphatici Gl D30, Thymus Gl D30
Extremer Flüssigkeitsverlust, Durchfälle, Schweiße: Arsenicum album D30 und/oder Veratrum album D6
Grundbehandlung: Opal D30, im Wechsel mit Antimonit D30,
je eine Injektion pro Woche; Amnion Gl D30
Dauerbehandlung: Thymus/Mercurius (WALA), Opal und Antimonit

Zum Schluß ein allgemeiner Hinweis: Bei den «Sekundärorganen» wie Magen-Darm-Trakt (Primärorgane sind danach Leber und Niere) sind die korrespondierenden Hauptorgane therapeutisch mitzuberücksichtigen. Das heißt bei der Colitis ulcerosa die Leber, beim Morbus Crohn die Nieren. Die gestörte Psychosomatik, die letzten Endes den Autoimmunkrankheiten zugrunde liegt, kann nicht allein über das «Erfolgsorgan» behandelt werden. Das «Hintergrundsorgan» ist therapeutisch mit ins Auge zu fassen, wenn ein Dauererfolg erzielt werden soll. Biographische Ereignisse spielen bei den Immunkrankheiten eine entscheidende Rolle. Die Hintergrundsituation sollte nach Möglichkeit geklärt werden, um einen medikamentösen Dauererfolg zu erzielen.

Im Anschluß an die Ausführungen über die Allergie und das Immunsystem greife ich noch einmal zurück auf die Ausführungen über die Herstellung von Mistel-Präparaten in der Zeit in Höllriegelskreuth. Die WALA hatte zwar in der Zwischenzeit Mistelpräparate aus Winter- und Sommersaft hergestellt, sie jedoch nicht im besonderen zur Malignombehandlung deklariert. Sie wurden eingesetzt bei allgemeinen Involutionserkrankungen, Arthrosen, bei malignem Hochdruck und allgemeiner Immunschwäche, als die Witwe des anthroposophischen Arztes *Dr. Karl Köller*, Hannover, an die WALA herantrat, um der WALA die Herstellungsrechte des Präparates Iscucin zu übertragen. Dr. Köller gehörte zur Ärztegeneration, die Dr. Steiner noch begegnet war.

Zur Entstehungsgeschichte der Iscucin-Viscum-Präparate

Die Hinweise, die *Mistel* zu einem spezifischen Krebsheilmittel zuzubereiten, wurden von verschiedenen Ärzten aufgegriffen. So kam es 1935 durch *Dr. med. Alexander Leroi* zur Gründung des Krebsforschungsinstitutes *Hiscia* und zum *Verein für Krebsforschung in Arlesheim*. Seit den siebziger Jahren sind darüber hinaus die *«Gesellschaft zur Förderung der Krebstherapie e.V.»* in Niefern-Öschelbronn sowie die *«Arbeitsgemeinschaft für Krebs- und Immuntherapie, Rosenfeld»* in der Mistelforschung tätig. Die Ergebnisse der genannten Forschungs- und Entwicklungsarbeiten liegen in den Präparaten *Iscador, Viscum Abnoba* und *Helixor* vor. *Dr. med. Karl Köller* griff persönlich gegebene Anregungen von Rudolf Steiner aus dem Jahr 1924 auf und begann 1958 mit der Entwicklung einer speziellen Zubereitung aus der Mistel. Köller veröffentlichte 1962 sechs Krankengeschichten von Patienten mit klinisch manifesten malignen Tumoren, die mit dem von ihm neu entwickelten Viscum-Präparat Iscucin erfolgreich behandelt worden waren.*

Besonderheiten der Herstellung

Ein wesentlicher Faktor bei der Zubereitung von Viscum album zu einem Krebs-Heilmittel ist die Art und Weise der Mischung von Mistel-Säften, die aus der Winter- und Sommerernte nach einem besonderen Verfahren gewonnen werden. Für dieses Mischungsverfahren konstruierte Köller ein spezielles, auf der Innenseite versilbertes Gefäß. Von dessen tiefstem Punkt aus wird der Winter-Saft durch ein kleines Turbinenrad am Gefäßrand hochgetrieben. Nach Erreichen einer bestimmten Steighöhe kehrt der Saft wirbelförmig in die hohle Achse des Turbinenrades zurück. Über dieser Schale ist ein zweites, innen vergoldetes Gefäß angebracht, von dem aus der Sommer-Saft in den Wirbel des Winter-Saftes hineintropft. Der Antrieb des Turbinenrades erfolgt durch einen Druckluftmotor, da die Feldwirkung eines Elektromotors vermieden werden soll. Ferner wird bei der Verarbeitung der Mistel eine Berührung der Pflanzenteile mit Eisen unbedingt vermieden.
Im weiteren Verlauf der Herstellung wird die Mistelzubereitung einem Potenzierungsvorgang in mehreren Stufen unterworfen. Diese Potenzierung geschieht grundsätzlich in Handarbeit, und zwar – abweichend von dem in der Homöopathie im allgemeinen üblichen Dezimal- bzw. Zentesimalsystem – im Verhältnis 1:20. Die 1. Potenzstufe (entsprechend einer 5%igen Verdünnung) trägt die Bezeichnung «Stärke H» (Konzentration 20^{-1}). Hieraus wird als nächste Potenzstufe die Stärke G (Konzentration 20^{-2}) zubereitet. Die weiteren Potenzstufen sind die Stärken F (20^{-3}), E (20^{-4}), D (20^{-5}), C (20^{-6}), B (20^{-8})(!) und, als höchste Potenzstufe, die Stärke A (Konzentration 20^{-10}!). (Stärke A ist grundsätzlich die Ausgangspotenz für jede durchzuführende Behandlung.)
Der Hinweis R. Steiners, den Winter- und Sommer-Saft der Mistel in der oben angegebenen Weise zu mischen, hängt einmal mit der Eigentümlichkeit der Mistel zusammen, entgegengesetzt den jahreszeitlich orientierten

* Karl Köller: «Von dem Mistelpräparat Iscucin» aus: «Beiträge zu einer Erweiterung der Heilkunst», Jahrgang 1962, S. 205 (Gesellschaft Anthroposophischer Ärzte Stuttgart)

Bildungsperioden der höheren Pflanzen zu blühen und zu fruchten. Die Mischung des Winter- und des Sommer-Saftes vereinigt die polaren Bildungsphasen der Mistelpflanze. – Der zweite wichtige Aspekt bei der pharmazeutischen Zubereitung der Mistel zum Heilmittel ist die Art der Mischung. Der Winter-Saft wird durch die Wirbelbildung für die Aufnahme des Sommer-Saftes «sensibilisiert». Durch die Verwirbelung des Winter-Saftes wird der eintropfende Sommersaft in die größtmöglichen Oberflächenbildungen übergeführt. Oberflächen bzw. Grenzflächen sind die lebens- und strukturaktiven Zonen und Zustände aller lebenden Systeme.*

Anwendung und Wirkungsweise

Die Richtlinien für die *Malignom-Therapie* mit Iscucin-Viscumpräparaten sehen drei Besonderheiten vor:

- Jede Therapie mit *Iscucin-Viscum-Präparaten* wird mit der höchsten Potenzstufe = Stärke A begonnen.
- Eine einmal begonnene Injektionsbehandlung mit Viscum soll nicht nach wenigen Injektionen abgebrochen, es soll vielmehr eine Mindestserie von 2 mal 7 oder 2 mal 10 Injektionen verabfolgt werden.
- Die Richtlinien für die Malignom-Therapie mit Iscucin-Viscum-Präparaten sehen für die Injektion den Spätnachmittag vor.
  Mit der Viscum-Behandlung soll ein Wärme-Prozeß im Organismus ausgelöst werden. Der Wärme-Organismus unterliegt im Sinne der paracelsischen Prinzipien «Sal», «Sulfur», «Mercur» einem «sulfurischen Prozeß», in welchem Substanz- und Energiebildung identisch sind. Als regulärer physiologischer Vorgang spielt sich dieser Prozeß im Bereich des Stoffwechsels ab, insbesondere in der Leber. Es ist dies ein vagotoner bzw. vegetativer «Nachtprozeß».
  Die Substanzbildung in der Leber erreicht ihren Höhepunkt gegen Mitternacht (Glykogen-Bildung): Die natürliche physiologische Ermüdung und der Einschlafvorgang hängen mit der am Abend beginnenden, endotherm verlaufenden Aufbau-Tätigkeit der Leber zusammen. Die physiologische

* Vgl. Theodor Schwenk: «Das sensible Chaos», Verlag Freies Geistesleben, Stuttgart. Schwenk weist darauf hin, daß die inneren Oberflächen bei der Wirbelbildung unendlich sind. Das Wasser wird dadurch empfindlich gemacht zur Aufnahme von Strukturen.

Schlafkurve steigt gegen 18 Uhr steil an, erreicht gegen Mitternacht eine erste Spitze, fällt dann rasch bis gegen 3 Uhr morgens ab (Beginn der Tagphase), um schließlich noch einmal ganz leicht bis gegen 7 Uhr anzusteigen. Der Wärmeorganismus unterliegt einem Tag-Nacht-Rhythmus; er erfährt hierbei zwei Umkehrungen: Zwischen 18 und 3 Uhr wird die endotherme Stoffwechsellage betont. Eine zweite Phase liegt dann etwa zwischen 7 und 15 Uhr; hier wird die exotherme Stoffwechsellage betont mit gesteigerter Wärmeabgabe im Zusammenhang mit der Nierentätigkeit. Mit der unter dem Zeichen des exothermen Substanzabbaues stehenden Nierenfunktion und der abbauenden Stoffwechseltätigkeit des Nerven-Sinnes-Systems wird das Bewußtsein aktiv (biologischer Abbau). Darauf folgt wiederum am Abend die Umkehrung der Vorgänge: Der Wärmeorganismus konzentriert sich im Splanchnicus-Gebiet, vor allem in der Leber. Es beginnt die oben angeführte vagotone Nachtphase mit einsetzender Müdigkeit und beginnendem Substanzaufbau.

Ich habe die *Entstehungsgeschichte* und die *Besonderheiten des Mistelpräparates Iscucin* im Anschluß an die Ausführungen über das Immunsystem eingefügt, weil die Mistelpräparate generell eine immunstimulierende Wirkung haben. Dies geht auch daraus hervor, daß durch Mistelinjektionen die Basis-Körpertemperatur im allgemeinen sich um einige Zehntelgrade erhöht und die Morgen- und Abendtemperatur aus einer bei einem Karzinom häufig festgestellten Starre in eine bewegliche Verlaufskurve übergeführt wird.

So kann – neben der Anregung der Zellproliferation aus dem Matrix-Grundsystem heraus – die Mistel allgemein bei Immunschwäche eingesetzt werden. Allerdings muß auf die Dosierung geachtet werden, damit nicht bei hyperergischen Erkrankungen, zum Beispiel bei der Primär Chronischen Polyarthritis, Fieberschübe hervorgerufen werden.

Von den Iscucin-Viscum-Präparaten verschiedener Wirtsbäume kommt dann vor allem *Iscucin Salicis* (Mistel von der Weide) in Frage. Grundsätzlich wird mit Stärke A begonnen (dies entspricht der Konzentration nach etwa einer D14). Die Injektionen werden am Abend gegeben, um den nach innen sich zurückziehenden Wärmeorganismus zu unterstützen.

Meine Ausführungen über die «Allergie» erschienen im Dezember 1968 in der WALA-Schriftenreihe.

Im Dezember hielt ich im Rahmen der damaligen «Arbeitsgemeinschaft Anthroposophischer Ärzte in Stuttgart» (im Saal des Eurythmeums) einen öffentlichen Vortrag über dieses Thema. Etwa vierzehn Tage danach zeigte sich bei mir eine teigige Schwellung im linken Unterbauch in Verbindung mit einer mir unbekannten Obstipation. Der untersuchende Chirurg wies mich sofort zu *Professor Fischer, Chefarzt der chirurgischen Klinik, Stuttgart-Bad Cannstatt* ein mit Verdacht auf einen Tumor. Die sehr eingehenden Untersuchungen, die ich teilweise am Bildschirm mitverfolgen konnte, ergaben eine ödematöse, submuköse Schwellung im Bereich des Sigmoids. Die histologischen Schnitte zweier Pathologischer Institute ergaben eine zu der damaligen Zeit im Colonbereich nicht bekannte Kollagenose (auf allergischer Grundlage?). Selbst Professor Fischer, der in Süddeutschland auf dem Gebiet der chirurgischen Gastroenterologie führend war, scheute bei einer ersten Laparatomie vor einer Operation des kaum abgrenzbaren, kompakten Tumors zurück (es war die linke Niere, der Harnleiter und teilweise die Harnblase mit dem «entzündlichen» Konvolut verbacken.) Es wurde lediglich ein Doppelflintausgang angelegt. Auf die dringende Bitte meiner Frau entschloß sich schließlich Professor Fischer doch noch zu einem operativen Versuch. Die Operation zog sich von morgens 8 Uhr bis nachmittags 14 Uhr hin. Mein Kollege *Dr. Olaf Tietze* bereitete mich noch am Abend vorher auf den großen Eingriff vor. Er hat der ganzen Operation beigewohnt und – wie ich später erfuhr – nach eingetretenem Atemstillstand Fischer gedrängt, die Operation zu Ende zu führen. Zur Überraschung aller Beteiligten gelang die Operation, wenn auch einige bedenkliche Komplikationen folgten. So bildete sich zum Beispiel noch im Operationsgebiet eine Blasenfistel, die sich jedoch spontan schloß. In den folgenden Jahren traf ich Professor Fischer einige Male in seinem Sprechzimmer. Wir rätselten an der Frage: Was hält – entgegen aller wissenschaftlichen Erkenntnisse und Erfahrungen, in Grenzfällen, wie wir es erlebt hatten – den «Leib-Seelen-Zusammenhang» aufrecht? – Später meinte Professor Fischer, es habe sich um einen im Dickdarmbereich ungewöhnlichen Morbus Crohn gehandelt.

Weshalb führe ich dieses biographische Ereignis so ausführlich an?

Seit meinem Studium haben wir es zunehmend mit immunologisch zu deutenden und zu behandelnden *«psychosomatischen» Erkrankungen* zu tun.

Rückblickend wurde mir bewußt, daß ich gegen Ende meiner Heidenheimer Zeit – ich hatte das fünfzigste Lebensjahr überschritten mit meinem äußeren Leben in eine Sackgasse geraten war. Ich habe auf das Motiv der Lebensenge schon hingewiesen. Diesmal allerdings ging es «aufs Ganze». Heute weiß ich, daß es eine Hauptprüfung im Leben gibt: Ob es gelingt, *Ideen zu Idealen* zu machen und diese nicht mehr aus den Augen zu verlieren, auch wenn die äußeren Lebensumstände der unmittelbaren Realisierung entgegenstehen. Die dann drohende *Resignation trennt uns von unserem Lebensplan.* Der Ariadne-Faden, die innerste Lebenslinie, ist in Gefahr abzureißen. Ich kannte damals schon *Goethes Maxime*: *«In der Idee absolut, in der Durchführung läßlich»* und sein Tugendideal der *«positiven Resignation»*. Dies alles spielte sich äußerlich und innerlich in der Zeit ab, als ich in Interlaken zum letzten Mal dem vom Tode gezeichneten *Otto Lautenbach* begegnete, den sein Schicksal von seinem Lebenswerk, der *«Aktionsgemeinschaft Soziale Marktwirtschaft»* abrief. Mein Freund *Friedrich Salzmann* beschwor damals in einem Appell an seine Freunde: *«Was wir heute am dringendsten brauchen, ist die Tugend der ‹aktiven Geduld›»*. So lernte ich am eigenen Leib diese höchste der menschlichen Tugenden verstehen; und ich begriff, warum *Goethe* seinen Faust den großen Fluch aussprechen läßt, der in den Worten gipfelt:

«Und Fluch vor allem der Geduld!»
«Weh, weh, Du hast sie zerstört, die schöne Welt.
Ein Halbgott hat sie zerschlagen.» *

Die Krankheit hatte die Lebensfesseln gesprengt. Noch zweimal geriet ich in die Hände der Chirurgen. Ich erwähnte die Begegnung mit *Professor Schempp*, den ich nach dem Krieg im Diakonissenkrankenhaus in Stuttgart besuchte. Sein Nachfolger, *Prof. Dr. med. Dieter Lorenz*, hat mir Jahre später den rechten Fuß nach einer Plantarsehnenphlegmone erhalten. Sein damaliger Stationsarzt ist das heutige Mitglied der *WALA-Stiftung, Dr. med. Wolfgang Schuster*. Daß ich dann doch noch später das rechte Bein opfern mußte, ist eine Schicksalssignatur, die zu verstehen mir auferlegt ist. Mir wurde schließlich bewußt, daß ich etwas von mir selbst hingeben mußte, um meinem Lebensideal gerecht werden zu können. So lernte ich verstehen, was Krankheit dem Menschen sagen will, wenn sie ihn an die Grenze heranführt.

Die moderne Psychosomatik sollte uns lehren, die Sprache des Schicksals zu verstehen. Ihre großen Lehrer wie *Victor von Weizsäcker*** sehen in der *Biographie einen Schlüssel zum Verständnis der Krankheit*. So möchte ich an dieser Stelle meiner Biographie drei Krankheitsereignisse schildern, die bis in die lebensbedrohlichen, pathologisch-anatomischen Veränderungen der Organe das Versagen der Lebensordnung aufzeigen.

---

* Goethe: «Faust», 1. Teil, «Chor der Geister»
** Victor von Weizsäcker: «Der Gestaltkreis», «Pathosophie», «Klinische Vorstellungen»

Colitis ulcerosa

Eine 50jährige Patientin – Inhaberin eines gutgehenden Ladengeschäftes – ist an einer bioptisch bestätigten Colitis ulcerosa erkrankt, die der üblichen immunsuppressiven Therapie trotzt. Die dann einsetzende homöopathische Behandlung: Mercurius solubilis in mittelhohen Potenzen, potenzierte Organpräparate von Colon und Thymus, Präparate wie Tormentilla und Stibium machen den Zustand erträglich, es kommt jedoch nicht zur Ausheilung.

Psychosomatischer Hintergrund:
Die Patientin ist Witwe, hat einen einzigen Sohn, der im Mittelpunkt ihres Lebens steht. Die Patientin ist tief religiös, geht jeden Morgen in die Frühmesse. Ihr Lebenswunsch besteht darin, daß ihr Sohn Priester wird. Der Sohn stellt sich diesem Wunsch hartnäckig entgegen. Die Colitis – eine Autoaggressionskrankheit – tritt in dem Augenblick auf, in dem nach bestandenem Abitur die berufliche Entscheidung getroffen werden muß. Die Erkrankung zieht sich etwa zwei Jahre hin. Ich sah die Patientin regelmäßig in der Sprechstunde. Es fiel mir schließlich auf, daß die Patientin etwa über einen Zeitraum von einem Vierteljahr nicht mehr in Behandlung kam. War sie gesund oder hatte sie den Arzt gewechselt? Bei einer zufälligen Begegnung ergab es sich, daß sich die Patientin entschuldigte, daß sie nichts mehr von sich hatte hören lassen. Sie sei völlig gesund und könne wieder alle Speisen vertragen. Wir kamen ins Gespräch. Dabei stellte sich heraus, daß ihre Gesundung in dem Augenblick eingetreten war, als der Sohn den Entschluß gefaßt hatte, Priester zu werden. Er war inzwischen auf dem Priesterseminar in Regensburg.

Ein zweiter Fall:
Eine dreißigjährige junge Frau liegt seit einem Vierteljahr in einer Stuttgarter Klinik wegen einer mit Azulfidine und Cortison nicht zu beeinflussenden Colitis ulcerosa. Die Patientin war hochgradig abgemagert und wurde seit kurzem durch Infusion ernährt, da sie auf jeden Diätversuch mit blutigen Stühlen reagierte. Der absteigende Dickdarm sollte reseziert werden. Ich sollte mich dazu äußern. Im Gespräch mit dem Ehemann erfuhr ich, daß er der einzige Sohn einer besorgten Mutter war, an der er sehr hing. Er wohnte mit seiner jungen Frau im Hause seiner Eltern. Die Ehe bestand seit zehn Jahren, trotz Kinderwunsch war sie kinderlos geblieben. Beide Eheleute wa-

ren berufstätig. Seine Mutter besorgte den Haushalt, bereitete bereits morgens das Frühstück, besorgte die Wohnung und bereitete für das Ehepaar das Abendbrot. Alle Veranstaltungen wurden gemeinsam besucht, der Urlaub gemeinsam mit der Mutter verbracht.
Medikamentös konnte ich, so lange die Patientin in der Klinik lag, nicht eingreifen. Dagegen erklärte ich dem jungen Mann zu seinem Entsetzen: «Ich sehe nur einen Weg zur Gesundung Ihrer Frau: Sie müssen sich von Ihrer Mutter trennen.» Beide, auch die Frau, lehnten diesen Gedanken als völlig abwegig ab. Als dann der Zustand immer bedrohlicher wurde und eine Resektion des absteigenden Dickdarms als letzter Ausweg bevorstand, stellte ich den Ehemann vor die Entscheidung: «Wenn Sie ernstlich wollen, daß Ihre Frau gesund wird, dann folgen Sie meinem Rat, Sie suchen sich eine Wohnung auf der anderen Seite der Stadt und beschränken den Besuch Ihrer Mutter auf ein Wochenende im Monat.» Schweren Herzens willigte der Ehemann und schließlich auch die Frau ein. Während die Patientin noch im Krankenhaus lag, ergab sich eine günstige Wohnmöglichkeit, der Umzug ging vonstatten und wir riskierten, die Frau nach Hause zu nehmen, wo sie von einer ambulanten Krankenschwester betreut wurde. Nun kommt die Überraschung: Es dauerte knapp sechs Wochen bis zur völligen Genesung. Die Patientin konnte alles essen, nahm rasch zu, erreichte nach etwa acht Wochen ihr früheres Gewicht und – was beide nicht mehr erhofft hatten – sie erwarteten ein Kind. Vierzehn Jahre später treffe ich das Ehepaar mit ihrer vierzehnjährigen Tochter zufällig und stelle die Frage: «Was meinen Sie heute? Wodurch wurde Ihre Frau gesund?» Ohne sich zu besinnen, kam die Antwort: «Weil ich mich von meiner Mutter gelöst habe!» Ich brauche den biographischen Zusammenhang nicht weiter zu deuten. Erst nach der Trennung von der Mutter konnte sich eine tragende Beziehung entwickeln.

Ein dritter Fall (Morburs Crohn):
Ein junger Mann sucht mich mit seiner Frau auf, um von mir zu erfahren, ob er sich einer zweiten Darmoperation unterziehen müsse. Man hatte ihm ein Vierteljahr vorher etwa 30 cm Dünndarm reseziert wegen Ileus-Symptomen auf der Grundlage eines Morbus Crohn (Ileitis terminalis). Der Mann war hochgradig abgemagert und wollte alles tun, um eine erneute Operation zu umgehen. Ich war selbstverständlich nicht in der Lage, die Dringlichkeit einer erneuten Operation zu beurteilen. Wir kamen ins Gespräch. Dabei stellte sich folgendes heraus: Er war gelernter Feinkostkaufmann, die Tante seiner Frau besaß ein Gemischtwarengeschäft in einer süd-

deutschen Stadt, das sie ihrer Nichte vererbt hatte, jedoch mit einer Bedingung, daß sie, solange sie das könne, im Geschäft mitarbeiten dürfe. Inzwischen hatte der junge Mann den «Tante-Emma-Laden» zum führenden Feinkost-Geschäft der Stadt umgebaut und völlig neu nach allen modernen hygienischen Gesichtspunkten eingerichtet. Die Tante war gewohnt, in dem ehemaligen kleinen Geschäft allein zu bedienen. Sie saß in ihrem Kämmerchen in Hausschuhen in gewöhnlicher Arbeitskleidung, ging nach vorne in den Laden, wenn es an der Tür läutete, griff mit den Händen ins geöffnete Heringsfaß, nahm den Käse in die Hand und schnitt Scheiben ab, packte diese in gewöhnliches Papier, das sie sich vorher zurechtgeschnitten hatte. Allein der Anblick der etwas nachlässig gekleideten Frau, die sich weigerte, ihre Haare unter einer weißen Haube verschwinden zu lassen, einen gepflegten, frischen, weißen Kittel anzuziehen löste bei dem in hygienischen Fragen überempfindlichen Patienten schließlich eine – nennen wir es «psychosomatische allergische Überreaktion» – aus. Die ehemalige Besitzerin des Geschäftes bestand hartnäckig auf ihrem Vertrag. Es kam zu den Darmsymptomen und zur Diagnose «Morbus Crohn». Der Konflikt lag zutage. Im Gespräch ergab es sich, daß – bevor es zum Ausbau des Feinkostgeschäftes gekommen war – er das Angebot bekommen hatte, die Geschäftsführung einer Großfiliale einer Kaufhauskette zu übernehmen. Er hatte dies zugunsten des eigenen Feinkostgeschäftes abgelehnt. Nun kamen wir beide auf den Gedanken, das noch bestehende Angebot anzunehmen, umzuschulen und das Geschäft seiner Frau zu verpachten. Kurze Zeit später erfuhr ich, daß er diesen Plan durchgeführt hatte. Die Darmfistel schloß sich, eine neue Operation wurde nicht mehr diskutiert, der Patient war gesund. Ein halbes Jahr später besuchte er mich in frischem, wohlgenährtem Zustand. Die ursprünglich empfohlene Therapie: Apis D30, Ileum D30 und Quarz D30 (in dieser zeitlichen Reihenfolge) konnte abgesetzt werden.

Ich füge hinzu, daß das ausgesprochene Reinlichkeits- und Reinheitsideal des Patienten ein psychosomatisches, konstitutionelles Merkmal der Nierenorganisation ist und den homöopathisch orientierten Arzt an ein spezifisches Nierenmittel, an Natrium muriaticum, Steinsalz, denken läßt.

In zunehmendem Maße haben wir es mit Autoimmunkrankheiten zu tun, die ohne Berücksichtigung des psychosomatischen Zusammenhanges und des biographischen Hintergrundes mit immunsuppressiven Medikamenten nicht zu heilen sind. Auch die in den oben genannten Fällen nur angedeutete Therapie mit potenzierten Heilmitteln ist dann erfolgreich, wenn es gelingt, den biographischen Hintergrund und die Lebenssituation des Kranken in das Krankheitsverständnis miteinzubeziehen. Was zu meiner Studienzeit nicht gelehrt wurde, gehört heute zum ärztlichen Alltag. Wir sprechen von einer immunologischen Thyreoiditis, Encephalitis disseminata (Multiple Sklerose), Dermatomyositis, Sklerodermie, Lupus erythematodes visceralis, Lungenfibrose und den Kollagenosen, das heißt den immunologischen Bindegewebserkrankungen bis hin zur Primär Chronischen Polyarthritis.

Es genügt nicht, für die Überreaktion des Immunsystems die toxische Umweltbelastung über die Atmungsluft, die Belastung des gesamten Stoffwechsels über dem Lebensorganismus, fremde synthetische Stoffe, Konservierungsmittel, synthetische Arzneimittel und die Belastung des Trinkwassers alleine verantwortlich zu machen. Eine ebenso gewichtige Bedeutung kommt der psychischen Belastung durch Überreizung der Sinne und der Überinformation zu. Das eigene Bewußtsein vermag die Flut der Eindrücke nicht zu «verdauen», das heißt sie dem Sinngehalt des eigenen Weltbildes einzuordnen. Sie bleiben dem Organismus fremd und wirken als «immunologische Antigene».

Ich muß es mir versagen, auf die zentrale Bedeutung des Immunsystems für die Gesundheit des Gesamtorganismus näher einzugehen. Wir sprechen heute in der Gewebelehre und der Embryologie von der sogenannten «extrazellulären Matrix», dem Grund- oder Muttersystem, das den ganzen Organismus, sämtliche Organe durchzieht und vereinheitlicht. Es ist der Träger der Korrelation der Organe, der Bewahrung der Eigengestalt, der Regeneration und schließlich der menschlichen Gesundheit.

So können wir von einer Stufenfolge der Überempfindlichkeitsreaktionen sprechen: von der *Allergie*, die stofflich oder psychisch ausgelöst werden kann. Dazu gehört der gesamte rheumatische Formenkreis, die Ekzeme, die Neurodermitis, die Asthma-Formen, Überempfindlichkeitsreaktionen im Magen-Darm-Bereich bis hin zu den Frühjahrs- und Herbst«-Allergien», den Magen- und Duodenalgeschwüren und Herpesformen. Eine zweite Stufe bezieht sich auf die bereits geschilderten immunologischen oder Autoaggressionserkrankungen: Das Immunsystem reagiert entzündlich auf eigene Organe (siehe die genannten Beispiele). Die dritte und bedrohlichste Form des «allergischen Geschehens» ist das seit den achtziger Jahren sich zunächst im Westen, dann aber auch auf den übrigen Kontinenten ausbreitende sogenannte Immunschwäche-Syndrom, das «acquired immune deficiency syndrom» (AIDS). Man spricht mit Recht von der «erworbenen Immunschwäche». Wodurch erworben? Die derzeitige Theorie spricht von einer Virus-(HIV) Infektion, die über die Zerstörung der thymusgereiften T-Lymphozyten das eigene Immunsystem als Antigene angreift. Es kommt zu synzytialen Komplexen, die aus dem «Bindegewebsplasmodium» des Lymphknotenretikulums sich ablösen. Es kommt schließlich zu einer extremen Reduzierung der sogenannten T4-Lymphozyten, später auch der B-Lymphozyten.

Worum handelt es sich? Das Lymphsystem und die Lymphozyten im Blut sind Ausdruck und Träger der ätherischen und Lebensorganisation im Menschen. Sie haben im Unterschied zu den sogenannten Myelozyten, die sich amöboid durch das Gewebe bewegen können, «pflanzlichen» Charakter. Sie überwiegen im Blut des Neugeborenen und des Kindesalters. Das primäre Immunsystem ist ein einheitliches, flüssig-plasmatisches Organ. Die eigenen Lymphozyten werden zu Antigenen und greifen das primäre Immunsystem an. Die zelluläre Entartung des Lymphsystems, das Auftreten von Lymphomen und das Kaposi-Sarkom als Wucherung der Kapillarendothelien, die dem Matrix-System nahestehen, bedeuten das Ende des Grund- oder Matrix-Systemes selbst. Damit wird im Wärmeorganismus als dem Träger der menschlichen Entelechie die Grundlage entzogen. Der Leser wird sich fragen, wie es zu dieser Selbstzerstörung in unserer Zeit kommt. Ich sehe in dem sogenannten HIV-Virus, das als Auslöser der Selbstzerstörung des Immunsystems gilt, eine Begleiterscheinung, die auf den Zerfall der Kernsubstanzen im Matrix-System selbst zurückgeht. Viren sind keine selbständigen Lebewesen wie Bakterien oder Protozoen als Einzeller. Sie haben keinen Kern, sondern bestehen selbst aus Kernmaterial und sind das Ergebnis des Kernzerfalls. Daher umgekehrt ihre Affinität zu den Zellkernen (siehe *Michael G. Koch:* «AIDS – vom Molekül zur Pandemie», Spektrum der Wissenschaft, 1987, und *Dr. med. Ruth Jensen:* «Umweltschaden AIDS»? Hintergründe einer biologischen Katastrophe, Zytglogge Verlag 1993).

Eine Überwindung und mögliche Heilung des Immunschwäche-Syndroms wird deshalb nur möglich sein, wenn der Betroffene, vielfach passiv Infizierte (siehe Infektion durch Faktor 8, Blutübertragung bei Hämophilie) sich entschließt zu einer umfassenden Lebensordnung. *Der Mensch braucht Ziele und eine geistige Orientierung in seinem Leben.* Ohne eine Lebensanschauung, in welcher der Mensch selbst seinen geistigen Ort findet, werden die genannten Stufen der allergischen Überreaktionen auf der einen Seite und das Versagen des Immunsystems weiter zunehmen.*

---

* Siehe H.-H. Vogel: «Das Immunsystem und die Erhaltung der Gestalt – ein Beitrag zum Verständnis der Immunschwäche» in: «Beiträge zu einer medizinischen Menschenkunde, Band 2, Haug Verlag, Heidelberg

Rückblick und Erinnerung – Ausblick

Mit dem siebten Dezennium wird – nach Proklos – der achte Lebenskreis, der Bereich des Kronos, erreicht. Es ist die Zeit der Lebensüberschau mit der Frage – die wir zu Anfang gestellt haben – nach dem Ariadne-Faden des Lebens: Welche Ereignisse sind passager und lösen sich in der Erinnerung auf, was bleibt als unzerstörbarer Kern, als Keim für die Zukunft zurück? Damit richtet sich der Blick von der Vergangenheit auf die Zukunft. Die im Leben offen gebliebenen Fragen finden teilweise ihre Beantwortung: Als ich nach dem Krieg in Stuttgart in der Ameisenbergstraße die alten Eltern des Ordonanzoffiziers im Bataillonsstab meiner ersten Infanteriedivision in Frankreich, *Leutnant Klemm,* besuchte, erfuhr ich vom Untergang des gesamten Bataillonsstabes auf dem Rückmarsch aus dem Raum Tula im Winter 1941 auf 1942. Das Bataillon bildete die Nachhut. Der Stab, *Hauptmann von Ausin*, der Adjutant, der Ordonanzoffizier, die beiden Ärzte wurden in einem tief verschneiten Dorf von einem russischen Verband auf Skiern in einer Nacht überwältigt. Ein Meldegänger, der dem Stab zugeteilt war, konnte sich in der Dunkelheit retten. Er hatte den Krieg überstanden und berichtete den Eltern Klemm später vom Tode ihres Sohnes. Meinen zweiten Arzt und Nachfolger hat im Bataillon von Ausin dasselbe Schicksal ereilt.

Fünf Jahre später las ich in der Frankfurter Allgemeinen Zeitung unter der Überschrift «Bonner Köpfe» von einem *Dr. Arthur Rathke*, Sprecher der CDU in der Regierung Adenauer. Konnte es sich um «meinen» Arthur Rathke aus den letzten Kriegstagen handeln? Ich las den Text; es bestand kein Zweifel, der Bericht bezog sich auf meinen Kollegen. Ich stellte die Beziehung zu Rathke her und besuchte ihn anläßlich einer Vortragsreise in Kiel, wo er inzwischen Staatssekretär in der CDU-regierten Kieler Landesregierung geworden war. Da erfuhr ich vom Untergang der zweiten Abteilung des Panzerregimentes 35, von dem ich mich an der Weichselmündung verabschiedet hatte. Die Abteilung war von Hela zwei Nächte später mit einem mit Flüchtlingen überladenen Schiff in Richtung Westen losgefahren und auf hoher See in der Nacht von einem russischen Unterseeboot versenkt worden. Von der Abteilung wurde nur ein Panzerkommandant gerettet. Wir erinnerten uns beide an den Augenblick, als wir mit den Landungspionieren unterwegs waren und uns die Frage vorlegten: «Was bedeutet es, daß das Schicksal uns gegenüber den in der Danziger Bucht Zurück-

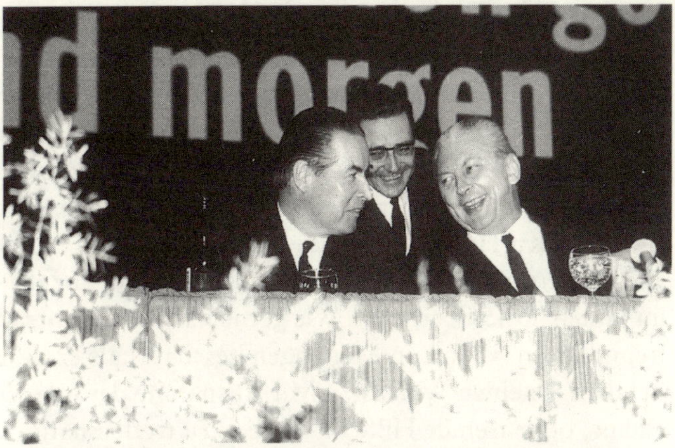

124. Dr. med. Arthur Rathke, Regierungssprecher der CDU, zusammen mit Bundeskanzler Kiesinger und Außenminister Schröder

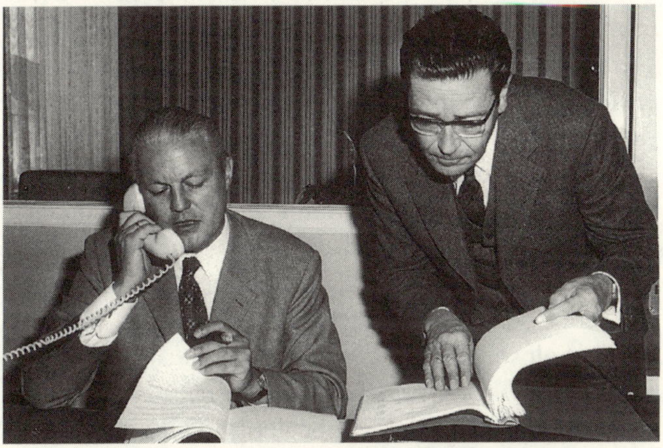

125. Dr. med. Arthur Rathke (rechts), Staatssekretär Gerhard Stoltenberg, Landesregierung Schleswig-Holstein, Kiel

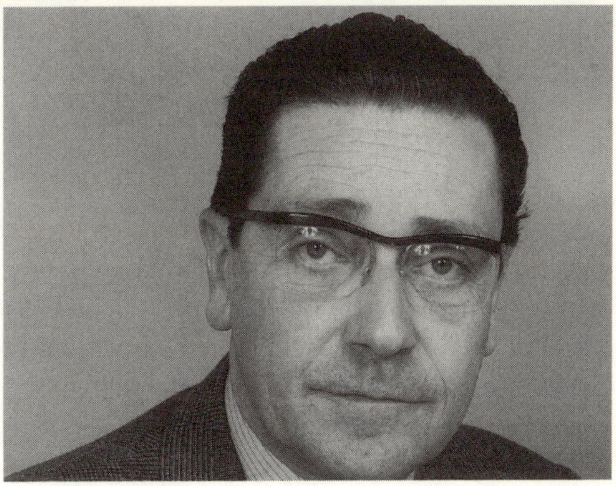

126. Dr. med. Arthur Rathke, Kiel

gebliebenen bevorzugt hat? Was wird von uns erwartet? Wie Schuppen fiel es mir von den Augen, als mir meine rätselhafte gehobene Stimmung beim Abschied von Hauptmann *Küsbert* und den Offizierskameraden der Abteilung wieder ins Bewußtsein kam. Welche Regie hat da gewaltet und warum mußte ich das Angebot des mir wohlwollenden Oberfeldarztes in Einbeck ablehnen? Damals war es die innere, fast hörbare Stimme, die es mir auferlegt hatte, dem Ruf nach Kurland (Danzig) zu folgen. Dieser innere «Befehl» war stärker als alle vordergründigen Bedenken, die mich kurz vor der Einschiffung in Stettin im Januar 1945 überfielen. Wie gerne hätte ich nachträglich hinter die Stirn des freundlichen Majors in Meiningen geschaut, als er die Frage an mich richtete: «Haben Sie einen Wunsch?» Mit Ausnahme der inneren Entscheidung, die ich alleine, ohne fremde Hilfe in Einbeck zu treffen hatte, kamen die wesentlichen Weichenstellungen «von außen», von anderen Menschen. Sie waren gleichsam Instrumente der Ausführung des Lebensplanes.

Indem ich dies niederschreibe, taucht in mir das Bild eines Orchesters auf mit den verschiedenen Stimmen (Instrumenten), mit den Ersten und Zweiten Konzertmeistern jeder Stimme und der Partitur, zu deren symphonischer Wiedergabe das Gesamtorchester vom Dirigenten aufgerufen wird. Zum Gelingen der Symphonie trägt jede Stimme bei. Wenn ich dieses Bild der Partitur des Lebens zugrunde lege, bin ich selbst eine mitmusizierende Stimme im Orchester. Es mag dann sein, daß sich einmal das Geigen-, das Cello-, das Klarinettensolo aus dem Chor des Orchesters heraushebt. Alle anderen begleiten und untermalen die Solostimme. Was möchte ich mit diesem Vergleich sagen? *Die Partitur der Biographie geht über die «Eigenstimme», das Eigenerleben weit hinaus.* Wir sind uns lediglich nicht bewußt, in welchem Geflecht von Schicksalsfäden wir uns bewegen, daß unser Lebensfaden mit den Lebensfäden anderer aufs innigste verwoben ist. Welches Muster, welche Farbe wir zu dem dabei entstehenden Gewand beitragen, ist unser Anteil.

So geht der Blick zu den Begegnungen, zu den Eltern, der Familie, den Geschwistern, zu den Mitschülern, Freunden und den gewichtigen, folgenreichen Beziehungen des späteren Lebens.

Es kann zu einer Übung werden, sich über die Bedeutung der menschlichen Begegnungen und Beziehungen Rechenschaft abzulegen, wie es *Goethe* im Vorwort zu seiner Biographie schreibt, welche Umstände, die immer mit Menschen zusammenhängen, uns ‹gefördert› – oder ‹behindert› haben. Es kann dann beim Gedenken an die Vielfalt der menschlichen Begegnungen in uns das Gefühl der Dankbarkeit entstehen, daß wir teilhaben durften am Leben anderer. Bei einer solchen Besinnung kann sich eine Art «Rangordnung», eine Gewichtung der

Beziehungen ergeben: von passageren Begegnungen, die keine Spuren im eigenen Schicksalsgang hinterlassen bis zu tiefgreifenden, das gesamte Lebensgefüge erschütternden Begegnungen. Ich habe versucht, den aufeinanderfolgenden Lebensabschnitten die «sieben Lebensstufen», wie sie von *Proklos* überliefert sind, zugrunde zu legen.

Die Beziehungen des Kindes im *ersten Jahrsiebt* sind *menschlich-allgemein*, das Individuelle bleibt verborgen. Schicksalbildend ist der Erbstrom, das elterliche und familiäre Milieu, die miterlebte Umwelt, die in die unbewußten Gewohnheiten übergeht, die Sprache, die Landschaft. Das Kind ist ganz Wahrnehmungs- und Sinneswesen. Vom ersten Lebensjahr spricht der Anthropologe *Adolf Portmann* vom «sozialen Uterus».

Im *zweiten Jahrsiebt* kommt zu den «schicksalbildenden» Einflüssen des ersten Jahrsiebtes die *erwachende Intelligenz*, der Einfluß des über die Sprache vermittelten Sinngehaltes der Umwelt, die Aufmerksamkeit wird in bestimmte Richtungen gelenkt, Interessen werden geweckt. Es ist die von *Proklos* dem *Hermes* zugeordnete zweite Lebensphase, das zweite Jahrsiebt. Den Kinderfreundschaften, der Kameradschaft liegen die gleichen oder doch weitgehend übereinstimmenden Lebensgewohnheiten, Neigungen und Interessen zugrunde.

Im *dritten Jahrsiebt*, das Proklos der *Herrschaft der Aphrodite* unterwirft, *individualisiert sich das Seelenleben.* Die eigenen Stimmungen, Sympathien, Antipathien treten in den Vordergrund und bestimmen die Beziehungen zur mitmenschlichen Umwelt. Erste Konflikte mit den nachgeahmten und überkommenen Lebensgewohnheiten treten zutage. Man kann die Frage stellen, ob sie schon auf einen eigenen, individuell bestimmten Schicksalsgang hinweisen. Es mag dies in besonderen Fällen der Fall sein, im allgemeinen wird jedoch auch im dritten Lebensabschnitt (zwischen dem 15. und 21. Lebensjahr) die unmittelbare menschliche Umgebung, Nachbarschaft, Verwandte und Schule weiterhin lebensbestimmend sein. Hinzu treten in dieser Phase Erwachsene, Lehrer, herausragende Persönlichkeiten, die sich der junge Mensch zum Vorbild wählt. Das Gefühl der Ehrfurcht wird dann erstmals zur individuellen, das Schicksal beeinflussenden Begegnung. Die Jugendfreundschaften bleiben meist unverbindlich, neutral, kameradschaftlich. Sie gehen nicht in die Tiefe. Es stellt sich die Frage, ob die oft wertvollen Jugendfreundschaften ausklingende Erinnerungen sind oder die Keime und Anfänge künftiger tragender Beziehungen.

Im allgemeinen brechen diese Beziehungen mit dem Eintritt in das *vierte Jahrsiebt* ab. In der nun folgenden *Sonnenphase* nach Proklos öffnet sich die Vergangenheit. Das gegenwärtige, unmittelbar erlebte Leben übernimmt die

Führung. *Die Persönlichkeit bahnt sich ihren Weg.* Jetzt werden die Beziehungen ernster und verbindlicher. Das Problem der persönlichen *Verantwortung* für eingegangene Beziehungen und das Gewissen werden unüberhörbar. Zugleich führt das Maß der freien Begegnungen zu ersten Höhe-Erlebnissen, aber auch zu Irrtümern und Enttäuschungen. Wie werden diese in den noch unbestimmten Lebensgang eingeordnet? Das Gefühl der Mitverantwortung für den Anderen erwacht. Zunehmend wird der Mensch in den nächsten drei Heptaden zum Mitgestalter seines Schicksals.

Über die auserwählten Vorbilder hinaus werden Begegnungen zu herausragenden Persönlichkeiten schicksalsbestimmend. Das können weiterhin erfahrene Lehrer sein oder im Leben gereifte Menschen, zu denen sich ein Lehrer-Schüler-Verhältnis entwickelt. So war während meiner Münchner Studienzeit meine Beziehung zu *Dr. Stiehler* wie die eines Sohnes zu seinem Vater. Eine ähnliche väterliche Beziehung empfand ich nach dem Krieg in meiner Höllriegelskreuther Zeit zu *Dr. Rudolf Hauschka.* Er sprach mich auch stets mit dem Vornamen, allerdings per «Sie» an. Genau besehen, war auch mein Verhältnis zu dem ältesten unserer Geschwisterschar, zu meinem *Bruder Diether*, ein väterlich-brüderliches Verhältnis. Ihm verdanke ich – wie ich das schon ausführte – wesentliche Einsichten in das Zeitgeschehen.

Damit habe ich Lebensbegegnungen geschildert, die auf eine nächste Stufe der Schicksalsbildung hinüberführen: auf die *Stufe freier geistiger Begegnungen.* Heute darf ich im Rückblick sagen, daß *vor* Durchschreiten der von Proklos so genannten *drei Sonnenphasen* (viertes, fünftes und sechstes Jahrsiebt) diese höchste Stufe menschlicher Begegnungen nicht erreicht wird. Erst in der *«Jupiter-Phase»* hat sich der Geist ein Seelenterrain zubereitet, um den nächsten Schritt zu vollziehen: den Schritt in eine Gemeinschaftsform, die man *«Bruderschaft»* nennen könnte.

Goethe hat in seinem Roman *«Wilhelm Meister»* von einer solchen Bruderschaft: der *«Gesellschaft vom Turm»* gesprochen. Er schildert dort Menschen, die nicht durch ihre soziale oder bürgerliche Herkunft gleichsam berechtigt sind, in einer bestimmten gesellschaftlichen Schicht eine Rolle zu spielen, sondern man wird *als neu Hinzutretender als geistverwandt erkannt.* Die Bruderschaft kennt keine äußere Organisation, keine Mitgliedschaft, sondern nur die *Übereinstimmung in den geistigen Zielen.*

Freie Begegnungen sind selten im Leben. Sie zeichnen sich dadurch aus, daß es keine äußeren Konflikte, keine Enttäuschungen, keine Vorwürfe, keine Schulden gibt. Selbst bei einer Wiederbegegnung erst nach Jahren wird dort angeknüpft, wovon bei der letzten Begegnung die Rede war. Ich selbst möchte Persönlichkeiten wie *Friedrich Salzmann, Otto Lautenbach, Werner Schmid* und – trotz der engen familiären Beziehung – *Diether Vogel* dazu rechnen. Die innere Übereinstimmung war in jedem Fall von der ersten Begegnung an eine spontane und hat über Jahre an Intensität nicht verloren. Zwei Persönlichkeiten aus meiner Heidenheimer Zeit möchte ich noch zu dieser «Bruderschaft» zählen: *Walter Zellmer* und *Berthold Wulf*. Mit tiefer Dankbarkeit gedenke ich dieser Begegnungen und auch an *Heinz-Peter Neumann* und *Fritz Penserot*.

Wenn davon gesprochen wurde, daß nach Durchschreiten der Sonnenphase des Lebens freie geistige Begegnungen des Lebens möglich sind und der Mensch beginnt, selbst Mitgestalter seines Schicksals zu werden, so möchte ich von einer Voraussetzung sprechen, die zu den Grundbedingungen freier Lebensgestaltung gehört: die *Motivforschung,* das heißt *die Gewissensfrage*: Warum habe ich diese und nicht eine andere Entscheidung getroffen. Dies kann sich auf gewichtige und weniger bedeutende Lebensschritte beziehen. Es ist eine Übung, die nicht in jedem Fall das wahre Motiv aufdeckt, jedoch allein die Bemühung, nach den Beweggründen zu fragen, legt den Weg zur innersten Gewissensbildung frei; denn was heißt «Gewissen»? Mit Sicherheit ist es nicht mein Wunsch- und Erfolgsstreben, das meine Entscheidung bestimmt. Ich erinnere an die Stimme in Einbeck, die mich geradezu genötigt hat, eine Entscheidung *gegen* alle äußere Vernunft zu treffen. Wem begegnen wir in diesem Augenblick? Das ist die wesentliche Frage. Ihr darf nicht ausgewichen werden, auch wenn es nur gelingt, im Ablauf dieser Motivforschung alle oberflächlichen Beweggründe auf die Seite zu räumen: Gefühle, Stimmungen, Neigungen, Hoffnungen, Verlockungen. Alle Emotionen bleiben dabei auf der Strecke. Es kann sein, daß man dann mit leeren Händen dasteht. Immerhin offenbart unsere Hilflosigkeit, daß unsere eigene Planung, unsere Absichten und Ziele noch nicht auf dem Hintergrund unserer Lebenspartitur überprüft wurden. Wir nähern uns jedoch bei diesem Vorgang unserer bis dahin noch immer verschleierten Lebensmotivation. Schuldig werden wir dann, wenn wir die Mitbetroffenen unserer Entscheidungen nicht in die Gewissenserforschung einbeziehen.

Motivforschung

Zur Gewissens- und Motivforschung ist von *Sokrates* (Platons «Phaidros») folgendes überliefert: Es ist die Rede von einer dreifachen Prüfung einer Mitteilung – gleichsam *nach den Seelenkräften Denken, Fühlen und Wollen.*

Zu Sokrates kam einmal ein Mann und sagte: «Du, höre, ich muß Dir etwas Wichtiges über Deinen Freund erzählen!»
«Warte ein bißchen», unterbrach ihn der Weise: «Hast Du, was Du mir erzählen willst, durch die drei Siebe hindurchgehen lassen?»
«Welche drei Siebe?»
«So höre gut zu», sagte Sokrates. «Das erste ist das Sieb der Wahrheit. Bist Du überzeugt, daß alles, was Du mir sagen willst, wahr ist?»
Der andere meinte: «Das nicht, ich habe es nur von anderen gehört.»
«Aber dann hast Du es wohl durch das zweite Sieb hindurchgehen lassen?» fuhr Sokrates fort. «Es ist das Sieb der Güte.»
Der Mann errötete und antwortet: «Ich muß gestehen, nein.»
«Und hast Du an das dritte gedacht und Dich gefragt, ob es nützlich sei, mir das von meinem Freund zu erzählen?»
«Nützlich? Eigentlich nicht.»
«Siehst Du», versetzte der Weise, «wenn das, was Du mir erzählen willst, weder wahr noch nützlich ist, behalte es lieber für Dich.»

Wir stehen damit vor der Frage: Gibt es überhaupt eine freie Entscheidung? Ich helfe mir bei dieser Frage mit dem *Johannes-Evangelium: «Wenn ihr in meinem Worte bleibt, so seid ihr in Wahrheit meine Jünger und werdet die Wahrheit erkennen, und die Wahrheit wird euch frei machen.»* Da antworteten sie ihm: «Wir sind Abrahams Nachkommenschaft und haben noch niemandem als Knecht gedient. Wie kannst Du sagen: 'Ihr werdet frei werden'? *Jesus* antwortete ihnen und sprach: *«Wahrlich, wahrlich, ich sage euch: Ein jeder, der Sünde tut, ist ein Knecht der Sünde. Der Knecht aber bleibt nicht für immer im Hause, der Sohn dagegen bleibt für immer darin. Wenn also der Sohn euch frei gemacht hat, dann seid ihr wirklich frei.»* *

Die Thematik, bei der wir nunmehr angelangt sind, läßt die Frage noch offen, woher wir die Kraft beziehen bei der Ergründung unserer Lebensmotivationen, auf die äußeren bestimmenden Umstände zu verzichten, ja, sie sogar als falsche Beweggründe zu entlarven. Dazu muß ich etwas weiter ausholen und ein Gespräch wiedergeben, das mich tief beeindruckt hat. Zehn Jahre nach Ende des letzten Krieges lernte ich *Helmut Leutelt* kennen und seinen Bericht über zehn Jahre russisch-sibirischer Gefangenschaft: *«Menschen in Menschen-*

---

* Johannes 8,31-36; Bibelübersetzung nach Dr. H. Menge, Privilegierte Württembergische Bibelanstalt, 15. Auflage

hand». Der Kern dieser Schrift (worüber wir dann auch sprachen) war ein Gespräch, das er bald nach seiner Gefangennahme mit einem älteren russischen mitgefangenen Arzt in einem der berüchtigten Lager im Norden Sibiriens führte. Leutelt war – wie seine Mitgefangenen – verzweifelt, und drohte innerlich aufzugeben. Da sagte ihm der russische Arzt: «Lieber Helmut, wenn Du Deine Familie wiedersehen willst, hast Du *nur eine Chance*: Wenn Du den Entschluß faßt, *Dich jeden Tag von neuem auf irgend etwas zu freuen*: auf ein frisches Gras, eine Blume, ein Lächeln eines Mitgefangenen, den Sonnenaufgang, die Wärme und was es sonst an kleinen positiven Dingen noch gibt. Leutelt erklärte mir dann, daß er sich diesen Rat zu Herzen genommen und Tag für Tag versucht hat, sich über etwas zu freuen. Er habe ein volles Jahr gebraucht, bis ihm dies gelungen sei. Danach sei er heiter, froh und hoffnungsvoll gestimmt gewesen. Seine innere Kraft wuchs, er konnte seine Mitgefangenen trösten, aufmuntern und ihnen helfen durchzuhalten. *«Menschen in Menschenhand»* ist eines der erschütterndsten menschlichen Dokumente. *

Wenn ich von Bruderschaft spreche, so denke ich an Persönlichkeiten wie den Pädagogen und Schweizer Politiker und Nationalrat *Werner Schmid* †, an *Friedrich Salzmann* †, Redaktor der Wochenzeitung «Freies Volk» und politischer Kommentator am Radio Beromünster mit den grundlegenden Schriften: *«Bürger für die Gesetze»; «Jenseits von Angebot und Nachfrage»* und *«Mit der Freiheit leben»*; dann an *Fritz Schwarz* †, Pädagoge, Politiker, Großrat in Bern, ein Bauernsohn aus dem Emmental, mit dem geschichtlichen Werk: *«Segen und Fluch des Geldes in der Geschichte der Völker»*; an *Hans Hoffmann*, Bern, *Fritz Penserot*, Kirn/Nahe, *Heinz Peter Neumann* †, Berlin; *Dr. Ernst Winkler*, München, *Walter Zellmer*, Heidenheim, *Berthold Wulf*, Zürich, *Otto Lautenbach* †; *Paul Heinrich Diehl* † und meine *Brüder Lothar und Diether Vogel* †. Während ich die Namen niederschreibe, werde ich mir bewußt, wie stark die Beziehungen in die Schweiz gehen. Vor allem die Schweizer «Brüder» sind wahre Zeitgenossen, sie denken weltweit und europäisch. Vielleicht gerade deshalb, weil ihre Vorfahren die volkstumsmäßige und politische Unabhängigkeit der Eidgenossenschaft schon im Mittelalter erfolgreich gegen einen Zentralismus verteidigt haben. So im Kampf gegen *Karl den Kühnen von Burgund* in der Schlacht bei Murten (Winkelried), 1476, und die endgültige Behauptung ihrer Freiheit in der Schlacht auf dem Bluthügel bei Dornach 1499 gegen *Kaiser Maximilian*.

* Helmut Leutelt: «Menschen in Menschenhand», Bericht aus Sibirien, Paul List-Verlag München, 1958

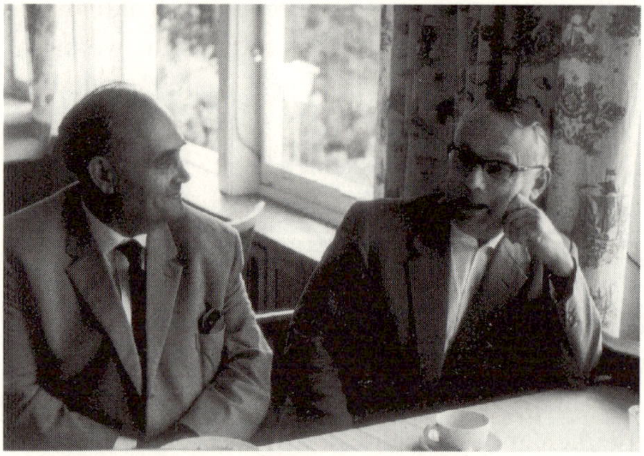

127. Diether Vogel und Fritz Penserot

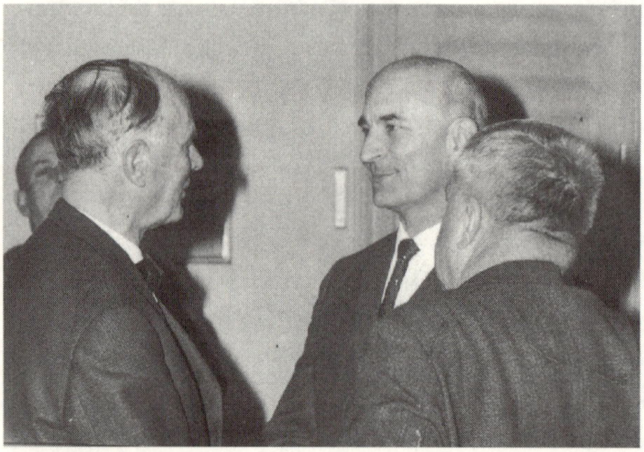

128. Werner Schmid, Zürich, Hans Hoffmann, Bern, Fritz Schwarz, Bern

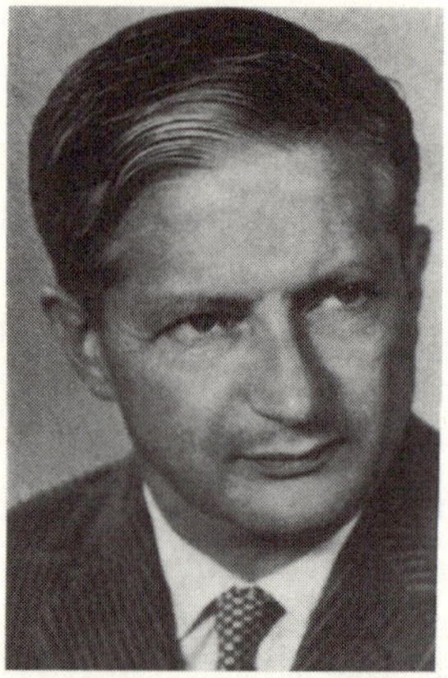

129. Friedrich Salzmann

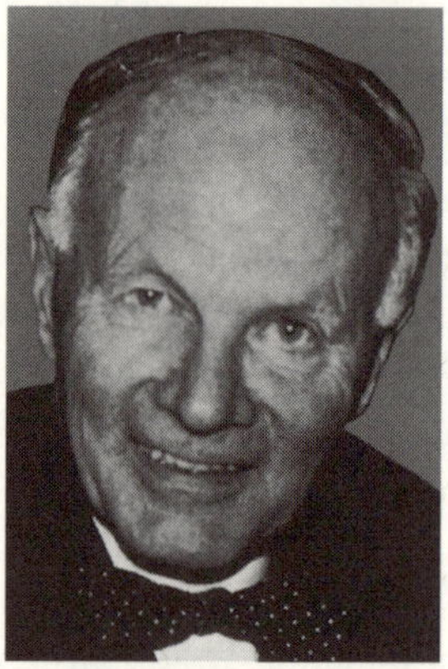

130. Werner Schmid

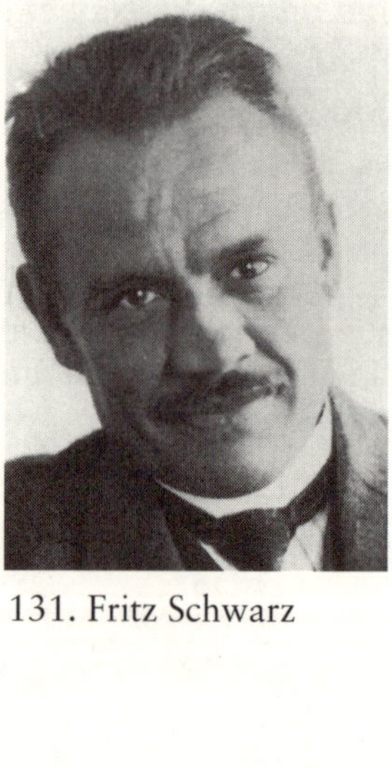

131. Fritz Schwarz

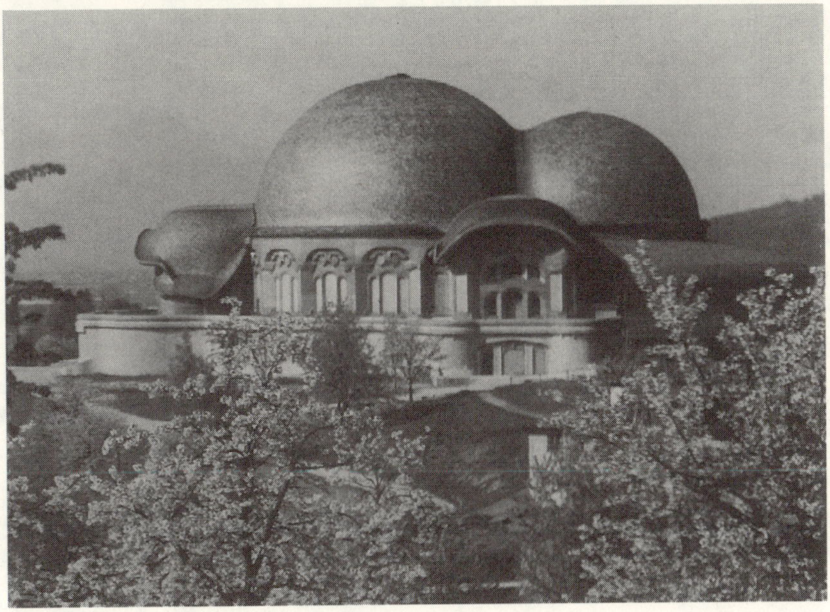

132. Erstes Goetheanum in Dornach/Schweiz

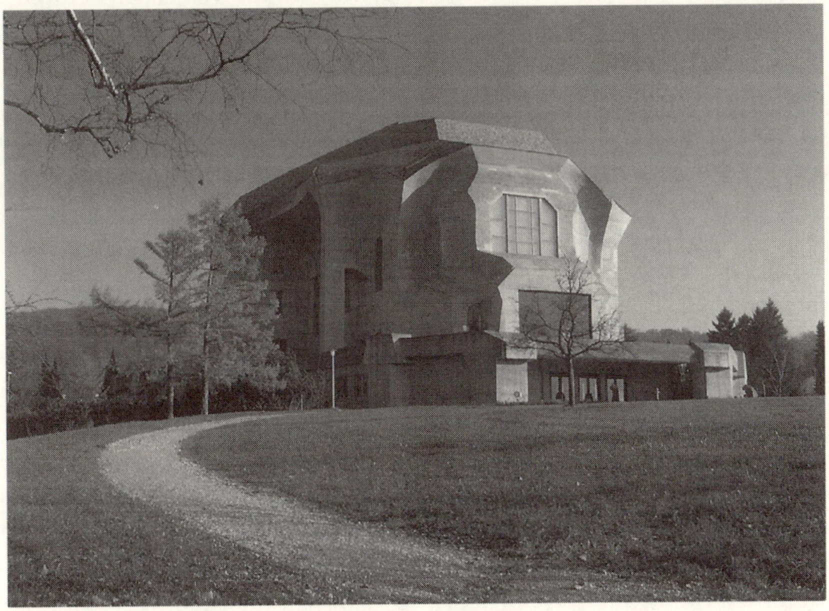

133. Zweites Goetheanum in Dornach/Schweiz

Ist es nicht eine historische Signatur, daß auf dem *«Dornacher Bluthügel»* heute das Goetheanum steht? Es sollte ein Vorbild werden für eine *«Freie Hochschule für Geisteswissenschaft»*.

Heute wehrt sich wiederum die *Schweiz* gegen ein übermächtiges, zentralistisches Europa. Die Eidgenossen fürchten mit Recht einen *europäischen Überstaat*. Was sie den Völkern Europas vorgelebt haben: das Zusammenleben verschiedener Völkerschaften, Franzosen, Italiener, Deutsche, Rätoromanen, sollte in einem ähnlichen «europäischen Staatenbund» möglich sein. Gegen den «Kantönligeist» gerichtet, erfand einer der Schweizer Freunde die entzückende Geschichte von dem Religionslehrer, der seine achtjährigen Kinder fragt: «Sagt mir, liebe Kinder, welches ist der erste Mensch gsi?» Darauf Karli: «Der erste Mensch, Herr Lehrer, ischt der Wilhelm Tell gsi.» Darauf der Lehrer: «Aber Karli, das ischt doch nicht der erste Mensch. Loset mol, was ich sag: Der erste Mensch ischt der Adam gsi, vastosch Karli?» Darauf Karli: «Jo, Herr Lehrer, wenn Sie die chaibe Usländer a mitrechnet.»

Für ein *«Vereinigtes Europa»* ist die Ordnungsidee der *«Dreigliederung des sozialen Organismus»* in unserem Jahrhundert überfällig. Das traditionelle Rechtsleben eines Landes und auch die rechtliche Zugehörigkeit zu einem der traditionellen Staaten sollte bestehen bleiben und sich selbständig weiterentwicklen. Jedoch ist es dringend notwendig, daß sich die Menschen in ihren wirtschaftlichen und kulturellen Initiativen frei über die Grenzen hinweg in einem gemeinsamen Lebensraum entfalten können. Die kulturellen und wirtschaftlichen staatlichen Hoheitsrechte der traditionellen Staaten müssen an die Menschen selbst abgegeben werden. Die jetzt bestehenden Schwierigkeiten, ein gemeinsames Europa zu schaffen, hängen damit zusammen, daß die traditionellen Staaten auf ihre Hoheitsrechte auf kulturellem und wirtschaftlichem Gebiet nicht verzichten wollen. Dies hängt nicht zuletzt damit zusammen, daß der Staat nicht nur Eingriffsrechte, vor allem in das Schul- und Hochschulwesen beansprucht, sondern auch durch die geschaffenen staatlichen Institutionen und die davon abhängige privilegierte Beamtenschaft diese Position in den Parlamenten aufs äußerste verteidigt. Dazu trägt auch bei, daß die Parlamente bis zu sechzig Prozent von Beamten und Verbandsfunktionären besetzt sind. *Sie* machen die Gesetze. Es besteht *keine wirkliche Gewaltenteilung zwischen gesetzgebender* Körperschaft (Parlament) *und der Exekutive* (Regierung). Die jeweiligen Regierungen in den westlichen Demokratien sind, genau besehen, Ausschüsse der parlamentarischen Mehrheit.

Wenn ich die ordnungspolitischen Verhältnisse unseres Jahrhunderts und die in Gang befindlichen europäischen Einigungsbestrebungen so ausführlich schildere, möchte ich damit zum Ausdruck bringen, daß die zeitgemäßen Formen des sozialen Lebens gegenüber der Persönlichkeitsentwicklung der Menschen unserer Zeit nachhinken. *Überalterte Rechts- und Sozialstrukturen verhindern* bis in die Gegenwart *die Befreiung der Menschen aus der Vormundschaft alter und ältester Herrschaftsformen.* Was im Inneren der Menschen sich abspielt: die Befreiung von Emotionen, die Hinwendung zur Selbstverantwortung und zu eigenen Zielsetzungen bedarf dringend der Ergänzung durch *die Öffnung der sozialen Verhältnisse für den Menschen.*

Ich beschließe die *Rückschau* auf die bis heute abgelaufene Spule des Ariadne-Fadens und richte den Blick auf die Zukunft: Was steht der Menschheit bevor, was erwartet unsere Enkel? Sind sie gewappnet, die kommenden Prüfungen zu bestehen? Hat unsere Generation das, was uns an Einsichten anvertraut wurde, zu Taten werden lassen? Haben wir alles getan, was uns an Chancen geboten wurde? Ich wage es nicht, darauf zu antworten. Was haben wir bewegt? Ob die hie und da ausgestreuten Samen Wurzeln schlagen und einmal aufgehen werden? Wer vermag dies zu sagen? Wenn ich daraufhin eine Erwartung ausspreche, so die, daß der Leser dieser Niederschrift angeregt werden möge, ebenfalls den Ariadne-Faden zu suchen, der ihn aus dem Labyrinth des Lebens herausführt, und daß in ihm die Hoffnung geweckt wird, nicht nachzulassen, den Weg ins Freie zu suchen.

Symbolum

Des Maurers Wandeln,
Es gleicht dem Leben,
Und sein Bestreben,
Es gleicht dem Handeln
Der Menschen auf Erden.

Die Zukunft decket
Schmerzen und Glücke.
Schrittweis dem Blicke,
Doch ungeschrecket
Dringen wir vorwärts.

Und schwer und ferne
Hängt eine Hülle
Mit Ehrfurcht. Stille
Ruhn oben die Sterne
Und unten die Gräber.

Betracht sie genauer
Und siehe, so melden
Im Busen der Helden
Sich wandelnde Schauer
Und ernste Gefühle.

Doch rufen von drüben
Die Stimmen der Geister,
Die Stimmen der Meister:
Versäumt nicht zu üben
Die Kräfte des Guten.

Hier winden sich Kronen
In ewiger Stille.
Die sollen mit Fülle
Die Tätigen lohnen!
Wir heißen euch hoffen.

Goethe *

27.7.98 FB

* Gedichte Band I von Goethe, Gedenkausgabe der Werke, Briefe und Gespräche, Hrsg. Ernst Beutler, 28. August 1949, Artemis-Verlag, Zürich

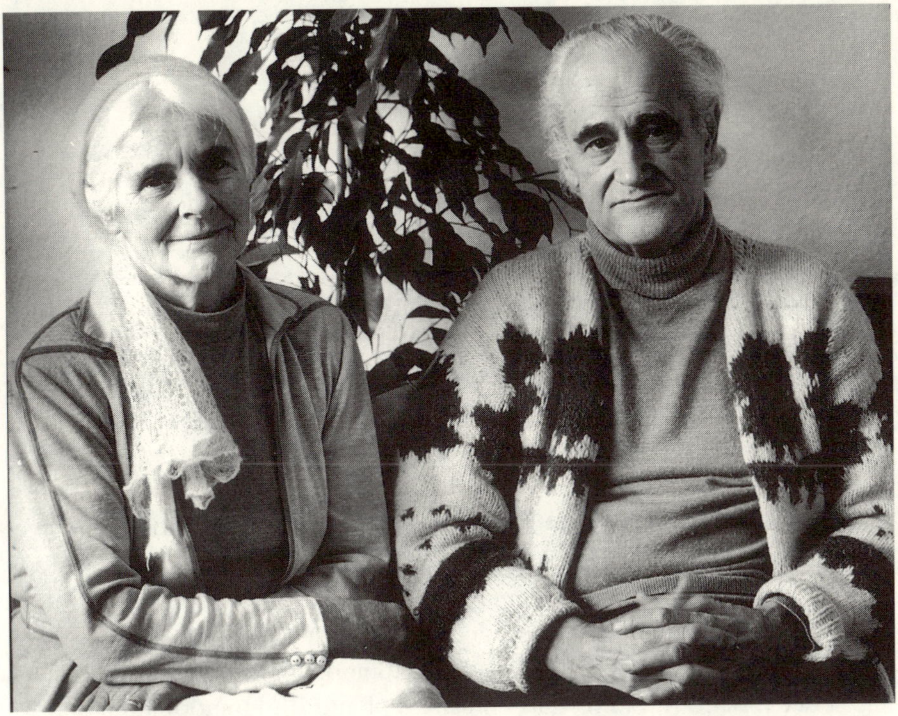

134. Ehepaar Luitgard und Heinz-Hartmut Vogel im Jahr 1986

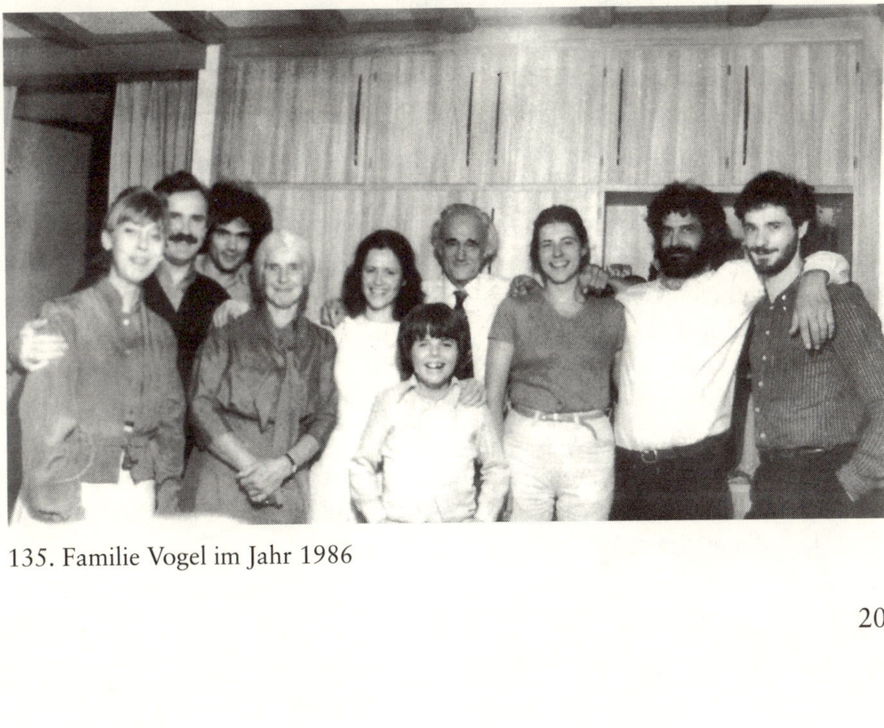

135. Familie Vogel im Jahr 1986

Literaturverzeichnis

I. Grundlegendes und Methodisches zur Menschenkunde und Medizin

Dr. med. Bühler, Walther: «Anthroposophie als Forderung unserer Zeit», Novalis-Verlag, Schaffhausen 1987

- : «Das Maß des Regenbogens» – Beiträge zu einer geisteswissenschaftlichen Natur- und Menschenkunde – Verlag Freies Geistesleben, Stuttgart 1993

- : «Das Pentagramm und der goldene Schnitt», Verlag Freies Geistesleben, Stuttgart 1995

- : «Der Leib als Instrument der Seele in Gesundheit und Krankheit», Verlag Freies Geistesleben, Stuttgart 1993, 12. Auflage

- : «Der Stern der Weisen» – vom Rhythmus der großen Konjunktion Saturn - Jupiter, Verlag Freies Geistesleben, Stuttgart 1983

Dr. med. Otto Eichelberger: «Klassische Homöopathie»: Band I: Lehre und Praxis; Band II: Praxis und Forschung; Band III: Homöopathie und Anthroposophie; Karl F. Haug Verlag, Heidelberg 1987/89

Dr. med. Volker Fintelmann: «Alterssprechstunde», Verlag Urachhaus, Johannes M. Mayer GmbH, Stuttgart 1991

- :«Die Krebssprechstunde», Verlag Urachhaus, Stuttgart 1994

Dr. med. Michaela Glöckler: «Elternfragen heute», Verlag Urachhaus, Stuttgart 1992

- : «Elternsprechstunde», Verlag Urachhaus, 3. Auflage, Stuttgart 1993

Dr. med. Michaela Glöckler und Dr. med. Wolfgang Goebel: «Kindersprechstunde», Verlag Urachhaus, 7. Auflage, Stuttgart 1988

Samuel Hahnemann: «Organon der Heilkunst», Karl F. Haug Verlag, 6. Auflage, Heidelberg 1974

Dr. rer. nat. Rudolf Hauschka: «Substanzlehre», 1946

- «Heilmittellehre», 1965

- «Ernährungslehre», 1951 alle im Vittorio Klostermann Verlag, Frankfurt am Main

Dr. med. Friedrich Husemann und Dr. med. Otto Wolff: «Das Bild des Menschen als Grundlage der Heilkunst», 3 Bände, Verlag Freies Geistesleben, 4. Auflage, Stuttgart 1991/93

Dr. med. Gisbert Husemann: «Erdengebärde und Menschengestalt», Verlag Freies Geistesleben, Stuttgart 1962
Dr. Ernst Lehrs: «Mensch und Materie», Vittorio Klostermann Verlag, Frankfurt/Main 1963 (1. Auflage), 1966 (2. erweiterte Auflage)
«Der Merkurstab – Beiträge zu einer Erweiterung der Heilkunst», Hefte 1946 bis heute, Verlag Gesellschaft Anthroposophischer Ärzte in Deutschland, Stuttgart
«Natura», Zeitschrift mit den Jahrgängen 1926 bis 1937, Nr. 1
Dr. med. H.-M. Stellmann: «Kinderkrankheiten natürlich behandeln», Verlag Gräfe und Unzer GmbH, 7. Auflage, München 1994
Dr. med. Heinz-Hartmut Vogel: «Beiträge zu einer medizinischen Menschenkunde», 2 Bände, Karl F. Haug Verlag, Heidelberg 1984
- : «Wege der Heilmittelfindung», 2 Bände, Verlag Natur Mensch Medizin, Eckwälden/Bad Boll 1994
Dr. med. Lothar Vogel: «Der dreigliedrige Mensch – Morphologische Grundlagen einer allgemeinen Menschenkunde», 3. erweiterte Auflage, Philosophisch-Anthroposophischer Verlag am Goetheanum, Dornach 1992
Victor von Weizsäcker: «Der Gestaltkreis», Thieme Verlag, 5. Auflage, Stuttgart 1986
- : «Pathosophie», Verlag Vandenhoeck & Rupprecht, Göttingen 1987
- : «Klinische Vorstellungen», Hippokrates Verlag, Stuttgart

II. Literatur aus dem Umkreis des Seminars für freiheitliche Ordnung

Schriftenreihe: «Fragen der Freiheit – Beiträge zur freiheitlichen Ordnung von Kultur, Staat und Wirtschaft», seit 1957, bis Nr. 230/1994 (Themen siehe Gesamtverzeichnis beim «Seminar für freiheitliche Ordnung», Trithemius-Institut, Badstraße 35, 73087 Bad Boll, Tel.: 07164/3573); «Fragen der Freiheit» Nr. 150: «Die Ordnung der Kultur, des Staates und der Wirtschaft für die Gegenwart – 7 Thesen», Seminar für freiheitliche Ordnung, Bad Boll 1981
Dr. med. Karl Buchleitner: «Widersprüche und Inkonsequenzen in der staatlichen Gesundheitspolitik», Aurelia-Verlag, Baden-Baden 1995
Paul Heinrich Diehl: (Hrsg. Ernst Winkler) «Aufstieg oder Untergang – Geldreform und Wirtschaftsverfassung als Schicksalsfrage der menschlichen Gesellschaft», Sonderdruck «Fragen der Freiheit», Bad Boll 1980
Walter Eucken: «Grundsätze der Wirtschaftspolitik», Rowohlt-Verlag, Hamburg 1959

Irving Fisher: «Feste Währung – Illusion und Wirklichkeit», Freiheit Verlag Heidelberg, Verlagsnummer 33/4, Zulassung 17 der Nachrichtenkontrolle der Militärregierung
Silvio Gesell: «Die natürliche Wirtschaftsordnung», R. Zitzmann-Verlag, Nürnberg 1949
- : Gesammelte Werke Band 1-18, Hrsg. Werner Onken, Gauke-Verlags GmbH, Fachverlag für Sozialökonomie, Lütjenburg 1994
Johann Wolfgang von Goethe: «Das Märchen» in: «Unterhaltungen deutscher Ausgewanderter», 1794
Wilhelm von Humboldt: «Ideen zu einem Versuch, die Grenzen der Wirksamkeit des Staates zu bestimmen», Fischer Bücherei Nr. 158, Frankfurt/Main
John Maynard Keynes: «Allgemeine Theorie der Beschäftigung», München 1936
John Stuart Mill: «Die Freiheit» (On Liberty), Pan Verlag, Zürich 1945
Pierre Joseph Proudhon: «Die Widersprüche der Nationalökonomie» oder «Die Philosophie der Not», Verlag Wigand, Leipzig 1923
Friedrich Salzmann: «Beiträge zur Situation der menschlichen Gesellschaft», Neumeister-Verlag, Kassel 1956
- : «Bürger für die Gesetze», Bern 1949
- : «Jenseits von Angebot und Nachfrage», Bern 1952
- : «Mit der Freiheit leben», Bern 1945/46
- : «Sozialismus der Zukunft», Bern 1944
Jakob Schellenberg: «Rudolf Steiner und Silvio Gesell – Zwei unabhängig voneinander wirkende Richtungsweiser für die soziale Zukunft in Freiheit», «Fragen der Freiheit» Nr. 159, Bad Boll 1982
Friedrich Schiller: Briefe zur ästhetischen Erziehung des Menschen
Werner Schmid: «Ernst Abbe», Biographie, «Fragen der Freiheit» Nr. 201, Bad Boll 1990
- : «Silvio Gesell», Biographie, Genossenschaftsverlag, Bern 1954
Rudolf Steiner: GA 1: «Einleitung zu Goethes naturwissenschaftlichen Schriften»
- : GA 2: «Grundlinien einer Erkenntnistheorie der Goetheschen Weltanschauung, mit besonderer Rücksicht auf Schiller»
- : GA 4: «Die Philosophie der Freiheit»
- : GA 6: «Goethes Weltanschauung»
- : GA 9: «Theosophie»
- : GA 18: «Die Rätsel der Philosophie»

- : GA 21: «Von Seelenrätseln»
- : GA 22: «Goethes Geistesart»
- : GA-23: «Die Kernpunkte der sozialen Frage»
- : GA 24: «Aufsätze über die Dreigliederung des sozialen Organismus und zur Zeitlage 1915-1921»
- : GA 99: «Die Theosophie des Rosenkreuzers»
- : GA 186: «Die soziale Grundforderung unserer Zeit – In geänderter Zeitlage»
- : GA 233: «Die Weltgeschichte in anthroposophischer Beleuchtung und als Grundlage der Erkenntnis des Menschengeistes»
- : GA 312: «Geisteswissenschaft und Medizin»
- : GA 313: «Geisteswissenschaftliche Gesichtspunkte zur Therapie»
- : GA 314: «Physiologisch-Therapeutisches auf der Grundlage der Geisteswissenschaft. Zur Therapie und Hygiene»
- : GA 332a: «Soziale Zukunft»
- : GA 340: «Nationalökonomischer Kurs»

Diether Suhr: «Geld ohne Mehrwert» – Entlastung der Marktwirtschaft von monetären Transaktionen, Fritz Knapp-Verlag, Frankfurt am Main 1983
- : «Befreiung der Marktwirtschaft vom Kapitalismus», Monetäre Studien zur sozialen, ökonomischen und ökologischen Vernunft, Basis-Verlag GmbH, Berlin 1986
- : «Alterndes Geld», Das Konzept Rudolf Steiners aus geldtheoretischer Sicht, Novalis-Verlag, Schaffhausen 1988.
- : «The Capitalistic Cost-Benefit Structure of Money's Structural Nonneutrality and its Effects on the Economy», Julius Springer-Verlag, Berlin/New York 1989
- : «Optimale Liquidität» (mit H. Godschalk), Fritz Knapp-Verlag, Frankfurt/Main 1986
- : «Eine liquiditätstheoretische Analyse und ein kreditwirtschaftliches Wettbewerbskonzept», Fritz Knapp-Verlag, Frankfurt/Main 1986

Fritz Schwarz: «Das Experiment von Wörgl», Bern 1932
- : «Segen und Fluch des Geldes in der Geschichte der Völker» eine geschichtliche Studie in 2 Bänden, Bern 1931, 3. Auflage 1945

Alexis de Tocqueville: «Das Zeitalter der Gleichheit», A. Kröner-Verlag, Stuttgart 1954
- : «Die Demokratie in Amerika», Fischer Bücherei Nr. 138, 1956

Diether Vogel: «Selbstbestimmung und soziale Gerechtigkeit» – Die freiheitliche Ordnung von Kultur, Staat und Wirtschaft, Novalis Verlag, Schaffhausen 1992

Dr. med. Heinz-Hartmut Vogel: «Arzneimittelgesetz – Prüfstein der Demokratie», aus: «Fragen der Freiheit» Nr. 120, Bad Boll 1976

- : «Jenseits von Macht und Anarchie – Die Sozialordnung der Freiheit», Westdeutscher Verlag, Köln-Opladen, 1963, 2. Auflage 1970

Dr. phil. Hedwig Greiner-Vogel: «Goethes Faust – das Menschheitsdrama der Gegenwart», Philosophisch-Anthroposophischer Verlag, Dornach 1982

- : «Studien zu Rudolf Steiners ‹Philosophie der Freiheit›», Verlag am Goetheanum, Dornach 1993

Dr. med. Lothar Vogel: «Die Verwirklichung des Menschen im sozialen Organismus», Sonderdruck «Fragen der Freiheit», Meisenheim, Hain-Verlag (vergriffen)

Dr. phil. Ernst Winkler: «Theorie der natürlichen Wirtschaftsordnung» – Die drei Gesetze des wirtschaftlichen Gleichgewichtes und die natürliche Wirtschaftsentwicklung, Vita-Verlag, Heidelberg 1952

- : «Freiheit?» – Die zentrale Frage im politischen Ringen um eine gerechte Sozialordnung, Sonderdruck «Fragen der Freiheit», Bad Boll 1980

«Wir fordern von Regierung und Bundestag die Vollendung der Sozialen Marktwirtschaft», Wortlaut der Vorträge, die auf der zweiten Arbeitstagung der Aktionsgemeinschaft Soziale Marktwirtschaft e.V. am 18. und 19. November 1953 in Bad Godesberg gehalten wurden. Dr. Johann Lang, Prof. Dr. Alexander Rüstow, Otto Lautenbach, Prof. Dr. Franz Böhm, Dr. Günter Schmölders, Dr. Kurt Forberg, Dr. Fritz Hellwig, Prof. Dr. Friedrich Lutz, Prof. Dr. Ludwig Erhard, Dr. Hans Ilau, Prof. Dr. Alexander Meier-Lenoir, Vita-Verlag, Bad Nauheim 1953